强直性脊柱炎
脊柱与关节畸形手术学

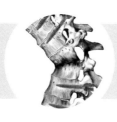

主编

张雪松 | 王 征 | 郑国权 | 张国强 | 张永刚

主审

王 岩

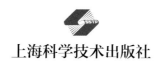

上海科学技术出版社

内容提要

强直性脊柱炎所致脊柱与关节畸形的矫治一直是骨科领域的重大难题。本书为作者团队1 000余例强直性脊柱炎后凸畸形及关节融合畸形外科治疗的临床研究总结，阐述了强直性脊柱炎综合治疗新体系、新模式以及创新手术技术。具体内容包括：术前检查、术前规划、手术策略、术中技术要点，以及围手术期麻醉及护理等外科手术相关内容，数据翔实、内容丰富、图文并茂。同时附有临床经典病例，可给予读者更直观的指导。

本书不仅可作为初级骨科医生的学习教程，对已有一定工作经验的从业人员，也可作为临床规范或临床思辨的参考。

图书在版编目（CIP）数据

强直性脊柱炎脊柱与关节畸形手术学 / 张雪松等主编. -- 上海 ：上海科学技术出版社，2021.1
ISBN 978-7-5478-5000-8

Ⅰ. ①强⋯ Ⅱ. ①张⋯ Ⅲ. ①脊椎炎－外科手术②关节疾病－骨畸形－外科手术 Ⅳ. ①R687

中国版本图书馆CIP数据核字(2020)第118543号

强直性脊柱炎脊柱与关节畸形手术学
主编 张雪松 王 征 郑国权 张国强 张永刚
主审 王 岩

上海世纪出版（集团）有限公司
上海 科 学 技 术 出 版 社 出版、发行

（上海钦州南路71号 邮政编码200235 www.sstp.cn）

浙江新华印刷技术有限公司印刷
开本 889×1194 1/16 印张 14
字数 350千字
2021年1月第1版 2021年1月第1次印刷
ISBN 978-7-5478-5000-8/R · 2133
定价：148.00元

本书如有缺页、错装或坏损等严重质量问题，
请向承印厂联系调换

献 词

——献给亦师亦友的张永刚教授

转眼间，张永刚教授驾鹤西游已近五周年，他的音容笑貌时时犹在眼前。2015 年 8 月 15 日，张永刚教授离世，一切都那么突然，不可思议，像一场梦。我们不愿也不想面对一切与其有关的事务。这对我们团队是一次"休克式"的打击，所有的一切似乎戛然而止。多年以来，经常梦见坐在他的桌子旁，聆听他的谆谆教诲。每遇到临床困难时，也总想听听他的意见，恍然间才发现这已不可能实现。

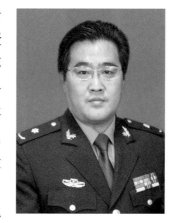

张永刚教授长期致力于脊柱畸形的临床与研究，尤其是在强直性脊柱炎后凸畸形方面，有其独到的心得与体会。大概在 2013 年底，张永刚教授曾提到，咱们进行了十年多的强直性脊柱炎的研究和临床实践，所治疗的患者例数即便不是世界最多，至少也是最多之一了吧？是不是应该把咱们的心得写成书？于是，张永刚教授带领我们开始着手强直性脊柱炎后凸畸形基础研究与临床实践相关资料的收集和整理。但突如其来的变故使得写书的事被搁置了。

张永刚教授去世以后，我们团队继续围绕强直性脊柱炎的外科治疗做了大量的临床和基础研究。在强直性脊柱炎后凸畸形的临床分型、手术策略和矫形技术等方面，也做了进一步完善。现在，我们重启了写书的工作，希望向国内同行展示中国人民解放军总医院团队在强直性脊柱炎矫治方面的心得和经验，也借此告慰张永刚教授的在天之灵。

编 者

2020 年 6 月

编委会

序

　　《强直性脊柱炎脊柱与关节畸形手术学》是由中国人民解放军总医院组织编写的骨科经典著作。该书编者由长期从事脊柱、关节外科工作的具有丰富临床经验和学术造诣的专家组成。本书的编写既保持了严谨求实的风格，又充分体现了与时俱进的特点。

　　强直性脊柱炎晚期可致重度脊柱、关节强直畸形，引发呼吸、消化、循环、泌尿及神经系统功能障碍甚至致残，传统外科矫形手术效果不佳，且常可导致截瘫、大出血等严重并发症，甚至致死，因此其治疗是骨外科学领域的世界级难题。本书基于中国人民解放军总医院十余年来在脊柱、关节领域的基础研究及临床攻关，以及所建立的强直性脊柱炎综合阶梯治疗新体系和系列创新手术技术，系统阐述了强直性脊柱炎整体治疗新理念和新模式。

　　本书在概论中重点回顾了强直性脊柱炎治疗的国内外发展简史、影像学检查以及强直性脊柱炎后凸畸形的临床检查和评估；而在外科治疗策略及基本技术方面，阐述了强直性脊柱炎临床及影像学评估方法以及后凸畸形的临床分型。在此基础上，本书重点针对强直性脊柱炎的手术策略，阐述了肺门、颌眉角、脊柱骨盆对位对线、单节段截骨与双节段截骨等在截骨设计中的应用，以及固定融合节段的选择、Andersson骨折的手术策略、Surgimap和脊柱截骨与髋关节置换策略等，并就强直性脊柱炎外科手术基本技术进行了深入指导。同时，本书对强直性脊柱炎相关的麻醉与围手术期处理、并发症预防及处理、围手术期护理、手术体位护理等也进行了陈述。在关节畸形部分，本书对强直性脊柱炎患者髋关节置换术和膝关节置换术的最新技术以及成功经验进行了系统介绍，具有很大的临床指导意义。总之，本书内容翔实、图文并茂、信息系统、完整，符合读者阅读习惯，有利于临床骨科医生知识更新。

　　该书是一本生动的教科书，是中国人民解放军总医院脊柱、关节外科医生思想与实践的结晶，是骨科领域的一份宝贵财富。该书得到了各位编者和出版界朋友以及其家人们的大力支持，编者们利用大量业余时间参与并完成了编写工作，谨此表示衷心的感谢。此外，更要感谢各位骨科前辈，是你们的指导、鼓励和帮助才使这项工作成功完成。

近年来，我国骨科对外学术交流不断增加，在国际上的影响力逐渐扩大。在此大背景下，我们希望这本《强直性脊柱炎脊柱与关节畸形手术学》能够成为众多骨科医师的良师益友，以其丰富的学术价值武装各位同道，为我国广大强直性脊柱炎患者提供最出色的医疗服务。

王　岩

2020 年 6 月

前　言

　　强直性脊柱炎是一类风湿性疾病，通常由骶髂关节部位发病，进而影响脊柱和髋、膝关节，慢性疼痛的影响使患者脊柱呈后凸姿态，髋、膝关节间隙狭窄和融合进一步加重，造成屈曲畸形，严重患者呈现"折刀人"状态。患者存在严重的劳动、生活障碍及社会适应能力下降。强直性脊柱炎脊柱、关节畸形的外科治疗目标在于恢复整体性平衡，提高患者行走能力，改善其水平视线及睡眠质量等。因此，强直性脊柱炎脊柱、关节畸形的整体外科治疗策略显得至关重要。

　　在临床实践中，理想的手术策略应该关注哪些方面？对于脊柱屈曲或脊柱侧凸畸形导致严重残疾的强直性脊柱炎患者，脊柱截骨有助于畸形矫正，改善身体重心的偏移。但是"在哪里截骨""截多少角度"等问题会导致手术决策和治疗效果不一。胸腰椎后凸和严重髋关节屈曲挛缩畸形的联合治疗可显著改善晚期强直性脊柱炎患者的步行能力。在评估和治疗矢状位脊柱畸形合并髋关节受累的患者时，髋关节和脊柱之间的相互关系至关重要。对于双髋关节受累以及脊柱畸形的患者，常需要进行两次手术。这种情况下，脊柱矫形优先还是关节置换优先？强直性脊柱炎患者髋关节病变程度不同，导致关节畸形和功能损害的程度也不同，进而会影响髋关节置换术的手术策略和效果。对有或无脊柱畸形的强直性脊柱炎髋关节病变患者进行新的分类，有助于制订术前计划和手术策略。此外，髋关节术中、术后并发症的妥善处理以及强直性脊柱炎全膝关节置换手术技术，对强直性脊柱炎脊柱与关节畸形患者获得良好的治疗效果也很重要。

　　了解强直性脊柱炎脊柱与关节畸形外科治疗的系统理念，将使外科医生能够在临床实践中明确原则。基于数千例的强直性脊柱炎脊柱与关节畸形手术的经验，我很高兴向所有的科学家、专家和同行以及学生们，分享我们目前的强直性脊柱炎脊柱与关节畸形手术治疗的策略和经验，这将为合理的治疗提供新的见解。本书从影像学、病理生理学、外科技术、手术程序及并发症应对等方面对强直性脊柱炎脊柱与关节畸形的治疗进行了综述，并构建了系统的手术策略，为治疗提供了实践指导，并为进一步研究和改进提供了依据。

感谢所有的工作人员和每一位贡献者所做的巨大努力，也感谢他们的家人为这一细致而重要的工作做出的奉献，感谢你们的鼓励和支持！

张雪松

2020 年 5 月

目 录

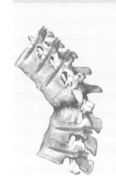

第1章
概 述

脊柱关节炎（spondyloarthritis，SpA）是一组慢性炎症性疾病，以关节病变为主，通常侵犯脊柱、骶髂关节、外周关节、关节周围结构肌腱韧带，同时可伴有多系统受累。这一类疾病的经典代表包括强直性脊柱炎（ankylosing spondylitis，AS）、放射学阴性的中轴型脊柱关节炎（non-radiographic axial spondyloarthritis，nr-axSpA）、未分化的脊柱关节炎（undifferentiated spondyloarthritis，USpA）、反应性关节炎（reactive arthritis，ReA，以前称为Reiter 综合征）、银屑病关节炎（psoriatic arthritis，PsA）、与克罗恩病（Crohn's disease）和溃疡性结肠炎（ulcerative colitis）相关的 SpA 以及幼年发病的脊柱关节炎。

另一种分类方式是依据国际脊柱关节炎协会（Assessment of Spondyloarthritis International Society，ASAS）的一项 SpA 多国研究，该研究根据关节受累主要是中轴还是外周分为中轴型 SpA 和外周型 SpA 两类。①中轴型 SpA（axSpA）：主要是中轴关节受累的 SpA，包括用 X 线平片可见骶髂关节炎放射学改变的 AS，以及 X 线平片未见骶髂关节炎改变的 axSpA（即 nr-axSpA）。目前尚不明确这两种是互有重叠的不同疾病，还是仅表示单一疾病在发展进程或严重程度上的不同阶段。②外周型 SpA：主要是外周关节受累的 SpA，其症状主要为外周关节炎、外周附着点炎和 / 或指（趾）炎。

临床上不能将 axSpA 和外周型 SpA 二者完全截然分开，以 axSpA 表现为主的患者可能有外周关节炎症状，外周型 SpA 也可以有中轴的炎性腰背痛表现。

一、疾病的认识

AS 的最早特征性改变可以追溯到公元前几千年。古埃及王朝的木乃伊骨骼中就发现了脊柱融合的病例。最早记载 AS 的是爱尔兰内科医生 Bernard Conner（1666—1698），他在其博士论文中总结了 AS 的临床特征是胸椎以下包括骶髂关节和肋骨的融合。19 世纪初，Lyons 第一次描述了反应性关节炎和银屑病关节炎。1850 年，Benjamin Brodie 在其著名的《关节疾病》一书中记载了 AS 相关的虹膜炎。20 世纪后，随着对骶髂关节放射学的认识，AS 的重要病理变化也可以通过 X 线被长期观察。21 世纪后，随着 MRI 技术在 AS 中的广泛应用，疾病的诊断提前，因此有了 axSpA 的概念。

二、流行病学

AS 有明显的家族聚集性，与 *HLA-B27* 密切相关。在世界范围分布，但不同的种族及国家患病率不同。印第安人发病率最高，其次是白种人、黄种人、黑种人。据统计，北美白种人 *HLA-B27* 阳性率为 7%，AS 的患病率为 0.2%。欧洲人 *HLA-B27* 阳性率 7%~20%，俄罗斯患病率为 0.2%~2%，芬兰患病率为 0.15%，法国、西班牙等国家的患病率为 0.15%~0.2%。美国患病率为 0.13%~0.22%。亚洲日本患病率为 0.05%~0.2%。我国的 AS 患病率为 0.3% 左右。普通人群中 *HLA-B27* 阳性率为 6%~8%，AS 患者 *HLA-B27* 阳性率为 90% 左右。

AS 可以在任何年龄发病，但通常在 10~40 岁发病，10%~20% 的 AS 患者在 16 岁以前发病，高峰在 15~35 岁，而在 50 岁以后发病或者 8 岁以前发病患者少见，但发病年龄越小，髋关节受累越多见。AS 患病男性多于女性，据国外报道，男：女为 9:1，但近年的研究发现，男女发病比率并非如此悬殊，只是女性病情较轻、进展较慢，有时表现不典型从而导致误诊或漏诊。目前认为，男女发病比为 (2~4):1。性别不同，疾病的临床表现也不尽相同，男性患者脊柱和骨盆更易受累，外周关节炎和附着点也可以受累；女性发病年龄相对晚，脊柱病变相对轻，而外周关节和骨盆更易受累。

三、发病机制

AS 的发病机制仍不明确，但可能与遗传、免疫和感染有关。

（一）遗传学研究

HLA-B27 在 AS 患者中的阳性率为 90%，而在普通人群中仅为 6%~8%。随着基因研究的不断进步，现在对 AS 相关的主要组织相容性复合体 (MHC) 类基因、*KIR* 以及 *IL-23/ERAP1* 基因与 AS 的相关性研究也越来越多。

1. *HLA-B27* 与 AS　流行病学研究发现，*HLA-B27* 阳性的 AS 患者的 *HLA-B27* 阳性亲属中发病危险度为 25%~50%。而普通人群的发病概率仅为 1.3%~1.9%。*HLA-B27* 转基因鼠也证实 *HLA-B27* 参与了 AS 的发病。尽管流行病学和基因连锁研究以及转基因动物模型的研究都提示 *HLA-B27* 参与

了 AS 的发病，但确切的作用机制仍不清楚，现在有 3 种 *HLA-B27* 参与发病的假说，具体如下。

（1）关节肽假说：普遍认为 *HLA-B27* 分子与 *HLA-B27* 相连肽段与某些外源肽结构相似，这种特定的相似自身肽被 *HLA-B27* 结合并被提呈激活 CD8$^+$ T 细胞产生自应性免疫反应，对自身组织发生攻击，从而引发炎症。但至今尚未识别到能触发 AS 免疫反应的"关节炎基因肽"，而在与 AS 相关或非相关的 *HLA-B27* 亚型结合肽之间也未发现有定性差异。

（2）*HLA-B27* 的错误折叠：*HLA-B27* 分子在内质网中折叠，内质网生成的 HLA 分子首先是未连接 β2M 的游离重链，通过与一系列经典伴侣蛋白质的相互作用，游离重链、β2M 与抗原肽以非共价键连接。*HLA-B27* 分子错误折叠导致内质网滞留的自由重链，能与免疫球蛋白重链结合蛋白结合，能够激活为重链结合蛋白应答 (UPR)，从而引发炎症反应，导致 AS 的发生。UPR 主要由 3 个跨膜感受器启动，分别为内质网跨膜激酶 1 (IRE1)、蛋白激酶样内质网激酶 (PERK)、活化转录因子 6 (ATF6)。

目前认为，UPR 影响炎症介质产生主要有两条途径：IRE1 的下游炎症因子 X- 盒结合蛋白 1 (XBP1) 和 PERK 通路诱导的细胞凋亡蛋白 (CHOP) 通过结合基因调节因子直接促进细胞因子的产生；IRE1 和 PERK 通路能激活促炎症转录因子（如 AP-1、NF-κB 等）调控白介素、肿瘤坏死因子 α 等炎症因子的产生。然而 UPR 并未得到证实，在 AS 患者肠道中虽然发现了 *HLA-B27* 的错误折叠，但并没有激活 UPR，反而出现自噬反应。有报道，在合并肠道炎症的 AS 患者滑膜上未发现自噬基因的过度表达。UPR 是对错误折叠蛋白的适应性反应，促使未折叠或错误折叠蛋白正确折叠，当 UPR 无法纠正未折叠蛋白活动时，会诱导细胞启动凋亡程序。自噬是对细胞内错误折叠蛋白或老化受损的细胞器自我消化以维持细胞稳态，在功能上可以说是 UPR 的承进。研究表明，XBP1 可降解自噬启动因子 FoxO1 限制自噬发生，而 UPR 信号通路能聚

集内质网释放的钙离子直至激活腺苷酸活化蛋白激酶（AMPK），从而引起自噬。这表明 UPR 与自噬在维持细胞稳态上具有相互协调的作用，提示 UPR 功能受损或自噬失衡均可引发炎症反应。

（3）HLA-B27 异常表达：MHC Ⅰ 类分子主要由 3 个独立多肽组成，即重链、β2 微球蛋白轻链、氨基酸锚定残基。β2 微球蛋白从重链中分离，自由重链结合形成同源二聚体表达在胞内或细胞表面，与 T 细胞或 NK 细胞表面受体（主要是 KIR3DL2）结合，促进特异性 Th17 细胞转录因子 RORγt 及抗细胞凋亡因子 Bcl-2 表达，促进白介素 17（IL-17）分泌。Bowness 等在脊柱关节病的肠道及滑液中发现这种二聚体形式的表达，其对 KIR 的激活可能促使 AS 中 Th17 细胞分化，并减少已活化 Th17 细胞的凋亡，促使更多 IL-17 产生。HLA-B27 同源二聚体与 KIR3DL2 的结合激活了 Th17 细胞，这些被激活的 Th17 细胞通过淋巴系统到达靶器官，促进这些器官中微生物与自身抗原间的分子模拟反应，进而发生关节炎症。

2. 其他遗传因素

（1）MHC 基因：HLA-B27 只占 AS 遗传发病的 16%~50%。与 AS 相关的其他基因包括在 HLA-B27 阳性和阴性个体均可见到的 HLA-B60，以及仅见于 HLA-B27 阳性个体的 HLA-B39 等。西非国家的研究发现，AS 主要与 HLA-B*1403 具有很强的相关性。墨西哥学者发现 HLA-DR1 和 HLA-B15 是独立于 HLA-B27 以外的与 AS 相关的因素。

（2）非 MHC 基因：非 MHC 基因对 AS 的易感性具有十分重要的作用。2007 年，专家学者首次对 AS 进行全基因组关联分析，识别出内质网氨基肽酶（ERAP1）和 IL-23R 两个非 MHC 位点与 AS 发病密切相关。IL-23R 是炎症通路中一个关键调节因子，介导幼稚的 CD4⁺T 细胞分化为 Th17 细胞，IL-23/IL-23R 的靶向治疗有可能预防 AS 的发生，而抑制 Th17 活动则可能是治疗自身免疫性疾病的一种方式；ERAP1 可将肽加工至最佳长度，以形成新生的人类白细胞抗原（HLA- Ⅰ）类分子，如 HLA-B27。ERAP1 和 AS 的关联性以及 ERAP1 在肽递呈过程中作用的研究，可能揭示 HLA-B27 与 AS 相关的机制。

（二）环境因素

HLA-B27 阳性的单合子双胞胎中发病不同及 10% AS 患者 HLA-B27 阴性，表明环境因素也很重要。非基因致病因素中，以感染较多。有研究发现 AS 患者的大便肺炎克雷伯菌阳性率明显高于对照组，且与病情活动有关。

国外研究发现，实验室条件下无菌处理后的大鼠无法诱导产生与 AS 相关的肌腱端炎，而其肠道有正常菌群的后代则可以顺利通过脂多糖诱导肌腱端炎症的发生，提示肠道菌群的失调可以改变肠壁通透性，使细菌抗原成分进入体内刺激免疫炎症反应的发生。在 AS 患者肠道内，多种菌群检出率升高，提示肠道细菌过量生长，可能会导致持续性肠道感染，造成肠道非特异性炎症，加上黏膜通透性改变，可能会促进细菌抗原或代谢产物进入循环，从而激发炎症机制，导致关节炎症的改变。

（三）机体的免疫应答

本病的发生除与遗传基因和病原微生物感染关联外，还涉及机体的免疫因素。因为从病原学角度来说，慢性感染性疾病大多涉及病原体或其成分与机体免疫应答的相互作用。而其在发病机制中的作用，大多是激发机体对它的炎性应答和免疫应答。这就涉及机体内极为复杂的免疫系统及其对外来异物的应答机制。抗感染免疫包括固有的免疫和获得性免疫，前者如 Toll 样受体的作用值得关注。而获得性免疫中细胞免疫和各种免疫介质介导都很重要。有研究也发现，NK 细胞、HLA-B27 限制性 CD8⁺T 细胞或 CD4⁺T 细胞对微生物或者自身抗原的应答在 AS 发病机制中起作用。细胞因子，尤其是 TNF-α、IL-10、转化生长因子 -β（TGF-β），在引起肌腱附着点炎附着部位的纤维化以及骨化的炎症过程中起重要作用。

四、临床表现

1. **炎性腰背痛** 这是 AS 的特征性表现，也是鉴别慢性腰背痛的主要表现。炎性腰背痛国际脊柱关节炎评价工作组（ASAS）标准包括：①活动后症状改善；②夜间痛；③隐匿性起病；④ 40 岁以前发病；⑤休息后症状无改善。如果患者慢性背痛 >3 个月，并且符合上面 5 条中的 4 条即考虑为炎性腰背痛，其敏感性为 77%，特异性为 91.7%。

2. **晨僵** 表现为晨起腰背部僵硬不适，轻度活动后数分钟可缓解，重者可持续数小时甚至全天，还可伴有起床困难，需要他人帮助才能从床上起来。

3. **交替性臀区痛** AS 患者特异性的表现之一，先从一侧臀区疼痛起病，逐渐出现交替性臀区疼痛。

4. **外周关节炎** AS 外周关节发病率与年龄相关，发病年龄越小，外周关节受累越明显，致残性越高。外周关节受累的主要表现为下肢多于上肢，单 / 寡关节受累多见，不对称性的关节受累。其中髋、膝、踝关节为容易受累的部位。

我国 AS 髋关节病变的发生率高于国外（分别为 66% 和 38%）。AS 髋关节病变通常出现在疾病病程的早期，文献报道 94% 的髋关节病变出现在 AS 发病的 5 年之内，单侧受累多见。临床表现为腹股沟、髋部疼痛，以及关节屈伸、旋转、内收和外展活动受限，负重体位（站立、行走和持重物时）疼痛明显加重，夜间症状明显，晨起活动后症状略减轻。X 线上见髋关节面侵蚀、破坏，周围反应性骨质增生及硬化，可出现骨赘，关节间隙变窄，但股骨头形状一般存在，髋关节的关节面侵蚀同时发生在髋臼和股骨头的负重处和非负重处，这也是与股骨头坏死鉴别之处。

AS 膝关节受累的发生率在 32%~50%。膝关节病变表现为膝关节肿胀疼痛，严重时可出现患侧膝关节伸直受限。绝大多数 AS 患者的膝关节病变为单侧或者双侧交替。个别患者由于受累膝关节存在大量关节积液，还可以形成膝关节后部的腘窝囊肿，但病情控制后大多数患者肿痛可以消失，关节

功能恢复良好。

踝关节受累在 AS 患者中的发生率为 17%~24%，另外也有肩、肘、腕关节及手足小关节、颞颌关节、胸肋关节等受累。AS 合并外周关节受累一般多出现在疾病活动期，通过积极治疗，大多数患者的关节炎可以得到有效控制，除了髋关节受累外，很少造成残疾及功能障碍。

5. **附着点炎** 附着点是指肌腱、韧带、关节囊和筋膜插入骨的部位。附着点炎是 AS 的特征性改变之一。AS 常见附着点炎的部位是足底筋膜和跟腱在跟骨上的插入点，另外在胫骨结节、坐骨结节、骨盆内收肌插入股骨处及肋骨软骨交界处也可以有附着点炎。

6. **皮肤黏膜病变** SpA 合并皮肤病变发生率为 10%~25%，主要包括银屑病皮疹、结节红斑、溢脓性皮肤角化病及下肢血栓性静脉炎。黏膜病变常见口腔溃疡、旋涡状龟头炎等。

7. **眼病变** AS 最常见的眼部病变为葡萄膜炎，主要是前葡萄膜炎，单侧发病多见，主要症状包括眼睛疼痛、充血、流泪、畏光以及不同程度的视力下降。眼炎症状易复发，复发时可以累及对侧眼睛。另外也有少数 AS 患者出现巩膜炎和结膜炎。

8. **胃肠道受累** AS 患者有 10% 左右可伴有炎性肠病（溃疡性结肠炎或克罗恩病）。有研究发现，60% 的 AS 患者存在肉眼或者显微镜下亚临床的肠道炎症，通常累及回肠部位，也有结肠受累的报道。

9. **心血管病变** AS 患者通常发病许多年之后才出现心血管病变，与疾病活动不平行，患者心血管病变早于中轴骨骼症状非常罕见。常见心脏受累的表现包括心脏瓣膜功能不全（主动脉瓣和二尖瓣反流）、心脏传统系统功能异常和左心室功能不全。大多数心脏受累的患者为 HLA-B27 阳性。

10. **肺部病变** AS 患者肺部病变的发病率并不高。肺部受累包括胸廓和肺实质及肺间质病变。由于胸椎强直、肋椎及胸肋关节的炎症，胸廓扩张受累，严重者可以导致限制性通气功能障碍。AS 的肺间质病变位置多发生在肺尖部，发生率为

1.35%~30%。

11. 泌尿生殖系统病变 AS 肾脏受累最常见的是继发性淀粉样变性，发生率为 1%~3%。另外一种肾脏疾病的表现是 IgA 肾病。IgA 肾病的常见表现是血尿和蛋白尿，通常伴有或不伴有轻度肾功能损害。其他不常见的肾脏表现还有系膜增生性肾小球肾炎、局限性增生性肾小球肾炎。AS 患者也有出现性功能勃起功能障碍的表现。

五、诊断分类标准

随着对 AS 疾病认识的加深，其诊断/分类标准也在逐渐更新。但是无论是 1984 年 AS 的修订版纽约标准，还是 2009/2011 年 SpA 的 ASAS 分类标准，其制订目的都是用于研究，例如用于流行病学研究或治疗试验。这些标准都存在缺点，限制了它们用于实际诊断，故诊断通常需要临床医生根据患者的症状、体征及实验室和影像学检查结果进行综合判断。

（一）修订的纽约 AS 标准

1984 年对纽约标准进行了修改，突出了炎性腰背痛与其他腰背疼痛的区别，修改了扩胸度减少的定义，很好地平衡了主观和客观的临床指标。

1. **临床指标** ①下腰痛至少持续 3 个月，活动后减轻，休息后不缓解；②腰椎前屈、侧屈和后伸活动受限；③扩胸度范围较健康同龄人和同性别者减少。

2. **放射学骶髂关节炎标准** ①单侧骶髂关节炎 3~4 级；②双侧骶髂关节炎 2~4 级。

在诊断方面重新调整了 X 线骶髂关节炎的地位，对其诊断进行了改良，形成了沿用至今的 AS 诊断标准。

3. **诊断**

（1）肯定 AS：满足任意一个放射学骶髂关节炎标准和临床标准 1~3 中的任何 1 条。

（2）可能 AS：符合 3 项临床标准；或符合任意一个放射学骶髂关节炎标准而不具备任何临床标准，除外其他原因所致骶髂关节炎者。

（二）ASAS 分类标准

影像技术的发展使得对疾病的认识有了质的飞跃，尤其是骶髂关节 MRI 在脊柱关节炎中的应用，让早期发现骶髂关节的炎症有了极大的突破。基于早期诊断、早期治疗以及系统评价脊柱关节炎的目的，2003 年 ESSG 成员及全球各国 AS 专家组成了国际脊柱关节炎评估小组（ASAS），并于 2009 年公布了 ASAS 推荐的中轴型脊柱关节炎分类标准。

1. **SpA 的特征** ①炎性腰背痛；②关节炎；③肌腱端炎（足跟）；④葡萄膜炎；⑤指（趾）炎；⑥银屑病；⑦克罗恩病/溃疡性结肠炎；⑧对 NSAIDs 治疗反应好；⑨有 SpA 家族史；⑩ *HLA-B27* 阳性；⑪ C 反应蛋白（CRP）升高。

2. **诊断** 影像学提示骶髂关节炎加上 ≥ 1 个 SpA 特征；或 *HLA-B27* 阳性加上 ≥ 2 个其他 SpA 特征。

该标准首次纳入 CRP 这一客观的炎症指标，进一步强调了脊柱关节炎炎症性疾病的本质。

ASAS 于 2010 年发布了外周型脊柱关节炎分类标准：关节炎或附着点炎或趾炎；加上 ≥ 1 个 SpA 表现：葡萄膜炎、银屑病、炎性肠病、前期感染史、*HLA-B27* 阳性、影像学骶髂关节炎（X 线或 MRI）；或加上 ≥ 2 个 SpA 表现：关节炎、附着点炎、趾炎、炎性下腰痛史、SpA 家族史。

以上就是目前脊柱关节炎的分类标准，正如前文所述，标准的制订是为了更好地研究疾病。这些标准都存有不足之处，在敏感性增加的同时降低了特异性。脊柱关节炎的本质是炎症性疾病，临床医生需根据患者的症状、体征及实验室和影像学检查结果进行综合分析，排除其他疾病，减少误诊、误治。

六、实验室检查

血清学检查主要包括以下项目检测。

1. **HLA-B27 检测** *HLA-B27* 是人类白细胞表面

抗原 B27 的简称。*HLA-B27* 是第一个被发现与疾病密切相关的等位基因。AS 患者 *HLA-B27* 阳性率达 90%，在反应性关节炎患者中阳性率达 60%~80%，银屑病关节炎的阳性率为 50%，而正常人群中仅为 6%~8%。检测 *HLA-B27* 方法比较多，如微量淋巴细胞毒法、流失细胞术法、免疫磁珠法、酶联免疫吸附试验等。

2. 红细胞沉降率（ESR） 早期、活动期 AS，80% 的患者 ESR 快，静止期或者晚期 ESR 可降至正常，少数患者轻度贫血时 ESR 也可轻度增快。

3. C 反应蛋白（CRP） 这是一种急性时相蛋白白质，正常人血清中含量甚微，急性活动性的 AS 患者 CRP 可明显升高。但当 AS 临床控制时，CRP 水平即可降低。CRP 比 ESR 敏感，且不受贫血、高免疫球蛋白等因素的影响，对监测 AS 的病情活动度帮助较大。

4. 血小板 AS 病情活动期可以出现血小板显著升高，因此此血小板数量变化也可作为判断疾病活动度的实验室指标。

5. 免疫球蛋白（Ig） AS 患者 IgA 的水平可轻中度升高，其升高水平与 AS 病情活动有关，伴有外周关节受累时还可以出现 IgG、IgM 升高。

七、影像学检查

AS 患者几乎均有不同程度的骶髂关节炎（关节面骨侵蚀、软骨下骨硬化和不规则关节间隙变窄），并累及脊柱骨突关节、肋椎关节、坐骨结节、椎旁韧带、椎角及椎体终板等部位。骶髂关节炎的发现是诊断 AS 的重要影像学表现。临床上首选骶髂关节正位片或者骨盆正位片及腰椎正侧位片。但 X 线片不能发现早期的病变，对一些可疑病例需要进一步查骶髂关节 CT，骶髂关节 CT 较 X 线提高一个等级，可以发现微小的骨侵蚀，但仍不能发现早期炎症期尚无骨破坏的病变，骶髂关节 MRI 可以发现放射学前期的 SpA。

（一）X 线检查

X 线片仍是目前诊断 AS 的首选。

1. 骶髂关节 X 线 骶髂关节 X 线分级（0~4级）如下。0 级：正常骶髂关节；1 级：可疑的改变；2 级：微小异常，局限性的侵蚀、硬化，关节间隙无改变；3 级：肯定异常，重度或进展性骶髂关节炎，伴有以下一项（或以上）变化：侵蚀、硬化、增宽 / 狭窄或部分强直；4 级：严重异常，完全性关节强直（图 1-1~图 1-4）。

2. 脊柱 X 线 绝大多数 AS 患者的脊柱病变是从骶髂关节自下而上发展而来，并最终累及全脊柱。X 线早期表现为椎角方形变，椎体边缘"亮角征"，逐渐出现局部骨侵蚀及邻近骨硬化，椎体上下终板 - 椎间盘病变。后期不仅可以出现全脊柱强直，还可以伴有椎小关节的融合（图 1-5~图 1-8）。

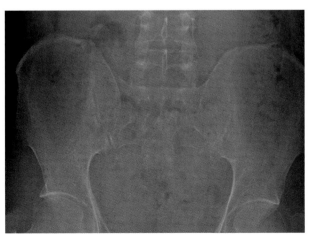

图 1-1 骶髂关节 1 级改变

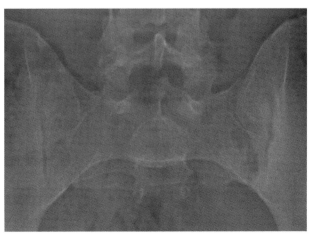

图 1-2 左侧骶髂关节 2 级改变

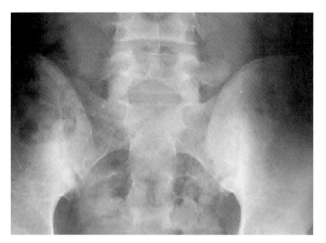

图 1-3　双侧骶髂关节 3 级改变

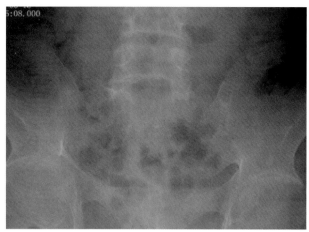

图 1-4　双侧骶髂关节 4 级改变

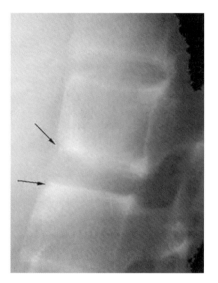

图 1-5　椎角"亮角征"

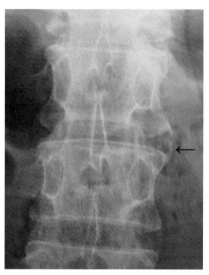

图 1-6　椎旁韧带骨赘

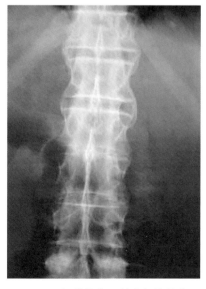

图 1-7　韧带骨化，棘突间的骨化

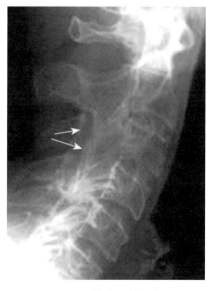

图 1-8　椎小关节融合

（二）CT 检查

CT 检查在诊断 AS 骶髂关节病变的价值上已经得到普遍的认同，同 X 线检查相比，其能够提高疾病的检出率。骶髂关节改变可参照纽约标准的 X 线片标准，可发现 1 级早期改变，如关节面模糊、局灶性骨质疏松等轻微病变。其他各期与 X 线表现近似。CT 检查对 AS 的诊断率和确诊率比 X 线检查高，对骶髂关节炎的诊断可提前 1~2 级，但 CT 检查阴性时也不能排除 AS。CT 检查对于骨质侵蚀和骨质硬化的检出效果优于 MRI 检查，但不能发现软组织炎症的病变，且 CT 放射性较高，因此临床并不推荐反复的 CT 检查，低剂量 CT 会明显降低辐射量，适合临床使用（图 1-9~图 1-12）。

（三）MRI 检查

2009 年，ASAS 提出了 SpA 的分类标准，将磁共振（MRI）纳入其中。MRI 可以检测到骶髂关节与脊柱的炎症和结构破坏的早期证据，是诊断中轴型 SpA 的有力工具，其特异性可达 88%~98.5%，但对于轻微的炎症敏感性较低，仅 32%~50%。常用的 MRI 有 4 个序列：评估慢性的结构破坏的 T1 序列；评估急性炎症的 STIR 序列、T2 压脂序列与 T1 增强序列。骶髂关节 MRI 阳性定义为：骨髓水肿在 1 个层面上至少 2 个骶髂关节象限出现，或至少 2 个连续层面的 1 个象限出现（图 1-13、图 1-14）。

活动性骶髂关节炎定义：①骶髂关节的活动性

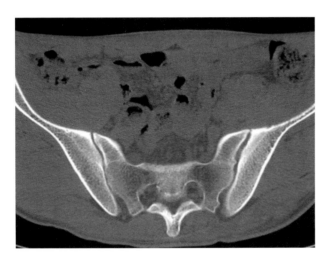

图 1-9　骶髂关节 1 级病变

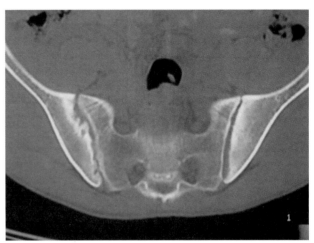

图 1-10　左侧骶髂关节 2 级病变

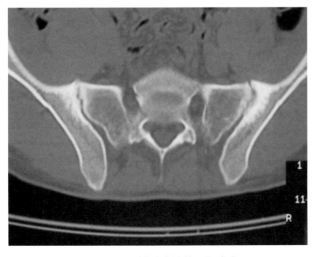

图 1-11　双侧骶髂关节 3 级病变

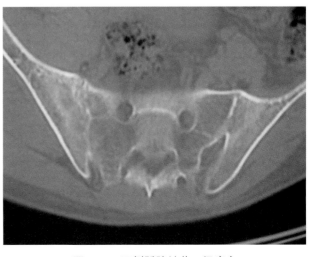

图 1-12　双侧骶髂关节 4 级病变

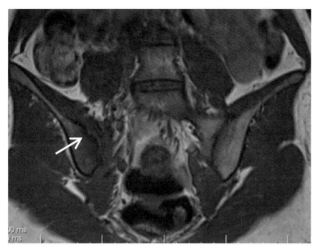

图 1-13 骶髂关节 MRI（斜冠状位）
T1WI 序列示右侧骶髂关节骨侵蚀伴有低信号的骨髓水肿（白色箭头）

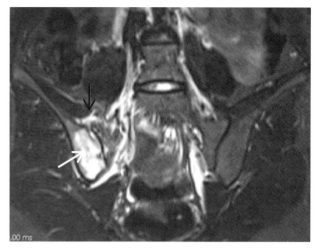

图 1-14 骶髂关节 MRI（斜冠状位）
T2FS 序列示右侧骶髂骨面高信号的骨髓水肿（白色箭头），右侧骶髂关节头侧滑囊炎（红色箭头）

炎症病变，在 STIR 序列或 T2 加权脂肪抑制序列上，这些病变应该表现为"骨炎"或"骨髓水肿"，并且明显见于典型部位，包括软骨下或关节周围骨髓，这些病变在 T1 加权像上呈黑色低信号。②应在同一层面上显示至少 2 个骨髓水肿病变，或者在至少 2 个连续层面上显示同一象限中存在一个病变。如果病变不止一个，则 axSpA 骶髂关节炎的概率更大。

在 ASAS 将 MRI 纳入 SpA 分类标准前后，许多学者做了相关的研究，以评估 MRI 诊断 SpA 的敏感性与特异性。一项关于 350 名慢性下腰痛的患者的队列研究发现，MRI 在检测骶髂关节炎的敏感性可达 88%，在脊柱炎症的敏感性有 41%；同时 MRI 具有很好的特异性，只在 1.5% 的非 SpA 患者中发现了炎症。另一项研究对平均炎性腰背痛时间为 19 个月的 34 名患者进行观察，发现有 32 名（95%）患者的骶髂关节 MRI 出现了炎症或结构破坏。从这两项研究中可以发现，对于存在炎性腰背痛的患者，骶髂关节 MRI 因其对炎症显示敏感这一影像学特点，能更好地发现骶髂关节炎症，从而协助临床做出诊断。

但是对于非炎性腰背痛患者，尤其是部分无骶髂关节受累的患者，骶髂关节 MRI 也能发现潜在的骶髂关节炎症，对诊断起到帮助。一项研究观察了 81 名出现中轴或外周症状的考虑为新发 SpA 的患者，其中有 39 名最后证实为 SpA，结果显示骶髂关节与脊柱的 MRI 对于诊断 SpA 的敏感性仅 44%，特异性为 95.6%。

另一项研究显示，75% 的 SpA 患者出现骶髂关节炎，只有 46% 的患者出现脊柱的炎症。有 5%~10% 的患者仅在脊柱上出现炎症损伤而无骶髂关节的炎症。由此可见，SpA 患者仍以骶髂关节炎症为主要受累表现，骶髂关节 MRI 能及早地发现关节炎症，对 SpA 的诊断具有重要意义，尤其对早期的 SpA 患者的敏感性较高，同时对于仅有脊柱受累的 SpA 患者也有很好的敏感性。

八、治疗

强直性脊柱炎尚无根治的方法，但早期诊断、及时治疗可控制症状，延缓影像学进展，保持最大化的社会参与度。治疗原则为使用非药物、药物、手术等综合治疗方法，以缓解疼痛、晨僵，控制或减轻炎症，保持良好姿势，防止脊柱或关节的变形，必要时手术矫正畸形，改善症状和提高生活质量。

2016 年，ASAS 和欧洲抗风湿病联盟（EULAR）推荐的更新的中轴型 SpA 管理指南提出，中轴型 SpA 患者应采取达标治疗（T2T）方案。目标设定是 T2T 的关键，强直性脊柱炎疾病活动评分（ASDAS）具有较好的疾病活动性识别能力和反映病情变化的敏感性，ASDAS<1.3（非疾病活动）可作为中轴型 SpA 患者 T2T 临床缓解目标，以 ASDAS 为目标的 T2T 方案有可能同时延缓强直性脊柱炎患者脊柱影像学进展。早期甚至在放射学阴性的中轴型 SpA 患者中开始 T2T 更有利于改善患者的症状，干预治疗的时机还应关注影像学表现，MRI 表现为脊柱单纯骨髓水肿的患者，T2T 更能抑制影像学进展。早期、长疗程使用肿瘤坏死因子 α 拮抗剂，尤其是与非甾体抗炎药联合治疗，以及白介素 - 17A 拮抗剂的使用，在中轴型 SpA 患者 T2T 中可能带来降低疾病活动性、延缓脊柱影像学进展等更好的结局。

（一）非药物治疗

非药物治疗需要加强对患者和家属疾病知识的教育，具体如下。

（1）建议患者合理地参加体育锻炼，如深呼吸、游泳、颈部和腰部的活动等，以保持脊柱的生理曲度，防止畸形和肌肉的萎缩，维持正常的呼吸功能。

（2）保持正确的站立、坐姿，保持胸部直立，卧硬板床，以仰卧为主，避免侧卧屈曲，使用矮枕，如上胸椎或颈椎受累，应停止使用枕头。

（3）减少或避免引起症状加重的体力活动，定期测量身高，以早期发现脊柱的后凸畸形。

（4）物理疗法如温泉浴、热水浴、蜡疗等可缓解症状，有利于关节的活动和防止畸形。

（二）药物治疗

1. 非甾体类抗炎药　这类药物可迅速改善症状，增加关节的活动范围，无论早期或晚期都是首选药物，属于一线治疗药物。活动期 AS 患者应持续使用，稳定期 AS 患者可以按需使用非甾体抗炎药。这类抗炎药物都有不同程度的胃肠道反应、肝肾功能损伤、血细胞减少、水肿、高血压等副作用，使用时可针对患者具体情况，选择一种抗炎药物，两种或两种以上的抗炎药联合使用不仅不能增加疗效，反而可引起严重的副作用。

2. 传统的改善病情药物

（1）柳氮磺吡啶：可改善强直性脊柱炎的疼痛、肿胀、发僵，特别适合于改善强直性脊柱炎的外周关节炎，并能减轻和预防并发的前色素膜炎，但对中轴关节病变的治疗作用及改善预后等均缺乏证据。本药起效缓慢，通常服用 4~6 周方始起效。一般可从小剂量开始服用 500 mg，每日 2 次，每周递增直至每日总剂量达 1.5~3 g，分 2 次服用。药物主要不良反应有消化道症状、头痛、头晕、皮疹、血细胞减少，以及男性精液减少、形态异常，磺胺药过敏者禁用。

（2）甲氨蝶呤：对活动性强直性脊柱炎患者，使用抗炎药和柳氮磺吡啶无效时，可投用甲氨蝶呤。据临床观察，该药物仅对强直性脊柱炎的外周关节炎、腰背疼、发僵、虹膜炎以及红细胞沉降率（血沉）和 C 反应蛋白的水平有改善作用，而对中轴骨的 X 线病变尚无改善的证据。小剂量的甲氨蝶呤也需注意其副作用，如胃肠道不适、肝损伤、肺的间质性肺炎、肺纤维化、血细胞减少、脱发、头疼、头晕等。

（3）沙利度胺（反应停）：具有抗 TNF、抗 IL-1、IL-6 和前列腺素等炎症介质的作用，具有抑制免疫、抗炎、抗血管生成的药理作用。对 AS 中轴受累有较好的治疗作用。可以改善临床症状，并延缓疾病的进展。用法：每日 50 mg，每日递增 50 mg，最大剂量每日可加至 150~200 mg 维持治疗。用量不足效果不佳，停药后症状易迅速复发。副作用有：嗜睡、口渴、血细胞下降、肝酶升高、镜下血尿和指端麻刺感等，最严重的不良反应就是孕期服用可引起新生儿"海豹胎"，因此孕期禁用。使用时应每周查血、尿常规，每 2~4 周查肝、肾功能，对长期使用者要定期做神经系统的检查，以便早期发现外周神经炎。

3. 生物制剂　针对 AS 治疗的生物制剂有肿瘤坏死因子（TNF-α）抑制剂、IL-17 抑制剂和 IL-12/

IL-23 抑制剂。

（1）TNF-α 抑制剂：TNF-α 是炎症级联反应中重要的促炎症细胞因子之一，在 SpA 的发病机制中起着重要作用。通常在 AS 患者中，其体内血清、滑膜和骶髂关节等表达的 TNF-α 水平明显增多，TNF-α 还可诱导趋化因子、黏附因子以及其他细胞因子的过度表达，促进破骨细胞吸收骨质等。近 20 年，TNF-α 抑制剂被广泛用于 AS 治疗，也是为 SpA 的目标治疗带来了里程碑式的变革。

目前临床经常使用 TNF-α 抑制剂的药物共有 5 种，包括：依那西普（etanercept）、阿达木单抗（adalimumab）、英夫利昔单抗（infliximab）、戈利木单抗（golimumab）和赛妥珠单抗（certolizumab）。

依那西普是由人 TNF p75 受体可溶性部分与人 IgG1 Fc 段连接后在哺乳动物细胞系表达的二聚体融合蛋白，它与血浆中可溶性 TNF-α 和细胞膜表面的 TNF-α 高亲和性结合，使其生物活性丧失。推荐用法为成人每次 25 mg，皮下注射，每周 2 次；也可每次 50 mg，皮下注射，每周 1 次。4~17 岁患者的用量为 0.4 mg/kg，最大剂量为每次不大于 25 mg。也有使用 25 mg 关节腔注射。

阿达木单抗是全人源化抗 TNF-α 特异性 IgG1 单克隆抗体，它主要与 TNF-α 特异性结合，并阻断其与 p55 和 p75 细胞表面 TNF 受体的相互作用。推荐使用方法为 40 mg，皮下注射，每 2 周 1 次。

英夫利昔单抗是人 / 鼠嵌合式抗 TNF-α 特异性 IgG1 单克隆抗体，其作用机制是与可溶性的及细胞膜上的 TNF-α 结合，阻断其作用。治疗 AS 的用法是每次 3~10 mg/kg，静脉滴注，滴注时间不少于 2 小时，每 4~8 周 1 次；或初始剂量每次为 3 mg/kg，然后第 2、6 周使用相同剂量，以后每间隔 8 周给药 1 次。如疗效不理想，可增加剂量至 10 mg/kg，或间隔缩短至每 4 周 1 次。

戈利木单抗是一种新的完全人源化 IgG1 TNF 特异性单克隆抗体，作用于可溶性的和细胞膜表面的 TNF-α。用药方法：50 mg，皮下注射，每月 1 次。

赛妥珠单抗是人源化的 Fab 片段，聚乙二醇修饰的抗 TNF 单克隆抗体。初始剂量为 400 mg，间隔 2 周或 4 周后，剂量改为 200 mg，每隔 1 周给药 1 次，皮下注射，维持剂量可考虑每 4 周 400 mg。

（2）IL-12/IL-23 抑制剂：ustekinumab 于 2009 年被批准用于治疗中重度银屑病，它是一种人源化的单克隆 IgG1 抗体，它可以抑制 IL-12/IL-23 的共有亚基 p40，干扰以上细胞因子与 T 细胞及其他免疫细胞表面 IL-12 受体的结合，导致下游炎性细胞因子表达下调。Briakinumab 是另一种全人源化的 IL-12/IL-23 的共有亚基 p40 单克隆 IgG1 抗体。

（3）IL-17 抑制剂：secukinumab 是高度选择性的 IL-17A 的全人源化单克隆 IgG1k 抗体，已经批准了强直性脊柱炎的适应证。ixekizumab 是一种新的人源化 IgG4 抗 IL-17A 的单克隆抗体，选择性地结合并中和 IL-17A，以此阻断角质形成细胞产生细胞因子及趋化因子。brodalumab 是抗 IL-17A 受体的全人源化单克隆 IgG2 抗体，其 Ⅲ 期临床研究已经获得成功。

（三）手术治疗

多数 AS 患者病情发展缓慢，少数患者病情进展迅速，早期即可出现关节严重畸形、骨折等，需要手术治疗。

1. 髋关节置换术　成为改善 AS 髋关节病变患者关节功能和生活质量的有效选择。近年来主张放宽 AS 患者的手术指征，因为对于 AS 伴髋关节病变的患者早期行髋关节置换有利于最大限度地恢复髋关节功能和减轻疼痛，术后可较快恢复日常生活及工作。

2. 脊柱矫形手术　在脊柱后凸残疾、假关节棘突疼痛、丧失平视功能失代偿、脊柱节段不稳定骨折，以及 AS 出现神经系统并发症时，如椎管狭窄、脊髓病、马尾综合征等，则需要行截骨矫正术或加固术等脊柱整形手术，以纠正畸形，治疗并发症，改善 AS 病情，提高患者生活质量。

（王炎焱　黄峰　王岩）

参考文献

[1] 黄烽. 强直性脊柱炎[M]. 北京：人民卫生出版社, 2011.

[2] Sieper J, Poddubnyy D. Axial spondyloarthritis[J]. Lancet, 2017, 390(10089): 73-84.

[3] Schittenhelm R B, Tc L K S, Wilmann P G, et al. Revisiting the arthritogenic peptide theory: Quantitative not qualitative changes in the peptide repertoire of HLA-B27 allotypes[J]. Arthritis Rheum, 2015, 67(3): 702-713.

[4] Ciccia F, Accardopalumbo A, Rizzo A, et al. Evidence that autophagy, but not the unfolded protein response, regulates the expression of IL-23 in the gut of patients with ankylosing spondylitis and subclinical gut inflammation[J]. Ann Rheum Dis, 2014, 73(8): 1566-1574.

[5] Neerinckx B, Carter S, Lories R. IL-23 expression and activation of autophagy in synovium and PBMCs of HLA-B27 positive patients with ankylosing spondylitis. Response to: 'Evidence that autophagy, but not the unfolded protein response, regulates the expression of IL-23 in the gut of patients with ankylosing spondylitis and sub-clinical gut inflammation' by Ciccia et al[J]. Ann Rheum Dis, 2014, 73(11): e68.

[6] Cusick M F, Libbey J E, Fujinami R S. Molecular mimicry as a mechanism of autoimmune disease[J]. Clin Rev Allergy Immunol, 2012, 42(1): 102-111

[7] Evans D M, Spencer C C, Pointon J J, et al. Interaction between ERAP1 and HLA-B27 in ankylosing spondylitis implicates peptide handling in the mechanism for HLA-B27 in disease susceptibility[J]. Nat Genet, 2011, 43(8): 761-767.

[8] Ciccia F, Rizzo A, Triolo G. Subclinical gut inflammation in ankylosing spondylitis[J]. Curr Opin Rheum, 2016, 28(1): 89-96.

[9] Gill T, Asquith M, Rosenbaum J T, et al. The intestinal microbiome in spondyloarthritis [J]. Curr Opin Rheumatol, 2015, 27(4): 319-325.

[10] Joel D T, Avneesh C, Robert A, et al. Ankylosing spondylitis and axial spondyloarthritis[J]. N Engl J Med, 2016, 374(26): 2563-2574.

[11] Cortes A, Hadler J, Pointon J P, et al. International Genetics of Ankylosing Spondylitis Consortium (IGAS). Identification of multiple risk variants for ankylosing spondylitis through high-density genotyping of immune-related loci[J]. Nat. Genet, 2013, 45(7), 730-738.

[12] Jandus C, Bioley G, Rivals J P, et al. Increased numbers of circulating polyfunctional Th17 memory cells in patients with seronegative spondyloarthritides[J]. Arthritis Rheum, 2008, 58(8), 2307-2317.

[13] Ambarus C, Yeremenko N, Tak P P, et al. Pathogenesis of spondyloarthritis: autoimmune or autoinflammatory?[J]. Curr Opin Rheumatol, 2012, 24, (4): 351-358.

[14] van der Linden S, Valkenburg H A, Cats A. Evaluation of diagnostic criteria for ankylosing spondylitis. A proposal for modification of the New York criteria[J]. Arthritis Rheum, 1984, 27(4): 361-368.

[15] Rudwaleit M, van der Heijde D, Landewé R, et al. The development of Assessment of SpondyloArthritis International Society classification criteria for axial spondyloarthritis (part II): validation and final selection[J]. Ann Rheum Dis, 2009, 68(6): 777-783.

[16] 王炎焱, 赵征. 中轴脊柱关节炎磁共振检查[M]. 北京：人民军医出版社, 2015.

[17] Kiltz U, Baraliakos X, Karakostas P, et al. Do patients with non-radiographic axial spondylarthritis differ from patients with ankylosing spondylitis?[J]. Arthritis Care & Research, 2012, 64(9): 1415-1422.

[18] Deodhar A, Strand V, Kay J, et al. The term 'non-radiographic axial spondyloarthritis' is much more important to classify than to diagnose patients with axial spondyloarthritis[J]. Ann Rheum Dis, 2016, 75(5): 791-794.

[19] Wanders A, Heijde D, Landewé R, et al. Nonsteroidal antiinflammatory drugs reduce radiographic progression in patients with ankylosing spondylitis: a randomized clinical trial[J]. Arthritis & Rheumatism, 2005, 52(6): 1756-1765.

[20] Khanna S S, Kadiyala V, Naidu G, et al. A randomized controlled trial to study the efficacy of sulfasalazine for axial disease in ankylosing spondylitis[J]. Int J Rheum Dis, 2018, 21(1): 308-314.

[21] Ward M M, Deodhar A, Gensler L S, et al. 2019 Update of the American College of Rheumatology/Spondylitis Association of America/Spondyloarthritis Research and Treatment Network Recommendations for the Treatment of Ankylosing Spondylitis and Nonradiographic Axial Spondyloarthritis[J]. Arthritis Rheumatol, 2019, 71(10): 1599-1613.

[22] Huang F, Wei J C, Breban M. Thalidomide in ankylosing spondylitis[J]. Clin Exp Rheumatol, 2002, 20(6 Suppl 28): S158-161.

[23] Baraliakos X, Haibel H, Listing J, et al. Continuous long-term anti-TNF therapy does not lead to an increase in the rate of new bone formation over 8 years in patients with ankylosing spondylitis[J]. Ann Rheum Dis, 2014, 73 (4): 710-715.

[24] Molnar C, Scherer A, Baraliakos X, et al. TNF blockers inhibit spinal radiographic progression in ankylosing spondylitis by reducing disease activity: results from the Swiss Clinical Quality Management cohort[J]. Ann Rheum Dis, 2018, 77(1): 63-69.

[25] Arends S, Brouwer E, Efde M, et al. Long-term drug survival and clinical effectiveness of etanercept treatment in patients with ankylosing spondylitis in daily clinical practice[J]. Clin Exp Rheumatol, 2017, 35(1): 61-68.

[26] Kobayashi S, Kashiwagi T, Kimura J. Real-world effectiveness and safety of adalimumab for treatment of ankylosing spondylitis in Japan[J]. Mod Rheumatol, 2019, 29(6): 1007-1012.

[27] Landewé R, Sieper J, Mease P, et al. Efficacy and safety of continuing versus withdrawing adalimumab therapy in maintaining remission in patients with non-radiographic axial spondyloarthritis (ABILITY-3): a multicentre, randomised, double-blind study[J]. Lancet, 2018, 392(10142): 134-144.

[28] Park W, Yoo D H, Miranda P, et al. Efficacy and safety of switching from reference infliximab to CT-P13 compared with maintenance of CT-P13 in ankylosing spondylitis: 102-week data from the PLANETAS extension study[J]. Ann Rheum Dis, 2017, 76(2): 346-354.

[29] Braun J, Baraliakos X, Hermann K G A, et al. The effect of two golimumab doses on radiographic progression in ankylosing spondylitis: results through 4 years of the GO-RAISE trial[J]. Ann Rheum Dis, 2014, 73(5): 1107-1113.

[30] van der Heijde D, Dougados M, Landewé R, et al. Sustained efficacy, safety and patient-reported outcomes of certolizumabpegol in axial spondyloarthritis: 4-year outcomes from RAPID-axSpA[J]. Rheumatology (Oxford), 2017, 56(9): 1498-1509.

[31] Tahir H. Therapies in ankylosing spondylitis-from clinical trials to clinical practice[J]. Rheumatology (Oxford), 2018, 57(suppl_6): vi23-vi28.

[32] Maksymowych W P, Strand V, Nash P, et al. Comparative effectiveness of secukinumab and adalimumab in ankylosingspondylitis as assessed by matching-adjusted indirect comparison[J]. Eur J Rheumatol, 2018, 5(4): 216-223.

[33] van der Heijde D, Cheng-Chung Wei J, Dougados M, et al. Ixekizumab, an interleukin-17A antagonist in the treatment of ankylosingspondylitis or radiographic axial spondyloarthritis in patients previously untreated with biological disease-modifying anti-rheumatic drugs (COAST-V): 16 week results of a phase 3 randomised, double-blind, active-controlled and placebo-controlled trial[J]. Lancet, 2018, 392(10163): 2441-2451.

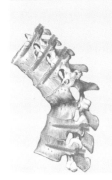

第2章
强直性脊柱炎治疗发展史

强直性脊柱炎（ankylosing spondylitis, AS）是一种慢性炎症性自身免疫性疾病，其起病隐匿，病程长，患病率因种族不同而有差异，大多在0.2%~0.4%，我国约为0.3%。该病以侵犯中轴脊椎关节形成骶髂关节炎和附着点炎为主要特征，中轴关节病变"自下而上"，最终会引起脊柱及外周关节的骨化强直。脊柱病理性异位成骨是AS致残的重要原因，常与脊柱畸形、心肺功能障碍、胃肠功能受限等密切相关，严重影响患者生理功能、生活质量、心理健康和工作能力。

人类认识强直性脊柱炎有悠久的历史。早在几千年以前，古埃及人发现从第4颈椎至尾椎融合连接成一块骨骼的现象。两千年前，希波克拉底曾描述脊柱从颈椎至骶椎疼痛的病例，症状接近强直性脊柱炎。我国也在两千年前，黄帝内经《素问·痹论篇》言"肾痹者，善胀，尻以代踵，脊以代头"，描述了本病的症状及中医机制。直到1893年，俄国人Btchterev首次对此病做了比较详细的描述。20世纪50年代，我国曾称该病为类风湿脊柱炎或中枢型类风湿关节炎。自1982年第一次风湿病专题学术会议后，确定了强直性脊柱炎这一国际统一命名。

一、病因学及分子机制

AS有显著家族聚集倾向，但其发病机制至今未明，可能是遗传、环境以及免疫因素综合共同发挥作用。20世纪70年代发现AS的发病与人类白细胞抗原B27（HLA-B27）基因密切相关。尽管只有1%~5%的HLA-B27基因携带者最终发展为AS，但90%~95%的AS患者HLA-B27为阳性，且AS患者HLA-B27表达水平高于HLA-B27健康携带者，其中我国AS患者HLA-B27亚型以B2704和B2705为主。其他基因包括LMP2基因、TAP等位基因等，另外多个基因与HLA-B27存在交互作用，共同参与疾病发生。近5年来，基于基因芯片的新型高通量基因分型技术和测序方法的发展，为AS的病因学研究提供了基因机制的重要线索。环境因素中一个重要的诱因是感染，被认为可能与胃肠道及泌尿道的细菌感染有关。免疫因素中，分子学说认为某些细菌片段结构与HLA-B27上的部分结构相似，免疫细胞将自身正常细胞的HLA-B27误认为细菌的片段结构，并引发自身免疫反应。受体学说认为，一些细菌可以在关节等部位产生抗原（或是细菌片段），该抗原与B27结合成复合体成为免疫细胞攻击的目标，并引发免疫反应。

二、病理变化及新骨形成

AS病理改变包括关节及关节外病变。肌腱端附着点炎是AS的重要病理变化，是指以关节囊、肌腱、韧带的骨附着点为中心的慢性炎症，初期以淋巴细胞、浆细胞为主，伴少数多核细胞，引起附着点的侵蚀，附近骨髓炎症、水肿，进而肉芽组织形成，在此基础上多次反复病变，使整个起止点周围结构完全骨化，形成骨桥或骨板。关节内发生滑膜炎，炎性细胞侵袭，滑膜细胞增生肥大。关节外病理包括眼部睫状体和睫状突、主动脉瓣、房室结、肺间质、蛛网膜以及精曲小管、前列腺等处的纤维结缔组织结构炎症。

AS 的一个明显病理特征就是骨化形成，其病理演变过程主要是韧带附着部炎性病变，通过反应性硬化、吸收，最终导致骨化形成，表现为发展至椎体方形变，形成骨桥，脊柱影像学显示椎体呈竹节样改变。其病理性新骨形成，最终导致高达40% 的患者出现严重的脊柱强直和关节畸形。由于大多数患者发病年龄轻，脊柱强直致残会对社会家庭有重要影响。AS 的病理性新骨形成，受基因及各种炎性因素的影响。其病理性新骨形成过程涉及 BMP 信号通路、Wnt 信号通路、Hh 蛋白（Hedgehog，Hh）信号通路等多条通路。而 AS 主要治疗药物 NSAID、TNF 抑制剂，以及 IL-17 和 IL-23 抑制剂等对病理性新骨形成的影响，目前仍需要前瞻性队列研究进一步确认。

随着对 AS 研究的深入，发现在脊柱局部过度骨化的同时伴有系统性的骨丢失或骨质疏松。腕部、股骨颈和全髋关节区域的 BMD 明显降低，椎体骨折的风险约是非 AS 患者的 2 倍。AS 发病过程不仅仅是单一的成骨或破骨异常，而且是两者兼有的骨代谢失衡。目前研究发现，Wnt、BMP 信号通路和炎症反应等既促进成骨，又影响破骨细胞形成及作用。而破骨细胞在发挥骨吸收作用的同时，其产物又参与新生骨形成，即破骨细胞可能既发挥了骨吸收，同时又参与了新生骨的形成。

三、非手术治疗

2010 年，ASAS 提出了 AS 非药物和药物结合的非外科治疗方式。其中非药物治疗包括患者教育

与定期锻炼，进行个人和集体的物理治疗，强调患者与家属共同进行关于 AS 相关知识培训教育，安排患者进行有计划性的功能锻炼，举办病友会等，这些对延缓 AS 造成的身体功能障碍具有良好的效果。

在药物治疗方面，欧洲抗风湿病联盟（EULAR）和 ASAS 共同提出推荐的药物治疗建议，包括 NSAID、改善病情抗风湿药（DMARD）、生物制剂、糖皮质激素等。其中，NSAID 是治疗 AS 疼痛和晨僵的一线药物，同时可较快改善患者症状，提高生活质量，但不能控制病程进展。DMARD 可缓解、改善病情，并阻止或减缓器官病变，但目前没有证据显示 DMARD 治疗中轴疾病是否有效。

另外，近年来 AS 靶向治疗可成为患者药物治疗的选择之一，理论上靶向药物可以与引起 AS 发病的不同特异性靶点发生作用，阻断疾病进展，而对正常组织器官影响较小，可以大幅度减低不良反应，该类药物包括靶向肿瘤坏死因子 α 的生物制剂、靶向不同白细胞分化抗原的生物制剂等。尽管该类药物可以缓解症状及体征，获得临床及影像学的改善，但停药后容易复发。随着国际上关于 AS 遗传易感性的全基因组关联研究（genome wide association studies，GWAS）的深入开展，AS 发病相关基因不断被发现，未来有望拓宽 AS 病因学治疗的研究。

四、外科治疗史

对于 AS 重度脊柱畸形患者，保守治疗效果有限，手术截骨矫正仍是治疗该畸形的主要手段。手术截骨矫形的发展大多分为 AS 后凸畸形分型、矫形截骨方式以及矫形截骨的设计三方面。

（一）强直性脊柱炎畸形及分型
学者们通过 AS 后凸畸形分型来指导临床手术策略的制订。2015 年，Kim 等根据 AS 脊柱后凸顶点位置将患者分为 4 型：①颈胸椎型：后凸顶点

位于 C1~T3；②中胸椎型：后凸顶点位于 T4~T9；③胸腰椎型：后凸顶点位于 T10~L2；④腰椎型：后凸顶点位于 L3 以下。然而该分型没有考虑到多部位同时存在后凸畸形的情况，尚不能较好地指导矫形手术。同年，郑国权等通过分析总结 309 例手术患者资料，提出 AS 后凸畸形的 301 分型系统，分为腰椎型（Ⅰ型）、胸腰椎型（Ⅱ型）、胸椎型（Ⅲ型）及颈椎或颈胸交界型（Ⅳ型）。其中，除 Ⅰ型外其他各型再分为 2 个亚型：正常腰椎前凸为 A 亚型，腰椎后凸为 B 亚型。该分型有较好的可信度和可重复性，同时针对不同类型的后凸提出了不同的手术策略。

（二）强直性脊柱炎矫形截骨方式

1. 开张型截骨　开张型截骨（opening wedge osteotomy，OWO）多指 Smith-Peterson 截骨（Smith-Peterson osteotomy，SPO），由 Smith-Peterson 等于 1945 年首先描述，通过切除关节突等后方结构，以椎体后缘为铰链轴闭合后柱、张开前柱的椎间盘间隙实现对后凸的矫正。2006 年，Chang 等报道了 127 例行 OWO 的 AS 后凸畸形患者，其中有 27%（34 例）发生了矢状面移位（sagittal translation，ST），发生 ST 的患者中 15% 有神经系统并发症，而未发生 ST 的患者中仅有 2%。

2. 闭合型截骨　闭合型截骨（closing wedge osteotomy，CWO）主要指经椎弓根截骨术（pedicle subtraction osteotomy，PSO）及其改良式。该术式目前是矫正 AS 胸腰段后凸畸形的最常用术式。2006 年，Bridwell 等早期进行了 PSO 的研究，该式截骨一般选择在腰前凸顶点区域，即 L2 或 L3 施行，单节段 PSO 平均可获得 30°~40° 矫正。2014 年，郑国权等报道了双节段 PSO 矫形，截骨位置选择在 T12 和 L2，以及 L1 和 L3，颌眉角平均获得 60° 的矫正效果，相对于单节段大角度的截骨，双节段 PSO 恢复脊柱序列更接近正常生理曲度。

3. 闭合-开张型截骨　闭合-开张型截骨（closing-opening wedge osteotomy，COWO）指截骨椎上下端脊柱以短缩的中柱为铰链，折断前皮质

后张开。2008 年 Chang 等报道平均单节段 COWO 可获得 42.2° 矫正。王岩等将传统的全脊椎切除术与"蛋壳技术"相结合并进行改良，发展成为脊柱去骨松质截骨（vertebral columndecancellation，VCD），对于局部后凸畸形需行 40°~65° 截骨角度时，单节段 VCD 可取得与双节段 PSO 相似的矫正效果，且术中出血量更少，手术时间更短，在重建矢状面平衡与改善生活质量方面效果满意。

（三）强直性脊柱炎矫形截骨的设计

AS 患者由于脊柱强直失去节段间的活动能力，身体中轴脊柱关节姿势代偿能力有限，截骨手术后最大限度地恢复生活能力是手术的主要目标，为满足患者术后平视能力及站、坐功能，术前截骨设计尤为重要。

2000 年，Van Royen 等将反映骨盆位置参数性参数骶骨倾斜角设定为 40°，在此基础上，以截骨椎体前缘作为旋转中心，将 C7 重置于骶骨后上缘前方 7.5 cm 处。2003 年，Suk 等首先提出颌眉角的概念，以评价 AS 后凸畸形患者伴颈椎强直时平视能力。让患者过伸膝、髋关节，下颌和眉弓连线与垂线的夹角即为颌眉角。2004 年，肖联平等报道采用"剪纸法"，将术前站立位侧 X 线片按照 1:1 比例放大至纸样上，然后模拟术中截骨位置，将纸样剪切模拟矫形，同时测量患者颌眉角，通过这种方法最终确定截骨角度，这种传统的截骨设计方法直观易懂。2006 年，Ondra 等提出以具体的参数指导截骨设计，以矢状面平衡距离 =0 cm 作为矢状面重建的标准，通过三角函数将 C7 重置于 S1 后缘正上方来明确截骨角度。2014 年，宋凯等报道肺门可以近似作为 AS 后凸畸形的躯干重心，并以此代替 C7 作为矢状面重建的影像学标志。该方法通过骨盆参数间的相关性预测不同患者的骨盆中立位状态，更为个性化。同年宋凯等对颈椎强直的 AS 患者进行随访，发现尽管 -10°~10° 的颌眉角能使患者获得最好的平视能力，但同时带来了下视能力的不足，导致家务劳动、伏案工作等受限，通过对患者主观满意度调查显示，颈椎强直的患者

在获得 10°~20° 的颌眉角时能够取得最优的整体满意度。

（四）髋关节活动受限对截骨设计的影响

早在 1963 年 Lee 等提出应先行髋关节置换，再行脊柱截骨术。2008 年 Mahesh 等认为行髋关节置换后，髋关节活动范围增加和疼痛减轻有利于判断残留的脊柱畸形程度。2014 年，郑国权等通过分析 28 例同时需行髋关节置换和脊柱矫形手术的 AS 患者，认为先行脊柱截骨后行髋关节置换是合理的，因为脊柱矫形后可以给髋臼假体放置时提供参考。2015 年宋凯等对该类患者进行系统的功能评价，指出先行脊柱矫形术后患者活动能力是下降的，行髋关节置换后恢复并提高；先行髋关节置换后患者活动能力提高，脊柱矫形后再次提高，据此作者指出从功能方面考虑先髋关节置换更有利于患者生活质量改善。同时，宋凯等指出截骨时应尽量满足患者的站、坐功能，即截骨角度 α 应满足：直立截骨最小角 <α< 端坐截骨最大角。未来此类患者的治疗可能需要关节外科医生和脊柱外科医生的合作，针对不同畸形情况制订个体化的治疗方案。

总之，强直性脊柱炎的诊治经历了悠久的历史，积累了丰富的经验，并且在遗传学、免疫学、分子学等多领域取得了令人鼓舞的进展。在脊柱畸形外科矫形理论和技术上，从单一探索脊柱截骨技术的可行性及有效性，到综合考量畸形分型及截骨设计；从早年仅关注恢复正常脊柱曲度，到近期开始侧重提高日常生活能力，不断提高外科治疗水平。随着近年来 AS 相关病因学在基因水平的不断突破，以及当代生物力学、材料学、人工智能的发展，其治疗将进入新的时代。

（唐翔宇　张国强　张雪松）

参考文献

[1] Sieper J, Poddubnyy D. Axial spondyloarthritis[J].Lancet, 2017, 390(10089): 73-84.

[2] Kenna T J, Brown M A. Immunopathogenesis of ankylosing spondylitis[J]. Int J Clin Rheumatol, 2013, 8(2): 265-274.

[3] Kim K T, Park D H, Lee S H, et al. Results of corrective osteotomy and treatment strategy for ankylosing spondylitis with kyphotic deformity[J]. Clin Orthop Surg, 2015, 7(3): 330-336.

[4] 郑国权, 张永刚, 王岩, 等. 强直性脊柱炎后凸畸形的 301 分型 [J]. 中国脊柱脊髓杂志, 2015, 25(5): 769-774.

[5] Bridwell K H. Decision making regarding Smith-Petersen vs.pedicle subtraction osteotomy vs. vertebral column resection for spinal deformity[J]. Spine, 2006, 31(19 Suppl): S171-S178.

[6] Zheng G Q, Song K, Zhang Y G, et al. Two-level spinal osteotomy for severe thoracolumbar kyphosis in ankylosing spondylitis. Experience with 48 patients[J]. Spine, 2014, 39(13): 1055-1058.

[7] Wang Y, Lenke L G. Vertebral column decancellation for the management of sharp angular spinal deformity[J]. Eur Spine J, 2011, 20(10): 1703-1710.

[8] Song K, Zheng G, Zhang Y, et al. Hilus pulmonis as the center of gravity for AS thoracolumbar kyphosis[J]. Eur Spine J, 2014, 23(12): 2743-2750.

[9] 宋凯, 张永刚, 付君, 等. 颌眉角的最优选择及其在强直性脊柱炎后凸畸形矫形设计中的应用 [J]. 中国骨与关节杂志, 2014, 3(10): 732-738.

[10] Zheng G Q, Zhang Y G, Chen J Y, et al. Decision making regarding spinal osteotomy and total hip replacement for ankylosing spondylitis: experience with 28 patients[J]. Bone Joint J, 2014, 96-B(3): 360-365.

[11] 宋凯, 张永刚, 付君, 等. 脊柱矫形对强直性脊柱炎胸腰段后凸畸形患者髋关节相关活动能力及生活质量的影响 [J]. 中国脊柱脊髓杂志, 2015, 25(10): 871-882.

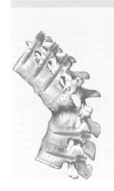

第 3 章
强直性脊柱炎影像学检查

强直性脊柱炎（ankylosing spondylitis，AS）是最常见的血清阴性脊柱关节病，其病因和发病机制尚不明确，研究发现与遗传因素有密切的关系。临床多见于青年男性（13~31岁），男女发病比率约为5:1，但在一些女性患者中，发病年龄可相对较小。AS早期主要侵犯骶髂关节。75%~80%起病较隐匿，进展缓慢。早期症状往往是腰部僵硬感或僵痛（70%~80%），在夜间翻身、起床，或久坐、久站后症状尤为明显，经过活动后，僵痛感可以好转。随着病情的发展，患者腰椎、胸椎、颈椎病变可逐渐加重，部分患者出现颈椎前屈、胸椎平直、髋关节屈曲畸形，从而严重影响患者的活动能力。

体格检查可发现骶髂关节及肌腱、韧带附着点压痛，"4"字实验（+）、骶髂关节压迫实验（+）。实验室检查活动期红细胞沉降率及C反应蛋白均有升高，但类风湿因子（−）。另外，90%~95%患者 *HLA-B27*（+），少部分 *HLA-B27*（−）。AS患者发病年龄通常较大，病情轻，且少有家族聚集性。*HLA-B27* 为AS的易感基因，而非直接致病基因，我国正常人群中其阳性率可达2%~7%。另有研究发现，某些特定部位的感染，如前列腺炎、溃疡性结肠炎可能与AS的发病有关。

一、骶髂关节炎

约90%的AS患者最先表现为骶髂关节炎。而后上行发展至颈椎，表现为反复发作的腰痛、腰骶部僵硬感、间歇性或两侧交替出现腰痛和两侧臀部疼痛，可放射至大腿，无阳性体征，伸直抬腿试验阴性。

（一）骶髂关节的解剖特点

骶髂关节由骶骨和髂骨的耳状面构成，关节面凹凸不平，彼此结合很紧密。关节囊紧张，其前、后面均有韧带加强，后方还有强厚的骶髂骨间韧带连于相对的骶、髂骨粗隆之间。真正的骶髂关节由前下1/2~2/3（滑膜关节）构成。骶骨面由透明软骨覆盖，相对较厚；髂骨面由透明软骨和纤维软骨混合覆盖，相对较薄。

（二）早期AS的病理特点

以往观点认为，AS的病理基础为附着点炎。另有新论断认为该病因为纤维软骨自身免疫性炎症及软骨下骨炎，附着点处的纤维软骨是免疫应答攻击的主要目标和病理损伤发生的主要部位，这与影像学上含有纤维软骨成分的骶髂关节髂骨侧更容易出现异常信号相吻合。

（三）各种影像学方法在骶髂关节炎中的应用

1.X线检查 敏感性低，但是一种不可或缺的检查手段，当X线片上有改变时，通常为病变中后期。

2. CT 检查 有相对较高的敏感性，对细微征象较 X 线确定，并且对 Ⅰ～Ⅲ 级骶髂关节炎的诊断较 X 线敏感一个级别。

3. 放射性核素骨扫描 可表现血运和代谢障碍，敏感性高，但受年龄、性别等因素影响较多，特异性差。

4. MRI 检查 可显示出放射学 Ⅱ 级前的早期骶髂关节炎、中晚期 AS 的结构性改变；可鉴别急慢性病变，以及 AS 的急、慢性脊柱炎症，另外，MRI 还避免了射线损伤，尤其适于妇女和儿童。

（四）骶髂关节炎的影像学表现

AS 骶髂关节炎的影像学分期：急性期——活动性炎性病灶，以 MR 显示清楚；慢性期——结构性损害，多依赖 X 线及 CT 明确。

1. 活动性（急性）炎性病灶 主要表现为：骨髓水肿 / 骨炎、滑膜炎、滑囊炎及起止点炎。该期影像学表现以 MR 为主，通常在 X 线和 CT 影像上无法显示。

（1）骨髓水肿：在 STIR 及增强图像表现为高信号，提示活动性骶髂关节炎，位于关节周围，有时伴有骨质糜烂（图 3-1）。

（2）滑膜炎：T1WI 增强扫描显示骶髂关节滑膜部分呈明显强化。在 STIR 序列由于滑膜炎与关节液均表现为高信号，因此该序列不能区分二者；AS 患者单独出现滑膜炎者少见，因此不作为诊断依据（图 3-2）。

（3）滑囊炎：信号特点类似于滑膜炎，可累及关节前、后面，范围较广（图 3-3）。

（4）（韧带、肌腱）起止点炎：以往认为起止点炎为 AS 骶髂关节病变的特征性病理表现，在韧带和肌腱附着于骨的起止点表现为 STIR/T1FS 增强高信号；可伴随骨髓及软组织信号异常（图 3-4）。

2. 结构损害（慢性改变）

（1）软骨下骨质硬化：X 线及 CT 表现未见关节面下骨质硬化改变；MRI 所有序列均呈低信号，增强扫描无强化。

（2）骨质侵蚀：CT 及 MRI 均可显示关节边缘骨质缺损、骶髂关节间隙假性增宽等改变。

（3）关节周围脂肪沉积：MRI 对于脂肪显示具有优势，表现为 T1WI、T2WI 均为高信号。这是由于炎症反应中脂肪酸的酯化作用导致，提示强直性脊柱炎病变过程中曾存在过炎性反应（图 3-5），脂肪抑制后 T1WI 或 T2WI 信号减低。

（4）关节强直：X 线或 CT 显示更清晰，可见骨桥

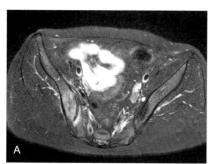
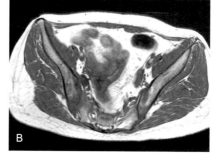
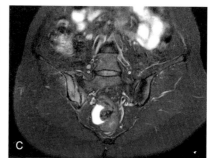
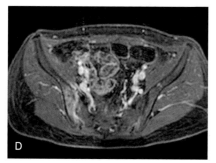

图 3-1 AS 患者骶髂关节骨髓水肿
A. 横轴位 STIR 图像显示双侧骶髂关节面下骨髓水肿，右侧明显；B. 横轴位 T1WI 显示骨髓水肿低信号为主；C. 冠状位 STIR 图像显示右侧骶髂关节为主的骨髓水肿呈高信号；D. 横轴位 T1WI 增强扫描可见病变区域明显强化

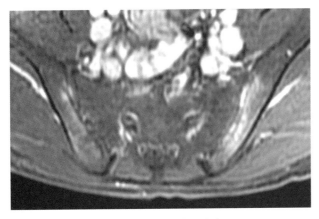

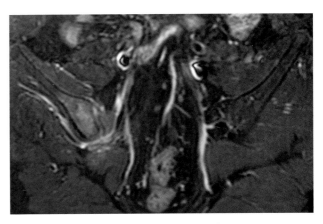

图 3-2　骶髂关节滑膜炎
横轴位 T1WI 增强扫描显示，左侧骶髂关节滑膜异常对比强化，提示滑膜炎，同时可见并存的骨髓水肿区也呈现明显强化

图 3-3　骶髂关节滑囊炎
冠状位 T1WI 增强扫描显示关节滑囊呈明显强化，且范围较广泛，沿关节表面扩展；同时可见同侧骶髂关节骨髓水肿及滑膜炎

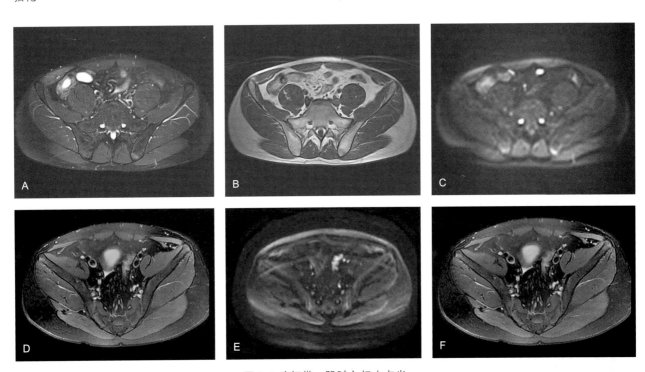

图 3-4　（韧带、肌腱）起止点炎
A. 横轴位 T2WI 显示双侧髂后上棘斑片状稍高信号；B. T1WI 呈稍低信号；C. DWI 呈明显高信号；D. 横轴位 STIR 显示双侧髂前上棘斑片状高信号；E. DWI 呈稍高信号；F. 增强扫描明显强化

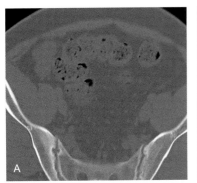

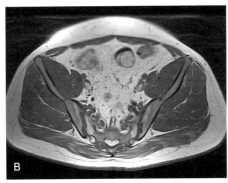

图 3-5　慢性骶髂关节炎结构损害
A. CT 显示双侧骶髂关节面下骨质糜烂，关节间隙局限性假性增宽；B. 横轴位 T1WI 示相应区域关节面不光整，双侧骶髂关节髂骨侧可见高信号，提示为脂肪沉积

形成及关节间隙模糊、消失；骨桥或关节融合在 MRI 所有序列均呈低信号，关节腔显示不全（图 3-6）。

（五）AS 早期骶髂关节 MRI 表现与临床及实验室检查的相关性

（1）MRI 表现与临床及实验室检查结果之间无明显相关性，但可以肯定的是，骨髓水肿与病变活动性有关。

（2）临床有明显症状和体征，但与 MRI 表现不相对应时，可能与骨髓水肿和软骨侵蚀以外来源的疼痛有关。

（3）在骶髂关节 MRI 表现异常患者中，*HLA-B27* 阳性者较 *HLA-B27* 阴性者多且病情严重。

强直性脊柱炎是一种慢性、进行性、炎症性病变，主要侵犯中轴骨及关节，骶髂关节炎为早期改变。MRI 在 AS 诊断中的作用不容忽视，尤其对于早期骶髂关节炎具有其他影像学检查无法比拟的优势。目前认为典型的骶髂关节炎 MRI 表现是诊断早期强直性脊柱炎的主要依据，且病变区骨髓水肿范围越大，病损越严重；异常对比增强越明显，病变越活动。MRI 在 AS 骶髂关节中的作用在于，定性诊断早期 SpA- 骶髂关节炎症，预测破坏性改变及监测治疗效果。

二、椎体病变

AS 累及各节段椎体时会有相应症状及体征，但在影像学上的表现基本一致。椎体病变表现为椎体前角在矢状位 T2WI 呈高信号，T1WI 呈低信号、高信号或无信号改变；椎体前角毛糙、呈锯齿样改变，边缘模糊、呈"方椎体"。椎体信号的改变源于骨髓水肿（早期）或脂肪沉积（中晚期），而结构改变系因椎体前角受侵蚀、糜烂，前纵韧带之下及 Sharpey 纤维炎症，它们均附着于椎体前缘。AS 累及脊柱时最常见的发病部位为胸椎，其次为腰椎和颈椎（图 3-7、图 3-8）。

另有病理研究发现，病变不仅累及椎体本身，在椎小关节以及棘突、横突韧带附着处均存在炎性反应，且其发病率并不低于椎体本身。MRI 研究也发现在韧带附着处可出现长 T2 信号，发病率依次为横突、棘突、椎小关节、椎弓及软组织。椎间盘与椎体连接处病变包括骨炎、韧带骨赘病、

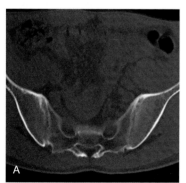
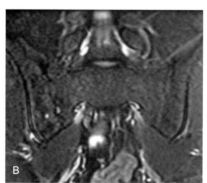
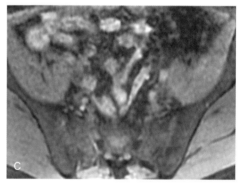
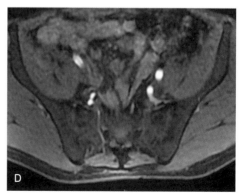

图 3-6　关节强直
A. 横轴位 CT 显示双侧骶髂关节间隙模糊，可见骨桥形成，骶髂关节骨性融合；B. 冠状位 T2WI 显示双侧骶髂关节强直，关节周围骨质增生、硬化，骨桥形成，关节间隙消失；C. 横轴位 T1WI 显示关节间隙消失；D. 横轴位 T1WI 增强扫描未见异常对比强化

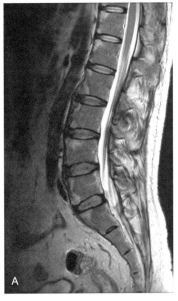
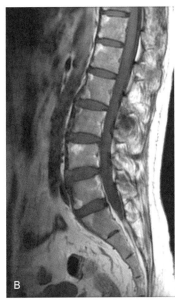

图 3-7 AS 累及椎体早期 MRI 表现
A. 矢状位 T2WI 脂肪抑制，可见扫描范围内胸、腰椎椎体前角呈小片状高信号；B. 矢状位 T1WI 显示椎体前角呈高信号

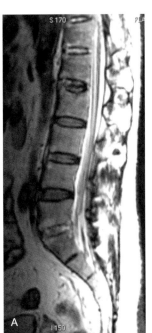
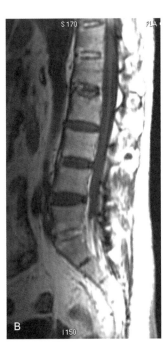
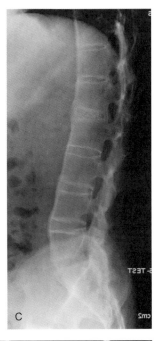
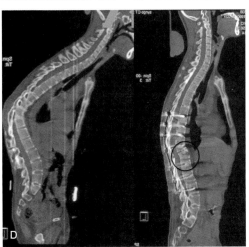
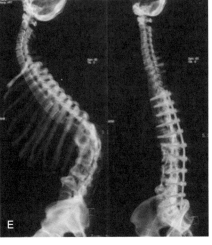

图 3-8 AS 累及脊柱晚期影像表现
A. 矢状位 T2WI 显示部分腰椎前角骨质增生呈长 T2 信号，椎体前缘正常凹面结构变平直，并见条带状短 T2 信号（前纵韧带增厚、骨化、桥连）；B. 矢状位 T1WI 显示骨赘表现为短 T1 信号，增厚的韧带表现为长 T1 信号；C. 侧位 X 线片显示椎体呈典型"方椎"，椎间隙略变窄，椎体前、后缘相互融合，呈"竹节"样改变；D、E. 另一例 AS 患者 VCD 截骨术前及术后 CT 图像（D）与 X 线图像（E）对比。胸腰椎后凸几乎校正 45°，截骨部位清晰，矢状面平衡基本恢复

骨质糜烂、椎间盘钙化以及骨突炎和椎间盘病变（图 3-9、图 3-10）。

三、周围关节病变

约半数 AS 患者有短暂的急性周围关节炎，约 25% 有永久性周围关节损害。一般多发生于大关节，下肢多于上肢。有人统计周围关节受累率，髋和肩为 40%，膝为 15.5%，踝为 10%，足和腕各为 5%，极少累及手。髋部症状出现在发病后 5 年内者占 94%，提示 AS 发病头 5 年如未累及髋关节，则以后受累的可能性不大。

此外，耻骨联合亦可受累，骨盆上缘、坐骨结节、股骨大结节及足跟部可有骨炎症状，早期表现为局部软组织肿、痛，晚期有骨性粗大。一般周围关节炎可发生在脊柱炎之前或以后，局部症状与类风湿关节炎不易区别，但遗留畸形者较少。

17%~35% 的 AS 患者可见髋关节病变，尤其是青少年发病者更多见。AS 髋关节改变在病理上主要累及滑膜、骨、软骨、韧带及关节间隙。

（一）水肿

在病变早期，未出现结构改变时可仅表现为水肿（包括滑膜和骨髓），由于滑膜肿胀，关节间隙可略增宽。滑膜增厚表现为 T2WI/STIR 高信号，增强后可强化；骨髓水肿表现为 T2WI/STIR 高信号（图 3-11、图 3-12）。

（二）结构改变

轻度结构改变可见骨质侵蚀或挫伤，骨小梁断

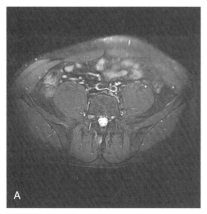
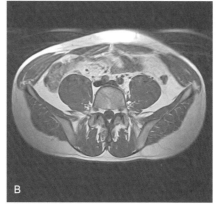
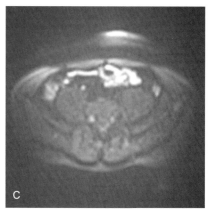

图 3-9　AS 累及下腰段棘突

A. 棘突及其周围软组织内可见斑片状长 T2 信号；B. T1WI 病变呈稍低信号；C. DWI 可见病变区域信号稍高

图 3-10　AS 累及脊柱小关节 CT 晚期表现

A. 强直性脊柱炎患者 CT 轴位显示双侧椎小关节及肋椎关节受累，关节间隙模糊、融合；B. 冠状位重建图像显示椎体及椎小关节多发骨桥形成

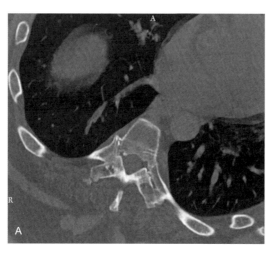
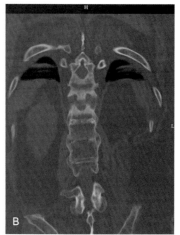

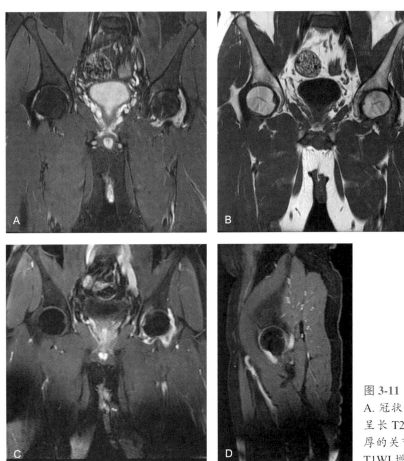

图 3-11 骶髂关节炎髋关节滑膜炎
A. 冠状位 T2WI 脂肪抑制，双侧髋关节滑膜增厚，呈长 T2 信号，以左侧为著；B. 冠状位 T1WI，增厚的关节滑膜呈稍低信号；C、D. 冠状位及矢状位 T1WI 增强扫描显示关节滑膜明显异常对比强化

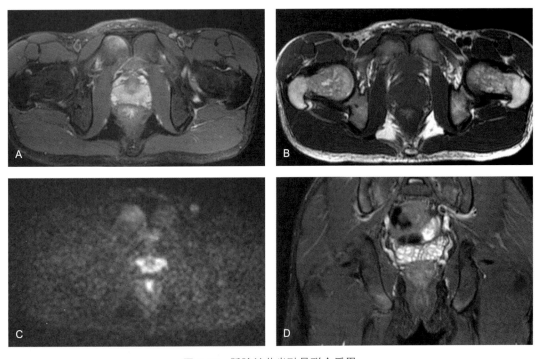

图 3-12 骶髂关节炎耻骨联合受累
A、B. 横轴位 T2WI 脂肪抑制及 T1WI，显示双侧耻骨联合处骨髓水肿，呈长 T1、长 T2 信号；C. 横轴位 DWI 图像显示病变区域呈高信号；D. 冠状位 T2WI 脂肪抑制显示双侧坐骨骨髓水肿呈高信号

裂及软骨和髋臼变薄。骨挫伤表现为长 T1、长 T2 信号；骨质侵蚀表现为关节面骨皮质的局限性缺损；增强扫描无明显强化，但韧带和肌腱可由于炎性反应的存在出现轻度强化。

病变晚期出现慢性结构改变，包括脂肪沉积、骨质侵蚀及关节间隙变窄。脂肪沉积主要位于皮质下区，表现为 T1WI 高信号；关节强直表现为骨桥形成。该期病变区域均无异常对比强化。

四、关节外表现

AS 的关节外病变大多出现在脊柱炎后，偶有骨骼肌肉症状之前数月或数年发生关节外症状。AS 可侵犯全身多个系统，并伴发多种疾病，如心脏、眼部、耳部、肺部、神经系统、淀粉样变、肾及前列腺病变等。

[王　岩（女）　蔡剑鸣　王　征]

参考文献

[1] Wu P C, Fang D, Ho E K, et al. The pathogenesis of extensive discovertebral destruction in ankylosing spondylitis[J]. Clin Orthop Relat Res, 1988, 230: 154-161.

[2] Jevtic V, Kos-Golja M, Rozman B, et al. Marginal erosive discovertebral "Romanus" lesions in ankylosing spondylitis demonstrated by contrast enhanced Gd-DTPA magnetic resonance imaging[J]. Skeletal Radiol, 2000, 29(1): 27-33.

[3] Mitchell M J, Sartoris D J, Moody D, et al. Cauda equina syndrome complicating ankylosing spondylitis[J]. Radiology, 1990, 175(2): 521-525.

[4] Murphey M D, Wetzel L H, Bramble J M, et al. Sacroiliitis: MR imaging findings[J]. Radiology, 1991, 180(1): 239-244.

[5] Olivieri I, Ciancio G, Scarano E, et al. The extension of the ankylosing spondylitis "dagger sign" into the sacrum[J]. J Rheumatol, 2000, 27(12): 2944-2945.

一、心脏临床表现

AS 患者中有 2%~10% 表现为心脏的异常，主动脉炎最早于 19 世纪 30 年代在一群 AS 患者中被发现，如今大多数学者都认为不仅仅是主动脉炎，而且还有传导异常、瓣膜反流、心肌病等都与 AS 相关。这种认知是相当重要的，因为很多患者首先是以心脏起病作为主要临床症状的。

（一）瓣膜病

AS 相关的主动脉弓和瓣膜疾病与患病时间长短有关，有报道认为主动脉疾病和主动脉瓣反流的症状可能还早于关节的表现，因此强直性脊柱炎作为潜在的病因很多时候不能被识别。Bulkley 和

Roberts 研究了 8 例 AS 患者尸检的结果，并首先提出了 AS 瓣膜病的病理生理表现，即主动脉根部扩张的内膜伴随着纤维增生（图 4-1）。进一步研究表明，细胞炎症反应耦合血小板聚集导致了主动脉根部和瓣膜周围动脉内膜炎，进而刺激成纤维细胞过度活跃，导致主动脉瓣膜环、瓣膜尖以及主动脉 - 二尖瓣偶联处的组织肥厚、瓣膜尖肥厚、主动脉根扩张和异常的瓣膜尖移位等病变都会引起 AS 相关的主动脉瓣反流。

Roldan 等用经胸廓的超声心动图研究了 42 例 AS 患者的主动脉根和瓣膜，他们发现 82% 的患者有主动脉根和瓣膜病变（图 4-2），而对照组只有 27%，其他异常发现还有主动脉根肥厚、硬化和扩张。除了患病时间之外，主动脉根和瓣膜疾病与疾

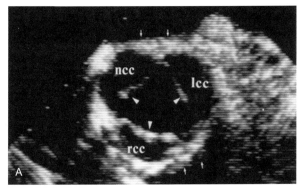
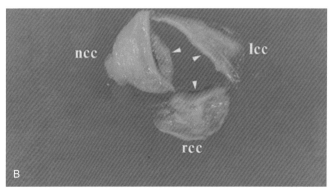

图 4-1　AS 患者的瓣膜病变

A. 为经食管超声图像，显示为主动脉根部肥厚（🖜）以及主动脉瓣不规则增厚（▲）；B. 实体标本（经允许引自 Carlos A. Roldan. Aortic root disease and valve disease associated with ankylosing spondylitis. J Am Coll Cardiol, 1998, 32:5）

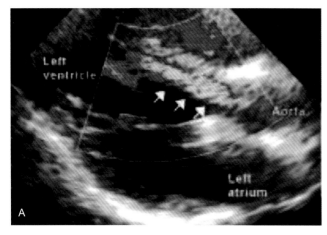 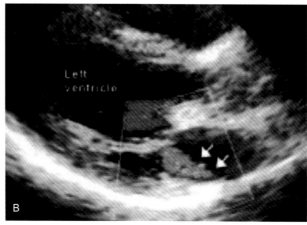

图 4-2 彩色多普勒超声图示不同程度的瓣膜功能障碍

A. 主动脉瓣 Ⅱ 度反流；B. 二尖瓣 Ⅰ/Ⅱ 度反流（经允许引自 S J Lee. HLA-B27 positive juvenile arthritis with cardiac involvement preceding sacroiliac joint changes. Heart, 2001, 86:6）

病的活动性、严重性和治疗都无相关性。随访了 25 例该组患者 39 个月后，其中有 12% 的病例病变加重，20% 的病例缓解，然而新发的主动脉根和瓣膜病高达 24%。最终 20% 的患者出现了心力衰竭或行瓣膜置换。

（二）传导障碍

传导障碍是 AS 最常见的心脏临床表现，且通常早于瓣膜病变。Dik 等的一项研究发现 AS 患一度房室传导阻滞的风险高于正常人，且与患病时间相关。关于 AS 传导障碍的病因学，目前有两种比较流行的理论：室间隔炎症反应导致的损伤和房室结动脉变异导致的房室结功能障碍。当然上述过程也是紧密相连的，文献报道不仅是房室传导阻滞，而且还伴发有心房和心室的期前收缩。有趣的是，Dik 等的研究还发现了 HLA-B27 阳性的 AS 患传导障碍的概率较高，即使是没有风湿免疫病表现的 AS 患者。

Toussirot 等发现了 AS 患者自主神经系统紊乱的影响因素，例如，他们发现 AS 患者的心率较快，且与 ESR 和 CRP 的水平相关；他们还发现 AS 患者变换体位时（例如从仰卧变为直立）不能维持稳定的动脉压。基于上述发现，他们推测这些自主神经功能的紊乱可能导致传导障碍和心律失常，因而影响患者的预后。然而，仅在 2 年之后 Yildirir 等

发表了一篇与之观点相反的文章，他们利用心率变异性作为自主控制的测量指标，结果显示与对照组之间无差异。但是 Yildirir 的研究也有缺陷，即研究对象普遍较年轻且给予了规范的抗炎治疗，因此这可能影响了自主功能紊乱的进展。

由于大部分研究都是关于风湿免疫性心脏病临床表现的早期检测和治疗，因此对这类患者进行早期检查是很重要的。目前临床上常见的检查手段非常多，比较常见且便利的有 24 小时动态心电图、超声心动图等。在 Yildirir 的研究中，他们用 QT 离散度来评估心律失常进展的可能性，研究结果显示标准心电图上的 QT 离散度的测量可以有效地识别心律失常，这样将来则不再需要对所有的 AS 患者都进行常规的 24 小时动态心电图监测，降低医疗成本的同时也提高了对患者的诊疗效率。

（三）心肌病

文献报道心肌功能障碍与心脏舒张功能紊乱相关，而与收缩功能无关。Yildirir 等利用超声心动检查研究了 AS 患者的心脏功能，他们发现了 AS 患者的舒张早期血流峰值速度（E 峰）较低、舒张中晚期血流峰值速度（A 峰）较高并且 E/A 比值也降低，这都是舒张功能障碍的临床表现。同样的，放射性同位素血管造影术评估 AS 患者与对照组运动过程中的峰值，得到的结论依然是上述所有测量指

标均低于正常对照组。因此，AS 患者的舒张功能减低已经达成了共识。AS 后凸畸形患者胸腔容积的减小导致心脏受压，因此心脏舒张的空间减小从而导致高发病率的左心室舒张功能减低。

（四）截骨术后心功能改变

笔者比较了 AS 伴或不伴脊柱后凸畸形患者的心血管并发症，结果证实了 AS 伴脊柱后凸畸形的患者有较高的心血管并发症，主要表现为左心室舒张功能减低、左心室高电压和心率变快。随后，笔者又进行了一项关于 AS 后凸畸形患者行 PSO 截骨术的心功能变化前瞻性研究，共完成 35 例患者的 2 年随访，该组患者术前有 20 例为左心室舒张功能轻度减低，术后 2 年随访时其中 15 例患者左心室舒张功能表现为正常，E/A 比值由术前 1.04 提高至 1.21，其临床改善率为 75%；此外，该组患者心率也从术前的 80.2 次 / 分降至术后 2 年时 73.7 次 / 分。PSO 截骨术后恢复了脊柱的矢状面平衡，使得原先挤压膈肌的腹部脏器可以轻松地回到腹腔内，所以膈肌的运动幅度增大了，随之胸腔的容积也变大了，最终引起了心脏功能的改善（图 4-3）。

二、肺部临床表现

1941 年发表的一篇 20 例 AS 患者的回顾性研

究首次报道了肺部病变作为 AS 关节外的一个重要临床表现，其表现主要包括肺上叶纤维化、间质性肺病、肺通气功能障碍、睡眠呼吸暂停和自发性气胸等。AS 肺部病变的发病率因高分辨率 CT 技术的发展而改变，尽管先进的技术可以更直观地观察到 AS 肺部的表现，然而关于 AS 肺部病变的自然史以及治疗方案，目前仍然所知甚少。AS 患者的肺部 HRCT 评估能更早且更广泛地发现肺实质的改变。Baser 等用 HRCT 评估了 26 例病程大于 5 年的 AS 患者，有改变的是 13/26（50%）。1977 年的一个关于 2 080 例患者的回顾性研究发现肺上叶纤维化的发病率是 1.3%，但是近来 HRCT 的介入使得肺部病变的识别得到了提升。

（一）肺上叶纤维化和间质性肺病

肺上叶纤维化是长期以来公认的 AS 相关的肺部异常，上叶尖段纤维化的发病率为 1.3%~30% 且与病程长短相关。上叶尖段纤维化（图 4-4）通常发生于出现关节症状的 5 年以后。纤维化可以是单侧的或双侧的，而且可进展为肺囊性变。纤维化的病因目前尚不清楚，既往报道的机制有通气功能障碍导致的吸入性肺炎，僵硬的胸廓和脊柱导致上端肺机械性压力的改变，以及呼吸力学改变所致的反复性的咳嗽受损等。AS 患者肺上叶异常的分布和出现曾经误导了很多内科医生，将其误诊断为结

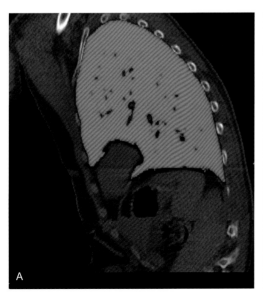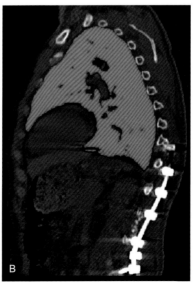

图 4-3　AS 后凸畸形患者行脊柱截骨矫形手术前后在矢状面上心、肺和腹部脏器的空间位置变化
A. 术前；B. 术后

核分枝杆菌。然而，Ho 等回顾性研究了 2 136 例我国台湾地区的 AS 患者，肺上段纤维化的概率是 63/2 136（2.9%），其中并发结核分枝杆菌慢性感染的患者有 41/63（65%），因此他们建议在区别 AS 肺上叶纤维化和结核分枝杆菌感染时需要更进一步的检查以及高度怀疑感染的指标。

间质性肺病（图 4-5）因 HRCT 对肺实质的成像技术提高已经成为 AS 患者肺部病变的一个重要的辨别特征，因为尸检研究相对较少，间质性肺病的病理诊断描述也比较罕见，而且病因学也还不清楚。穿刺活组织检查和肺叶切除检查的主要证据有慢性炎症细胞浸润、显著的间质纤维化伴胶原蛋白弹性退变和玻璃样变性。1971 年的一例 AS 患者因全血细胞减少症和双侧上、中肺叶弥漫性浸润入院，经皮穿刺活组织检查提示为间质性肺炎和纤维素性肺泡炎。

许多研究证实了间质性肺病与 AS 之间的联系，Baser 等最早证明了肺实质病变在 AS 早期即可出现，患者出现 AS 症状的 5 年内，肺实质异常为 13/26（50%），其中 8/21（38.1%）无症状，5/5（100%）有症状。肺实质病变（图 4-6）主要包括：肺气肿、支气管扩张、磨玻璃样变、小叶间隔增厚、肺实质微结节、胸膜增厚、肺实质带状变和肺上段纤维化，其中肺气肿是最常见的（9/21，34.6%）。Souza 等

也有相似的发现，他们在 11/17（65%）AS 患者的 HRCT 发现了间质性肺病的表现。

（二）自发性气胸

自发性气胸是 AS 罕见的并发症，我国台湾地区的一项 1028 例 AS 患者的回顾性研究中，发病率只有 3/1 028（0.29%），且这 3 例患者均在胸部 X 线片上有明显的肺上段纤维化改变。肺上段异常的 AS 患者为 22/1 028，其中 3/22 的患者伴发自发性气胸，因此作者推测 AS 患者自发性气胸的主要危险因素可能是肺上段纤维化。除此之外，这 3 例自发性气胸 AS 患者均是吸烟者，但是由于病例数有限，因此无法进一步推断吸烟与 AS 自发性气胸的关系。从诊断为 AS 到自发性气胸的平均病程时间为 13.0 ± 6.2 年，2 例患者复发，未复发的 1 例患者首次发病时给予滑石粉胸膜固定术，因此作者建议首次发病给予预防性手术干预。这个建议也得到了 Kaneda 的支持，他在其一个病例报告中讨论了一例 53 岁男性 AS 患者并发双侧重度复发性气胸，最终也给予了双侧的化学性胸膜固定术。

（三）睡眠呼吸暂停

近来，许多研究报道了 AS 患者睡眠呼吸暂停的发病率是增高的，Erb 等的一个关于 17 例 AS 患者的

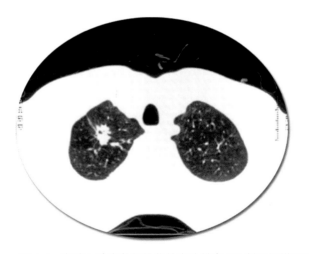

图 4-4　右肺上叶尖段纤维化的高分辨率 CT 断层扫描图像（经允许引自 Ozlem Senocak, Lung parenchyma changes in ankylosing spondylitis: demonstration with high resolution CT and correlation with disease duration. Eur J Radiol, 2003, 45:2）

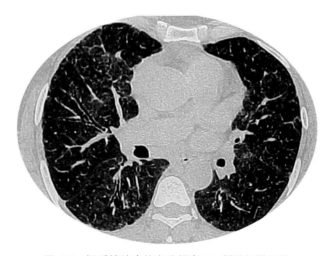

图 4-5　间质性肺病的高分辨率 CT 断层扫描图像（经允许引自 Nese Dursunoglu. Diffuse interstitial lung disease in an ankylosing spondylitis patient. Respiratory Medicine Extra, 2005, 1:3）

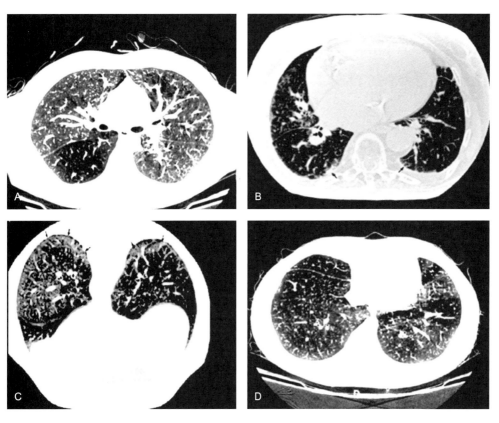

图 4-6 肺实质病变的高分辨率 CT 断层扫描图像 A. 肺气肿；B. 肺实质带状变；C.小叶间隔增厚、胸膜增厚；D. 支气管扩张（经允许引自 Ozlem Senocak. Lung parenchyma changes in ankylosing spondylitis: demonstration with high resolution CT and correlation with disease duration. Eur J Radiol, 2003, 45:2）

研究中报道了阻塞性睡眠呼吸暂停的发病率为 12%，高于正常人群的 1%~4%。可能的机制包括：颈椎或颞下颌受累压迫口咽气道，限制型肺功能障碍，以及颈椎受累压迫脊髓的呼吸中枢等。Solak 等研究了 31 例 AS 患者的多导脑电图和肺功能检查的结果，其中 7/31（22.6%）伴发阻塞性睡眠呼吸暂停，平均年龄为 43.4±5.7 岁，高于无阻塞性睡眠呼吸暂停的患者（33.2±10.6 岁），然而两组间肺功能检查结果差异无统计学意义。考虑到 AS 患者睡眠呼吸暂停发病率的增高，对主诉重度疲劳的患者必须给予正式的睡眠评估，治疗方法同普通的睡眠呼吸暂停患者，主要包括持续气道正压通气、戒烟、减肥等。

（四）胸廓受限和通气功能障碍

胸廓活动受限可致使限制型肺功能障碍，胸椎受累所致的驼背畸形、肋椎关节、肋胸骨柄关节、肋横突关节的损害可引起呼吸时胸廓受限。许多研究报道了 AS 患者肺功能障碍发生率为 20%~57%，损害类型可为限制性通气功能障碍、阻塞性通气功能障碍或混合性通气功能障碍，其中以限制性通气

功能障碍为主。既往研究证实疾病活动性与 AS 患者的肺功能异常没有相关性。AS 患者肺功能障碍是由多种原因共同导致的，疾病早期由于胸廓各关节以及脊柱，尤其是胸椎和呼吸肌的炎症所引起的疼痛，可导致患者对呼吸运动的耐受程度下降，使患者主动减轻呼吸运动，以减轻疼痛。随着病程的进展，上述各关节被侵蚀甚至融合、腰椎及胸椎强直所引起的脊柱与胸廓活动度下降，是导致 AS 患者出现限制性通气功能障碍的直接原因。当 AS 患者出现限制性通气功能障碍后，腹式呼吸的代偿作用变得十分重要。然而，疾病晚期出现的严重僵硬性胸腰椎后凸畸形，使躯干严重塌陷，造成肋骨对腹部的挤压，且由于躯干屈曲，使腹腔脏器压迫膈肌，限制膈肌的运动，从而影响了腹式呼吸的代偿作用，造成肺通气功能进一步下降。而且 AS 胸腰椎后凸畸形患者的肺功能与后凸 Cobb 角明显负相关。

（五）截骨术后肺功能改变

针对 AS 后凸畸形患者的肺功能异常表现，笔者首先从形态学上分析了 AS 后凸畸形患者手术前

后肺容积的变化，利用三维 CT 重建 AS 患者的肺容积，回顾性分析了 AS 后凸畸形患者术后肺容积大小的变化（图 4-7）。结果显示 AS 患者术后肺容积较术前明显增大，且差异有统计学意义。再者，笔者随访了一组 AS 后凸畸形患者术后 2 年时的肺功能检查，且与术前的肺功能检查结果相比较，该组患者术后 2 年时肺功能改善明显，且肺功能的改善与 AS 后凸角的校正呈正相关性。前面提到了腰段或胸腰段后凸导致的躯干弯曲可以影响 AS 后凸畸形患者的膈肌运动，唯一的解决方法就是使患者的躯干直立，去除了腹部脏器的挤压之后，膈肌运动和腹式呼吸都将得到改善。脊柱恢复正常的矢状面序列后，原先挤压在胸腔内的腹部脏器可以轻松地滑落到腹腔，膈肌运动的范围因此增大，且直接导致了肺容量的增加，即手术后患者的肺通气功能也得到了改善。

三、腹部临床表现

胃肠道炎症在 AS 患者中很常见，包括临床表现明显的炎症性肠病（inflammatory bowel disease，IBD）患者，如克罗恩病（Crohn's disease，CD）或溃疡性结肠炎（ulcerative colitis，UC），以及无肠道炎症体征和症状的患者，表现为亚临床肠道炎症。最新研究结果表明，AS 的亚临床肠道炎症是由肠道菌群失调引起的，并不是全身性炎症过程的结果，而是一个重要的病理生理事件，并积极参与了 AS 疾病的发病过程。

（一）炎症性肠病
事实上，炎性关节病患者中 IBD 的发病率高达 53%，尤其是合并有结肠疾病和 / 或有脓肿、假膜性息肉病、肛周疾病、结节性红斑、口腔炎、葡萄

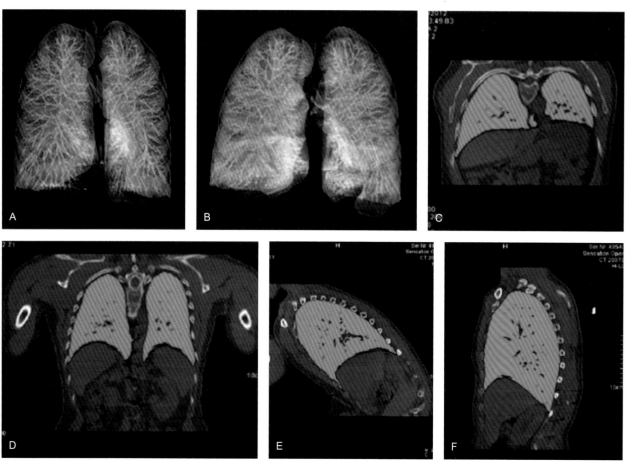

图 4-7　AS 后凸畸形患者 PSO 截骨术后肺容积大小的变化（CT 三维重建图像）
A、C、E. 术前；B、D、F. 术后

膜炎和坏疽性脓皮病等并发症的患者。合并 IBD 的炎性关节病患者通常分为下述 3 种主要类型。Ⅰ型：外周单发关节炎且受累关节数 <5 个；关节炎通常是急性起病且是自限性的，与肠道疾病有关，不会导致关节畸形。Ⅱ型：外周非对称性多发关节炎且受累关节数 >5 个关节（慢性病程或频繁复发），其中掌指关节受累尤为严重。Ⅲ型：脊柱关节炎，有时伴有外周关节受累（图 4-8）。

最近的一项研究显示，IBD 患者中骶髂关节炎患病率是对照组的 3 倍，CT 扫描提示 15% 的 CD 患者存在骶髂关节炎，16.9% 的 UC 患者存在骶髂关节炎，而对照组仅 5.6% 有骶髂关节炎。在该研究中，IBD 患者的骶髂关节炎患病率高于对照组，而 CD 患者与 UC 患者之间无显著差异。从风湿病学的角度已证实了 CD 诊断后脊柱关节炎的累积发病率随着病程进展而增长，其 10 年发病率为 6.7%，20 年发病率为 13.9%，30 年发病率为 18.6%。有趣的是，强直性脊柱炎 10 年的累积发病率为 0，而 20 年和 30 年的累积发病率均为 0.5%。但是近年来，强直性脊柱炎伴发 IBD 的报道越来越多，其报道的 IBD 合并 AS 的患病率在 4%~10% 之间。然而，不管是否存在背痛等临床症状，单侧或双侧的孤立性放射学骶髂炎在 IBD 患者中所占比例高于典型的 AS 患者，其发病率为 10%~23% 不等。

（二）亚临床肠道炎症

多达 60% 的 AS 患者存在亚临床肠道炎症，且高达 10% 的患者随着病程进展而发展为临床症状明显的 CD，因此，也有人将 AS 相关的亚临床肠道炎症作为 CD 的临床前模型。越来越多的证据表明，肠道菌群可能在 IBD 患者肠道炎症的启动和维持中发挥作用。许多研究结果证实 CD 肠道菌群的显著改变：条件致病菌出现、菌群失调、共生细菌的功能改变以及与宿主无法容纳的共生微生物。菌群失调可能导致持续的抗原刺激，进而可能激活致

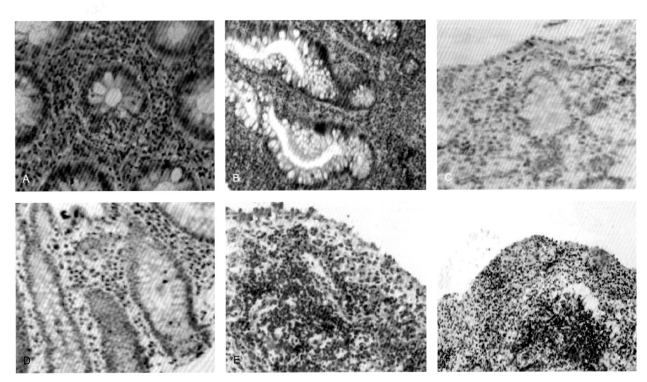

图 4-8　AS 患者胃肠道炎症的典型病理组织学表现

A. AS 急性肠道炎症，如细菌感染一样；B. AS 慢性肠道炎症，与 IBD 相似；C. AS 肠道巨噬细胞染色 CD163 阳性；D. 克罗恩病患者肠道巨噬细胞染色 CD163 阳性；E. AS 患者炎症性滑膜巨噬细胞染色 CD163 阳性；F. 类风湿关节炎患者炎症性滑膜巨噬细胞染色 CD163 阳性（经允许引自 M. Rudwaleit. Ankylosing spondylitis and bowel disease.Best Pract Res Clin Rheumatol, 2006, 20:3）

病性效应细胞导致慢性肠道炎症（图 4-9）。

　　HLA-B27 是强直性脊柱炎的主要危险因素之一，其在肠道菌群的形成作用已在转基因 Lewis 大鼠的动物试验中得到证实，结果为盲肠菌群与野生型 Lewis 大鼠相比存在显著差异。大量研究也证实了肠道菌群在发病中的作用，其增加了患者和一级亲属的肠黏膜通透性。婴儿出生后便开始获得肠道菌群，来自母乳喂养的有益细菌在婴儿的肠道内繁殖，从而训练婴儿的免疫系统识别细菌的盟友和敌人。与健康的兄弟姐妹相比，患有 AS 的患者更少接受母乳喂养（57% *vs.* 72%），这表明母乳喂养降低了 AS 的家族患病率。遗传易感个体中常见环境因子与肠道免疫系统的相互作用可能在 AS 的发病机制中起着关键作用，通过对 AS 患者回肠活检标本进行微生物群落分析，证明 AS 活检的微生物群落与健康对照不一样，其中观察到大量的毛螺旋菌、韦荣球菌、普雷沃菌、紫单胞菌和拟杆菌。已有大量研究证实 AS 患者炎症性肠道中杯状细胞增生，并与黏液素的产生增加有关。在 AS 患者中，潘氏细胞的激活与不同促炎细胞因子如 IL-23

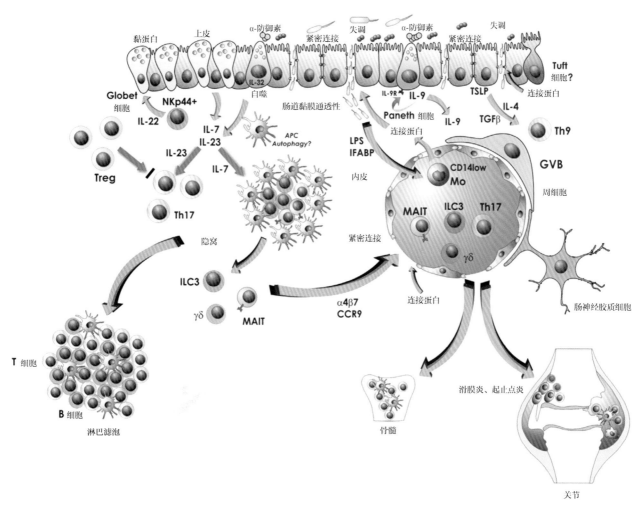

图 4-9　AS 患者亚临床肠道炎症的特征性表现

特征性表现主要为肠道菌群失调，该菌群失调可能导致肠道上皮屏障和肠道血管屏障的改变，从而导致上皮和血管完整性的丧失以及细菌产物的系统性转移。肠道来源细菌产物的循环可能影响单核细胞中 CD14 的表达，使这些细胞失去活力。细菌诱导释放佐菌素，进而改变上皮和血管紧密连接蛋白。AS 患者肠道内由 IL-22 主要介导的杯状细胞增生以及调节 T 细胞扩增，可能是其保护机制。潘氏细胞在 AS 患者肠道中被激活，产生抗菌肽和 IL-9、IL-23、IL32 等促炎细胞因子，在 AS 患者中，潘氏细胞源性的细胞因子如 IL-7 和 IL-23 可诱导隐窝和异位淋巴滤泡的形成以及 ILC3 的扩增，并可在肠外再循环。AS 患者亚临床肠道炎症的免疫学特征是 IL-9 过表达和 Th9 极化：内脏来源的 Th9 细胞可能从肠道再循环到肠外部位（经允许引自 Aroldo Rizzo. Gut inflammation in spondyloarthritis. Best Pract Res Clin Rheumatol, 2017, 31:6）

和 IL-32 的产生有关，潘氏细胞主要通过产生抗菌肽来保护隐窝的无菌性，从而保护干细胞间室的完整性。

（三）截骨术后腹部功能改变

AS 晚期患者出现脊柱后凸畸形以后，进一步导致躯干卡压腹部脏器，影响患者消化功能，表现为食欲下降、体重减轻以及食物摄入量减少和排便次数的改变等。笔者做出推测，AS 后凸畸形患者通过脊柱截骨矫形后，躯干恢复相对正常形态，将有利于腹部脏器功能的改变。基于此，笔者利用

腹部 CT 测量研究了 AS 患者的腹部功能改变。以腹部正中矢状面的面积（AMSPA）代表腹部容积大小（图 4-10），此外，还采用腹部正中矢状面上剑突到脊柱的最短距离（MD）代表患者腹部脏器的卡压程度。通过研究发现，截骨术后 AMSPA 和 MD 均较术前明显增加，表明 AS 后凸畸形患者通过截骨矫形不仅改善患者外观，同时还可以增大患者腹部容积，减小变形躯干对腹部脏器的卡压程度。进一步随访 AS 后凸畸形患者截骨术后消化功能，发现截骨术后患者食物摄入量增多，体重增加，且排便次数也有改善。

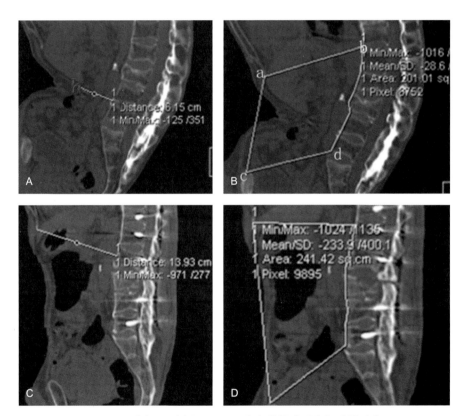

图 4-10　腹部 CT 测量显示 AS 患者截骨术后腹部功能改变

A、B. 术前；C、D. 术后。MD：正中矢状面上腹部最短距离，腹部褶皱内壁或剑突与脊柱的最短距离（hi）；AMSPA：正中矢状面上腹部的面积，由 4 条线组成：①剑突至 T12 椎体前下缘连线（ab）；②剑突至耻骨联合上缘连线（ac）；③耻骨联合上缘至 S1 椎体前上角连线（cd）；④T12 椎体前下缘至 S1 椎体前上角连线（bd）

（付　君　郑国权　张永刚）

参考文献

[1] Moyssakis I, Gialafos E, Vassiliou V A, et al. Myocardial performance and aortic elasticity are impaired in patients with ankylosing spondylitis[J]. Scandinavian Journal of Rheumatology, 2009, 38(3): 216-221.

[2] Bulkley B H, Roberts W C. Ankylosing spondylitis and aortic regurgitation. Description of the characteristic cardiovascular lesion from study of eight necropsy patients[J]. Circulation, 1973, 48(5): 1014-1027.

[3] Roldan C A, Chavez J, Wiest P W, et al. Aortic root disease and valve disease associated with ankylosing spondylitis[J]. Journal of the American College of Cardiology, 1998, 32(5): 1397-1404.

[4] Dik V K, Peters M J L, Dijkmans P A, et al. The relationship between disease-related characteristics and conduction disturbances in ankylosing spondylitis[J]. Scandinavian Journal of Rheumatology, 2010, 39(1): 38-41.

[5] Toussirot E, Bahjaoui-Bouhaddi M, Poncet J C, et al. Abnormal autonomic cardiovascular control in ankylosing spondylitis[J]. Annals of the Rheumatic Diseases, 1999, 58(8): 481-487.

[6] Yildirir A, Aksoyek S, Calguneri M, et al. No evidence of cardiac autonomic involvement in ankylosing spondylitis, as assessed by heart rate variability[J]. Clinical Rheumatology, 2001, 20(3): 185-188.

[7] Fu J, Wu M Y, Liang Y, et al. Differences in cardiovascular manifestations between ankylosing spondylitis patients with and without kyphosis[J]. Clin Rheumatol, 2016, 35(8): 2003-2008.

[8] Fu J, Song K, Zhang Y G, et al. Changes in cardiac function after pedicle subtraction osteotomy in patients with a kyphosis due to ankylosing spondylitis[J]. Bone Joint J, 2015, 97-B(10): 1405-1410.

[9] Kautz D F. Sondylarthritis ankylopoietica, a review and report of twenty cases[J]. The American Journal of the Medical Sciences, 1941, 201: 232-250.

[10] Baser S, Cubukcu S, Ozkurt S, et al. Pulmonary involvement starts in early stage ankylosing spondylitis[J]. Scandinavian Journal of Rheumatology, 2006, 35(4): 325-327.

[11] Rosenow E C, Strimlan C V, Muhm J R, et al. Pleuropulmonary manifestations of ankylosing spondylitis[J]. Mayo Clinic Proceedings, 1977, 52(10): 641-649.

[12] Kanathur N, Lee-Chiong T. Pulmonary Manifestations of Ankylosing Spondylitis[J]. Clinics in Chest Medicine, 2010, 31(3): 547-554.

[13] Ho H H, Lin M C, Yu K H, et al. Pulmonary tuberculosis and disease-related pulmonary apical fibrosis in ankylosing spondylitis[J]. Journal of Rheumatology, 2009, 36(2): 355-360.

[14] Cohen A A, Natelson E A, Fechner R E, et al. Fibrosing interstitial pneumonitis in ankylosing spondylitis[J]. Chest, 1971, 59(4): 369-371.

[15] Souza A S, Müller N L, Marchiori E, et al. Pulmonary abnormalities in ankylosing spondilitis: inspiratory and expiratory high-resolution CT findings in 17 patients[J]. Journal of Thoracic Imaging, 2004, 19(4): 259-263.

[16] Lee C C, Lee S H, Chang I J, et al. Spontaneous pneumothorax associated with ankylosing spondylitis[J]. Rheumatology, 2005, 44(12): 1538-1541.

[17] Kaneda H, Saito Y, Okamoto M, et al. Bilaterally repeated spontaneous pneumothorax with ankylosing spondylitis[J]. General Thoracic and Cardiovascular Surgery, 2007, 55(6): 266-269.

[18] Erb N, Karokis D, Delamere J P, et al. Obstructive sleep apnoea as a cause of fatigue in ankylosing spondylitis[J]. Annals of the Rheumatic Diseases, 2003, 62(2): 183-184.

[19] Solak O, Fidan F, Dundar U, et al. The prevalence of obstructive sleep apnoea syndrome in ankylosing spondylitis patients[J]. Rheumatology, 2009, 48(4): 433-435.

[20] Jr Quismorio F P. Pulmonary involvement in ankylosing spondylitis[J]. Curr Opin Pulm Med, 2006, 12(5): 342-345.

[21] El Maghraoui A, Chaouir S, Abid A, et al. Lung findings on thoracic high-resolution computed tomography in patients with ankylosing spondylitis. Correlations with disease duration, clinical findings and pulmonary function testing[J]. Clinical Rheumatology, 2004, 23(2): 123-128.

[22] Zhang G Y, Fu J, Zhang Y G, et al. Lung volume change after pedicle subtraction osteotomy in patients with ankylosing spondylitis with thoracolumbar kyphosis[J]. Spine (Phila Pa 1976), 2015, 40(4): 233-237.

[23] Fu J, Zhang G Y, Zhang Y G, et al. Pulmonary function improvement in patients with ankylosing spondylitis kyphosis following pedicle subtraction osteotomy[J]. Spine (Phila Pa 1976), 2014, 39(18): E1116-1122.

[24] Orchard T R, Wordsworth B P, Jewell D P. Peripheral arthropathies in inflammatory bowel disease: their articular distribution and natural history[J]. Gut, 1998, 42: 387-391.

[25] Chan J, Sari I, Salonen D, et al. Prevalence of sacroiliitis in inflammatory bowel disease using a standardized computed tomography scoring system[J]. Arthritis Care Res (Hoboken), 2018, 70(5): 807-810.

[26] Fragoulis G E, Liava C, Daoussis D, et al. Inflammatory bowel diseases and spondyloarthropathies: From pathogenesis to treatment[J]. World J Gastroenterol, 2019, 25(18): 2162-2176.

[27] Sartor R B, Wu G D. Roles for intestinal bacteria, viruses, and fungi in pathogenesis of inflammatory bowel diseases and therapeutic approaches[J]. Gastroenterology, 2017, 152(2): 327-339.

[28] Lin P, Bach M, Asquith M, et al. HLA-B27 and human β2-microglobulin affect the gut microbiota of transgenic rats[J]. PLoS One, 2014, 9(8): e105684.

[29] Ciccia F, Guggino G, Rizzo A, et al. Dysbiosis and zonulin upregulation alter gut epithelial and vascular barriers in patients with ankylosing spondylitis[J]. Ann Rheum Dis, 2017, 76(6): 1123-1132.

[30] Ciccia F, Accardo-Palumbo A, Alessandro R, et al. Interleukin-22 and interleukin-22-producing NKp44+ natural killer cells in subclinical gut inflammation in ankylosing spondylitis[J]. Arthritis Rheum, 2012, 64(6): 1869-1678.

[31] Liu C, Song K, Zhang Y G, et al. Changes of the abdomen in patients with ankylosing spondylitis kyphosis[J]. Spine (Phila Pa 1976), 2014, 40: E43-48.

[32] Liu C, Zheng G Q, Zhang Y G, et al. The radiologic, clinical results and digestive function improvement in patients with ankylosing spondylitis kyphosis after pedicle subtraction osteotomy[J]. Spine J, 2015, 15: 1988-1993.

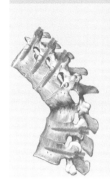

第5章
临床与影像学评估

本章涵盖了强直性脊柱炎（ankylosing spondylitis，AS）患者的运动系统和神经系统体格检查以及影像学评估的所有方面。腰骶部疼痛或骶髂关节炎引起的髋关节僵硬通常是患者咨询骨科医生的首要问题。脊柱受侵犯在 AS 患者中更为广泛，也会导致许多并发症，包括某些患者的畸形、骨折和神经系统损害。因此，骨科医生不仅要熟悉肌肉骨骼系统的检查，而且还必须了解神经系统查体。

一、体格检查

除了一般体格检查外，对 AS 患者应进行重点检查，包括脊柱、髋关节、周围关节和肌肉附着点的检查。

（一）颈椎

AS 可能导致胸椎、颈椎前倾。此畸形可通过要求患者臀部和足跟靠墙站立，并尽可能地伸展其颈椎，尝试枕骨触碰墙壁来测量。多数正常人枕骨都能碰到墙壁。枕骨与墙壁之间的距离反映了颈椎和胸椎脊柱畸形的程度。此外，还应记录颈椎伸展、屈曲、旋转和侧向屈曲的范围。

（二）胸椎

胸廓扩张度可以通过肋椎关节的运动范围来反映。胸椎扩张是在剑突水平进行测量，要求患者将手臂举过头顶，进行深呼气和深吸气，正常的肋椎关节活动度通常 >2 cm。

（三）腰骶椎

Schober 测试用于测量腰骶椎的矢状面运动范围，而侧向脊柱弯曲用于测量冠状面运动的范围。

1. Schober 测试　Schober 测试用于测量腰椎的前屈。当患者笔直站立时，标记连接髂后上棘（两侧腰窝）线的中点；在中线上方 10 cm 处标记另一个点。患者最大程度地向前弯曲而不弯曲膝盖，并再次测量该距离。在正常人中，两次测量之间的差应 >2 cm。

2. 脊柱侧向弯曲　当患者以脚跟和背部垂直靠在墙壁上并且膝盖和手伸直站立时，将测量中指尖部和地板之间的距离。然后让患者侧屈身体，而不弯曲膝盖或抬起脚后跟。进行第 2 次测量并记录两者之间的差值。左、右侧屈的平均测量值作为最终结果。在正常人中，测量值应超过 10 cm。

（四）骶髂关节压痛试验

骶髂关节或者臀部有疼痛的患者，对骶髂关节直接施压可以引发疼痛。另外，可以使用 3 种体格检查方法在骶髂关节上施加压力，并引起骶髂关节疼痛。但是，这些对骶髂关节的体格检查均未显示出对骶髂关节炎的特异性。这 3 种体格检查方法如下。

（1）患者仰卧时，检查者对髂前上棘直接施压，同时，对髂嵴施加向外侧的压力。

（2）患者侧卧时，检查者对骨盆施以压力。

（3）患者仰卧位，屈曲一个膝关节，然后外展外旋相应的髋关节。施加于屈曲膝关节的压力会在相应的骶髂关节引起疼痛。

（五）髋关节

当患者步态异常时，应怀疑髋关节受累。应检查是否存在关节屈曲、伸展、内外旋的活动受限以及活动到最大程度时是否有疼痛。AS 对髋关节的破坏可导致屈曲畸形。不过由于脊柱的代偿运动的影响，单侧髋关节屈曲畸形经常难以早期发觉。为消除该影响，检查时要求患者仰卧，最大限度地屈曲一侧髋关节（图 5-1）。如果对侧髋关节有屈曲畸形，则对侧下肢的膝盖会抬高，并可以通过对侧大腿的角度来测量屈曲畸形的程度。当然，特别严重的髋关节屈曲畸形通常外观非常明显，我们称这些人为"折刀人"（图 5-2）。

（六）其他部位检查

1. 外周关节受累　应检查外周关节，包括手、腕、肘、肩、髋、膝、踝和足，以确定肿胀和 / 或压痛关节的数量，以及畸形和 / 或关节活动度丧失的关节。

2. 跟部附着点炎　体格检查中最常见且易发现

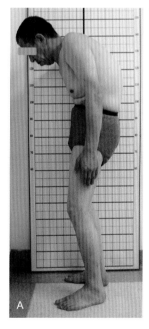
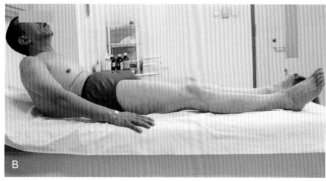

图 5-1　典型 AS 患者站立（A）和平卧位（B）的侧面外观

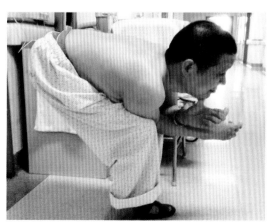

图 5-2　"折刀人"的侧面观

的附着点炎部位是跟部，此处压痛和 / 或肿胀可能累及跖腱膜和 / 或跟腱的跟骨附着点。

3. 指（趾）炎　应注意是否存在指（趾）炎，其表现为手指或足趾弥漫性肿胀。受累手指或足趾也常称为"香肠指（趾）"。

二、AS 评分量表

AS 被认为是脊柱关节病的最常见、最典型的疾病。疼痛和脊柱僵硬逐渐导致身体功能和生活质量严重受损，是该病最重要的主诉和治疗目标。目前可用于 AS 的评估量表侧重于症状（损害）和功能（残疾），可以用来评估疾病的严重程度。主要的评分量表包括：巴斯强直性脊柱炎功能指数（BASFI）、道加多斯功能指数（DFI）、脊柱关节病的修订健康评估问卷（HAQ-S）、修订利兹功能调查问卷（RLDQ）、健康调查（SF-36）简化的 MOS 条目以及修订后的关节炎影响量表（mAIMS）。

1. 巴斯强直性脊柱炎功能指数（BASFI）　BASFI 是一种由患者自己填写、专门针对 AS 的量表，由风湿病学家、理疗师和研究人员共同参与设计。最终版本于 1994 年首次发布，总共包含 10 个问题，涉及患者功能活动的有 8 个问题，评估患者应对日常生活能力的有 2 个问题。

2. 道加多斯功能指数（DFI）　DFI 是由风湿病学家针对 AS 设计的，同样是由患者自填问卷。修订后问卷包含 20 项与日常生活活动相对应的内容。

3. 脊柱关节病的修订健康评估问卷（HAQ-S）　HAQ-S 是一种针对 AS 的自填问卷。它是基于类风湿关节炎而设计的标准 HAQ，并增加了与颈部和背部功能有关的 5 个问题。HAQ-S 共包含 25 个项目。

4. 修订利兹功能调查问卷（RLDQ）　RLDQ 是一种专门用于 AS 的患者自填式调查问卷。修订版基于一组 12 例 AS 患者住院 3 周的康复过程。RLDQ 包括 16 个项目，分为 4 个模块：活动性、弯腰、伸手及颈部活动性以及姿势。

5. 健康调查（SF-36）　SF-36 包含 36 个项目，可以分为 8 个模块：身体功能（PF）、角色功能（RP）、身体疼痛（BP）、一般健康（GH）、活力（VT）、社会功能（SF）、角色情感（RE）和心理健康（MH）。其中前 4 个模块反映了身体健康，其余的则反映了心理健康。将每个模块的分数相加并转换为 8 个 0~100 分，其值越高表示健康状况越好。此外，由于 SF-36 作为一种通用量表，可以在普通人群和各种疾病患者群中使用，尤其是在风湿性疾病患者中，因此我们可以用其在健康人群和不同疾病患者之间比较与健康相关的生活质量。

6. 修订后的关节炎影响量表（mAIMS）　它是一种用于测量身体功能、室内活动、户外活动、社会心理活动、疼痛以及患者对手术的满意度的问卷。改良的 mAINS 由 3 个简单问题和 6 个模块组成：功能（5 项）、室内活动（9 项）、户外活动（6 项）、社会心理活动（10 项）、疼痛（5 项）和总体主观结果（5 项）。每个项目的评分为 5 级（0 = 较术前状态明显差，1 = 较术前状态稍差，2 = 无变化，3 = 略有改善，4 = 显著改善）。与其他量表相比，mAIMS 可以全面地评估接受脊柱矫正手术的 AS 患者的生理状态及社会心理功能。

三、影像学检查

（一）X 线

普通 X 线可发现骶髂关节的早期变化，显示侵蚀和硬化。侵蚀逐渐导致关节间隙的假性变宽和骨质硬化。脊柱 X 线可显示脊柱强直、纵行骨化的纤维状带，产生竹节样改变。

SI 关节异常通常分为 0（正常）至 4（完全强直），用以识别疾病的性质及严重程度。这种分级用于确定所见变化反映骶髂关节炎的严重度（图 5-3）。每个等级的特征如下。

0 级：正常。

1 级：可疑（但不是确定的）变化。

2 级：异常程度较小——局部有侵蚀或硬化，无关节宽度改变。

3 级：明确的关节异常——中度或重度骶髂关节炎，具有以下一种或多种变化：侵蚀，硬化，关节间隙变宽、变窄或部分强直。

4 级：关节完全强直。

僵硬的胸腰段后凸畸形是导致 AS 患者后期站立、行走、水平视线和仰卧困难的最常见畸形（图 5-1B）。影像学参数可在全脊柱 X 线正侧位片中测量（图 5-4），包括以下项目。

1. GK 脊柱后凸角，最大倾斜的上端椎的上终板，与下端椎的下终板之间的夹角。

2. TLK 胸腰段后凸角，T10 的上终板与 L2 的下终板之间的夹角。

3. LL 腰前凸，L1 和 S1 上终板之间夹角中，正值表示腰后凸畸形，负值表示腰前凸。

4. SVA 矢状面偏移，C7 垂线与 S1 后上角之间的距离。

5. PI 骨盆入射角，S1 上终板中点的垂直线与连接此点与髋轴的线之间的夹角（图 5-5）。

6. PT 骨盆倾斜角，连接髋轴和 S1 上终板中点的线与垂线的夹角（图 5-5）。

7. SS 骶骨倾斜角，S1 上终板与水平面之间的夹角（图 5-5）。

8. CBVA 颌眉角，由患者外观照侧面测量，当患者膝盖伸直站立时眉与下巴的连线与铅垂线之

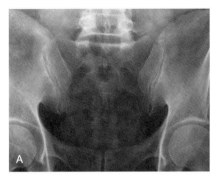
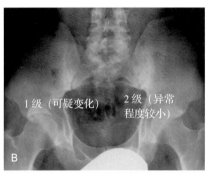
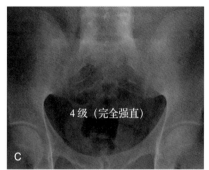

图 5-3 不同分级的骶髂关节炎
A. 0 级；B. 1 级和 2 级；C. 4 级

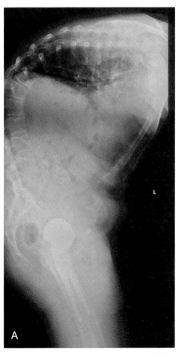
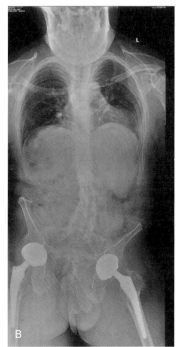
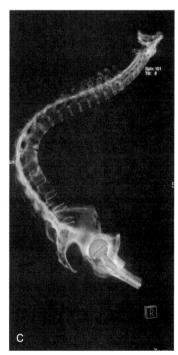

图 5-4 全脊柱 X 线片 CT 扫描重建可见 T11-L2 有 Andersson 病变
A. 侧位片；B. 前后位；C. 矢状面

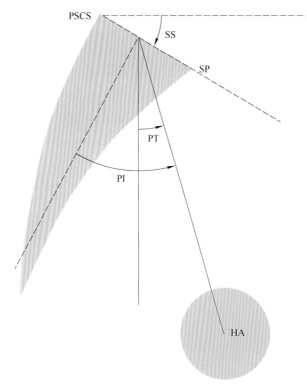

图 5-5　脊柱骨盆参数示意图
PI，骨盆入射角；PT，骨盆倾斜角；SS，骶骨倾斜角；PSCS，骶骨后上角；SP，骶骨终板

间的角度。

9. C7PL　C7 铅垂线，冠状面测量距离 C7 垂线骶骨中点之间的距离。

（二）计算机断层扫描（CT）

适应证包括术前评估复杂的脊柱骨盆异常。对于 AS 患者，CT 可以发现在 X 线片上难以发现的隐匿性骨折和 Andersson 病变（图 5-4C）。CT 也可以更清晰地显示骶髂关节的早期病变。脊柱的矢状位 CT 重建可以显示完全融合的椎体。

（三）磁共振成像（MRI）

MRI 与 X 线片不同，可显示出炎症变化、脂肪化及隐匿的细微结构异常。自临床应用以来，MRI 对肌肉骨骼疾病的成像和诊断产生了重大影响。MRI 在肌肉骨骼影像学中虽未取代 CT，但对医生确定正常解剖结构和多种病理过程的能力有重

大提高，且 MRI 检查无辐射，既可以显示 AS 结构性异常（例如侵蚀、骨性强直、脂肪化生或硬化），也可显示非特异性炎性病变。MRI 可以清楚显示具有中轴型脊柱关节炎（axSpA）特征的骶髂关节和脊柱的异常。对于 AS 患者，MRI 对发现隐匿性骨折和早期假关节非常重要。椎体骨炎表现为椎体的上、下角出现局限性骨侵蚀，亦称为 Romanus 病灶（即发生于椎体前后缘的椎体骨炎，急性期 MRI 表现为椎体前后缘上下边角 T1WI 呈低信号，抑脂 T2WI 信号增高，代表骨髓水肿，这种病灶椎体前缘明显多于后缘），是 AS 脊椎早期受累的一个重要征象。Romanus 病灶可导致椎体前方韧带骨赘形成，是指两个邻近椎体间形成骨桥，为 AS 的特征性表现。韧带骨赘不同于骨质增生，因为它们最初的方向不是水平的，而是垂直骨赘，骨性强直可以发生于椎体的边缘或中心。

（姚子明　刘　超　王　征）

参考文献

[1] Vosse D, Feldtkeller E, Erlendsson J, et al. Clinical vertebral fractures in patients with ankylosing spondylitis[J]. J Rheumatol, 2004, 31: 1981.

[2] Carette S, Graham D, Little H, et al. The natural disease course of ankylosing spondylitis[J]. Arthritis Rheum, 1983, 26: 186.

[3] Madsen O R. Stability of fatigue, pain, patient global assessment and the Bath Ankylosing SpondylitisFunctional Index (BASFI) in spondyloarthropathy patients with stable disease according to the Bath Ankylosing Spondylitis Disease Activity Index (BASDAI) [J]. Rheumatol Int, 2018, 38(3): 425-432.

[4] Zochling J. Measures of symptoms and disease status in ankylosing spondylitis: Ankylosing Spondylitis Disease Activity Score (ASDAS), Ankylosing Spondylitis Quality of Life Scale (ASQoL), Bath Ankylosing Spondylitis Disease Activity Index (BASDAI), Bath Ankylosing Spondylitis Functional Index (BASFI), Bath Ankylosing Spondylitis Global Score (BAS-G), Bath Ankylosing SpondylitisMetrology Index (BASMI), Dougados Functional Index (DFI), and Health Assessment Questionnaire for the Spondylarthropathies (HAQ-S) [J]. Arthritis Care Res (Hoboken), 2011, 63 Suppl 11: S47-58.

[5] Lubrano E, Sarzi Puttini P, Parsons W J, et al. Validity and reliability of an Italian version of the revised Leeds disability questionnaire for patients with ankylosing spondylitis[J]. Rheumatology (Oxford), 2005, 44(5): 666-669.

[6] Vosse D, van der Heijde D, Landewé R, et al. Determinants of hyperkyphosis in patients with ankylosing spondylitis[J]. Ann Rheum Dis, 2006, 65: 770.

[7] Jang J H, Ward M M, Rucker A N, et al. Ankylosing spondylitis: patterns of radiographic involvement--a re-examination of accepted principles in a cohort of 769 patients[J]. Radiology, 2011, 258: 192.

第6章
强直性脊柱炎后凸畸形的临床分型

强直性脊柱炎（ankylosing spondylitis，AS）是一种慢性炎症性疾病，常引起典型的脊柱畸形，如胸后凸增大、腰前凸丢失、头颈前倾，导致患者躯干重心向前下移位。AS 患者因为脊柱强直固定，只能通过下肢即通过屈髋、屈膝，甚至是屈曲踝关节来代偿，以维持矢状面平衡。由于生物力学原因，矢状面失衡的患者易出现肌肉疲劳及活动相关的疼痛，造成行走及维持直立困难，日常活动受限，且会造成腹腔脏器并发症。因此对于这类患者，手术矫形目标是恢复最佳的矢状面平衡、重建脊柱序列，使患者恢复平视，以获得满意的临床效果。

以往，各类截骨技术被用于治疗 AS 后凸畸形。1945 年，Smith-Petersen 介绍了第一种截骨方式——开张式截骨技术（opening wedge osteotomy，OWO），通过移除部分椎体背侧结构并在椎间盘层面扩展前柱。经椎弓根截骨术（pedicle subtraction osteotomy，PSO）是一种闭合截骨技术（closing wedge osteotomy，CWO），是治疗 AS 后凸畸形的另一种截骨方式，将椎体背侧结构、椎弓根及椎体后缘楔形切除，而将椎体前皮质作为转轴闭合椎体实现矫形。

目前，AS 缺乏一个标准化、规范化的分型系统，导致 AS 脊柱后凸畸形的描述和手术策略的制订较为混乱。一个理想的分型系统应易于学习且可以指导临床实践。对于 AS 后凸的矫形，合适的手术着重于以下几个方面。

- 截骨位置
- 截骨节段数（单／双）
- 内固定范围

一、临床分型

本分型仅针对脊柱矢状位畸形，其他情况如冠状位畸形、骶髂关节脱位、髋关节脱位等不包括在内。根据 AS 诊断的纽约标准，结合影像学特点、实验室检查和临床表现进行诊断。根据顶点的位置将后凸畸形分为下述 4 大类型：

Ⅰ 型：单纯腰椎后凸型

Ⅱ 型：胸腰段后凸型

Ⅲ 型：单纯胸椎后凸型

Ⅳ 型：颈或颈胸交界后凸型

其中，除 Ⅰ 、Ⅳ 型外，其他每个类型都有 2 个亚型：

A 亚型：腰椎前凸相对正常（包括 A＋ 和 A－）

B 亚型：腰椎后凸（包括 B＋ 和 B－，图 6-1 和表 6-1）

二、分型相关的手术决策

AS 后凸畸形的手术治疗应着重关注截骨位置

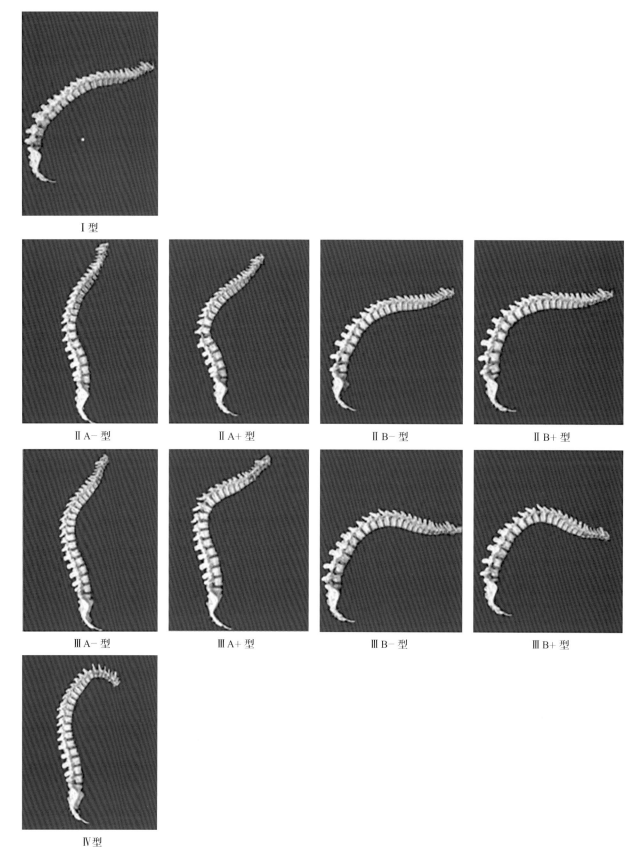

I 型

II A− 型　　　II A+ 型　　　II B− 型　　　II B+ 型

III A− 型　　　III A+ 型　　　III B− 型　　　III B+ 型

IV 型

图 6-1　AS 患者后凸畸形的临床分型

该分型系统针对矢状位畸形，根据顶点位置把后凸分为 4 种类型，并结合腰椎情况、后凸严重度将 II 型、III 型又分为 A 和 B 2 个亚型

表 6-1 AS 后凸畸形分型系统

类型		描述
Ⅰ型		腰椎后凸
Ⅱ型		胸腰段后凸
	A	腰椎前凸存在
		− 胸腰椎后凸范围 20°~40° + 胸腰椎后凸 >40°
	B	伴腰椎后凸
		− 胸腰椎后凸范围 20°~40° + 胸腰椎后凸 >40°
Ⅲ型		胸椎过度后凸
	A	腰椎前凸存在
		− 胸椎后凸 50°~70° + 胸椎后凸 >70°
	B	伴腰椎后凸
		− 胸椎后凸 50°~70° + 胸椎后凸 >70°
Ⅳ型		颈椎 / 颈胸交界后凸

表 6-2 基于分型系统的手术决策

类型	手术方案
Ⅰ型	单 / 双节段腰椎截骨
Ⅱ A− 型	非手术治疗，或胸腰段多节段 SPO
Ⅱ A+ 型	L2/L3 截骨
Ⅱ B− 型	L3/L2 截骨，和 / 或胸腰段多节段 SPO
Ⅱ B+ 型	双节段截骨（L1+L3，或 T12+L2）
Ⅲ A− 型	非手术治疗，或胸段多节段 SPO
Ⅲ A+ 型	L2 截骨
Ⅲ B− 型	L2 和 / 或 T12 截骨术
Ⅲ B+ 型	L2+T12 截骨
Ⅳ型	C7 截骨

和截骨数量。此外，以下问题需要优先考虑：

- 患者的需求是什么？
- 手术的风险有多大？
- 患者适合哪种截骨术式？

根据上述分型，通过脊柱后凸顶点将患者分为 4 类是因为截骨位置通常选择在对畸形影响最大的顶点处。针对 AS 后凸畸形有各种不同的手术治疗方案（表 6-2）。

对于 Ⅰ 型后凸畸形，即腰椎（L2~L5）后凸合并正常胸后凸或低后凸的患者，在腰椎行单节段或双节段截骨即可满足矫形。对于这种类型的后凸畸形，腰椎截骨术不仅可以矫正脊柱整体后凸，而且可以重建腰椎前凸。计算将躯干重心移至髋轴上方所需的矫正角度，即为截骨角。通常情况下，如果需要矫正的角度 <60°，或 >60° 但前方椎间盘未融合，行单节段截骨即可（图 6-2）。如果需要矫正的角度 >60°，且前方椎间盘已融合，则建议采用双节段截骨（L1 和 L3）（图 6-3）。

对于 Ⅱ A− 型患者，治疗方案包括非手术治疗，或胸腰段多节段 SPO。但对于 Ⅱ A+ 型，则推荐采用 L2 截骨术（图 6-4）。对于 B 亚型患者，重建腰椎前凸是必需的，因此建议行 L3 或 L2 截骨（图 6-5）。然后根据胸腰段后凸角度，考虑再行一个 PSO 或多节段 SPO。

对于胸椎过度后凸的 Ⅲ 型患者，也建议在脊髓圆锥以下进行截骨，以避免骨性胸廓的限制和脊髓损伤的风险。畸形的矫正主要通过恢复脊柱整体序列，而非矫正局部畸形来实现矫形（图 6-6、图 6-7）。

对于 Ⅳ 型患者，颈椎 / 颈胸交界后凸（通常为颌 − 胸畸形），目前较为广泛接受的是 C7 截骨治疗（图 6-8）。

三、总结

目前，针对 AS 后凸畸形的截骨术式包含开张式（OWO）、闭合式（CWO）及闭合 − 开张式。大多数患者行单节段截骨治疗，仅少部分行双节段或更多节段的截骨治疗。由于缺乏被广泛认可的分型系统，不同的临床医生选择矫形术式等治疗策略时差异较大。一个好的分型系统应该能够指导解决

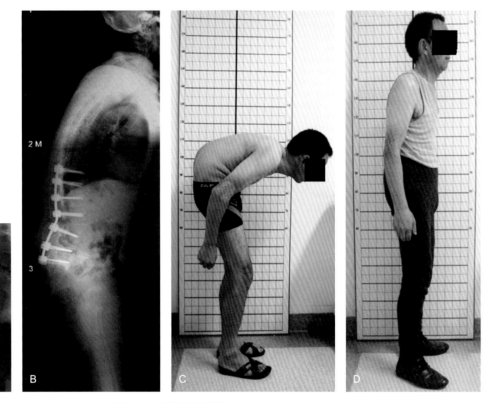

图 6-2　Ⅰ型后凸畸形

A. 术前侧位 X 线片示脊柱后凸的顶点位于腰椎，测得术前腰椎后凸的 Cobb 角为 41°；B. 于 L3 行单节段截骨术，术后脊柱前凸的 Cobb 角为 30°，实现了 71° 的校正，这个矫正角度的大小相当于在单节段实现了 2 次 SPO+1 次 PSO 的度数，通过 L3 全椎板切除术和邻近部分椎板切除术，且前方椎间盘未融合，该矫正度数得以实现；C、D. 对比术前、术后，患者外观明显改善

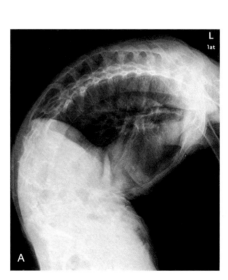

图 6-3　Ⅰ型后凸畸形

A. 术前 X 线片示脊柱后凸的顶点位于 L2/3 椎间盘处；B. 在 L1 和 L3 进行了双节段截骨，术后 X 线片示腰椎前凸符合生理曲度，整体序列良好

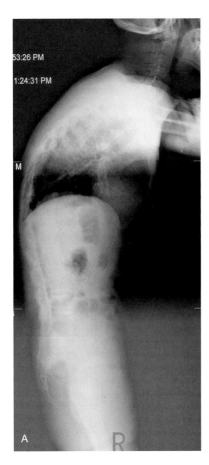
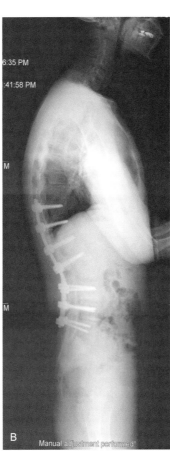

图 6-4 ⅡA 型后凸畸形
A. 术前 X 线片示脊柱后凸顶点位于 T11，腰椎前凸存在，Cobb 角 15°；B. 在 L2 行截骨，术后 X 线片示整体序列良好

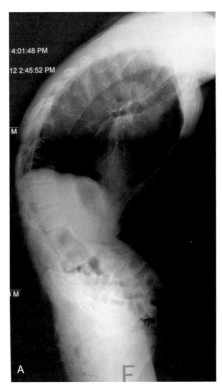
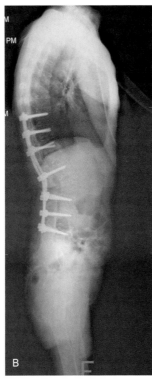

图 6-5 ⅡB 型后凸畸形
A. 术前 X 线片示胸腰段后凸顶点位于 T12，腰椎前凸丢失；B. 在 T12 和 L2 进行了双节段截骨，术后 X 线片示整体序列良好

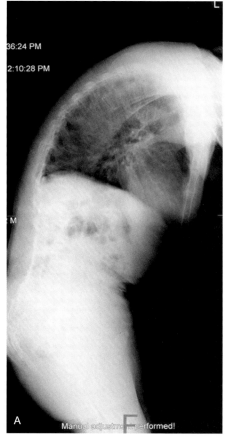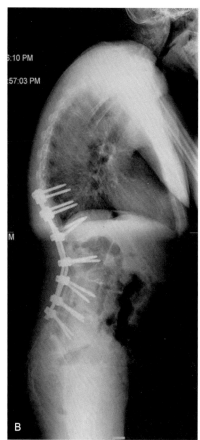

图 6-6　ⅢA 型后凸畸形
A. 术前 X 线片显示胸椎过度后凸, 矢状面失平衡; B. 在 T12 和 L2 进行了双节段截骨, 术后 X 线片示通过改善脊柱整体序列恢复了矢状面平衡, 而非矫正局部畸形

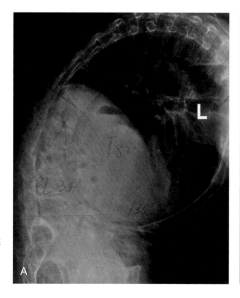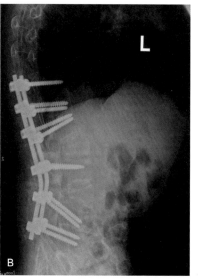

图 6-7　ⅢB 型后凸畸形
A. 术前 X 线片示胸后凸与腰后凸畸形并存; B. 在 L1 和 L3 行双节段截骨, 术后 X 线片示矢状面平衡恢复

临床决策中的关键问题, 在 AS 后凸畸形的治疗中, 即为确定截骨位置及节段数量。

根据后凸畸形的顶点位置, 我们将强直性脊柱炎后凸分为 4 个类型, 这种划分方式相对便于掌握。接下来要考虑的是这种分型是否有助于指导手术策略。根据手术经验, 针对畸形弯曲顶点的干预可以很好地实现局部平衡。因此, 手术决策第一步需要确定后凸顶点位置。对于 Ⅰ 型后凸畸形患者, 行腰椎截骨是没有争议的。接下来, 通过将重心移到髋轴线上所需的矫正角度, 以及椎间盘是否融

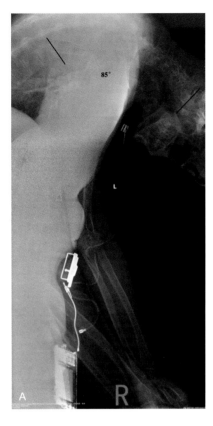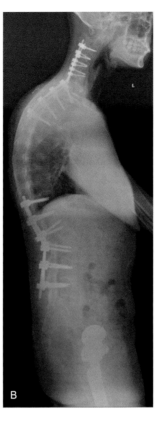

图 6-8 Ⅳ型后凸畸形

A. 术前 X 线片示颌胸畸形，伴腰椎后凸；B. 在 C7 和 L2 行截骨，术后 X 线片示矢状面平衡恢复

合，来确定截骨节段数和截骨位置。当前方椎间盘未融合时，单节段截骨很容易实现 60°的矫正（见图 6-2）。但当所需矫正角度大于 60°或前方椎间盘融合时，使用双节段截骨（L1 和 L3）可以实现一个更好的前凸序列。

但对于Ⅱ型和Ⅲ型后凸畸形患者，整个脊柱的弯曲成 C 形，因此意味着腰椎前凸丢失与胸腰段/胸段后凸过度并存。脊柱正常的生理弯曲是 S 形，所以必须关注腰椎前凸的丢失。我们可以把 L2 或 L3 当作重建的前凸顶点。因此，在本分型中，我们使用了 2 个亚型来描述腰椎的情况。对于 B 亚型患者，我们建议在 L2 或 L3 截骨重建腰椎前凸。然后，根据胸腰段后凸的角度，建议增加单节段 PSO 或多节段 SPO。

对于 AS 患者，脊柱已强直固定，因此髋轴充当着上身躯干的旋转中心。从理论上讲，腰椎离转轴更近，因此腰前凸丢失可能比同等胸后凸丢失对矢状面平衡的影响更大。截骨点与髋轴的距离越短（越靠下），对整个矢状面平衡的影响则越大。因此，对于Ⅲ型后凸的患者，只有少数患者进行局部矫形。通过重建腰前凸来代偿胸后凸更易实现。为了最大限度地提高矫形效果和手术安全性，von Royen 建议在下腰椎进行矫形截骨术。与其他畸形类型不同的是，AS 患者的脊柱已广泛融合固定，因此在没有骨性胸廓的限制、脊髓损伤的风险较低的条件下，该手术的目标是恢复整体序列以实现整体平衡，而不是单纯矫正局部畸形。虽然 L2 并不是腰椎前凸的顶点，但 L2 预防脊髓损伤的有利因素更多，作为非脊髓区，且椎管相对较宽。因此在这些手术策略中选择 L2 而不是 L3 作为截骨部位。如果 L3 仍然在前凸之内时（如Ⅲ A 型后凸），选择 L3 作为截骨位置来代偿胸椎后凸，则腰椎前凸可能过大。

颈段或颈胸交界后凸，通常表现为颌胸畸形，可造成平视、吞咽、咀嚼、剃须等日常活动的功能障碍。根据传统观点，这类畸形需要行 C7 延长截骨术进行治疗。这是一种对技术要求很高的手术，有相当大的神经系统并发症风险。随着现代麻醉技术、神经监测技术和脊柱内固定技术的发展，其预后情况有所提升，患者满意度有所提高。虽然我院几乎没有收治这类患者，但这显然是一类独立的后凸类型。所以，我们把这类后凸畸形患者分为Ⅳ型。

由于脊柱广泛融合，AS 患者其内固定范围外的椎体无法重新排列，截骨矫形是使其实现矢状面整体平衡的唯一方法，而内固定的主要作用是在术后维持矫形效果。根据截骨术式、截骨位置、后凸具体情况来选择内固定范围。脊柱前凸重建后，椎－钉界面主要存在压应力，因此通常在截骨椎下方使用 2 对椎弓根螺钉足以维持稳定。为了减少近端交界性后凸（proximal junction kyphosis，PJK）的发生，笔者建议在截骨椎以上植入 2~3 对或更多的椎弓根螺钉，因为此处的椎－钉界面主要承受拉应力。作为基本原则，上端固定椎不能是后凸畸形的顶点。

综上所述，本分型系统根据后凸顶点位置将 AS 后凸畸形分为 4 种类型，并根据腰椎前凸是否丢失分为 A、B 两种亚型。该分型易于掌握，能够有效指导临床实践，有助于描述弯曲形态，同时利于手术策略的制订。

（郑国权　王　岩　张永刚）

参考文献

[1] Kubiak E N, Moskovich R, Errico T J, et al. Orthopaedic management of ankylosing spondylitis[J]. J Am Acad Orthop Surg, 2005, 13(4): 267-278.

[2] McGonagle D, Khan M A, Marzo-Ortega H, et al. Enthesitis in spondyloarthropathy[J]. Curr Opin Rheumatol, 1999, 11: 244-250.

[3] Chang K W. Quality control of reconstructed sagittal balance for sagittal imbalance[J]. Spine, 2011, 36: E186-E197.

[4] Mac-Thiong J M, Transfeldt E E, Mehbod A A, et al. Can C7 plumbline and gravity line predict health related quality of life in adult scoliosis?[J]. Spine, 2009, 34: E519-527.

[5] Glassman S D, Bridwell K, Dimar J R, et al. The impact of positive sagittal balance in adult spinal deformity[J]. Spine, 2005, 30: 2024-2029.

[6] Chang K W, Chen Y Y, Lin C C, et al.Closing wedge osteotomy versus opening wedge osteotomy in ankylosing spondylitis with thoracolumbarkyphotic deformity[J]. Spine (Phila Pa 1976), 2005, 30: 1584-1593.

[7] Smith-Peterson M, Larson C, Aufranc O. Osteotomy of the spine for correction of flexion deformity in rheumatoid arthritis[J]. J Bone Joint Surg Am, 1945, 27: 1-11.

[8] Boachie-Adjei O, Ferguson J I, Pigeon R G, et al. Transpedicular lumbar wedge resection osteotomy for fixed sagittal imbalance: surgical technique and early results[J]. Spine, 2006, 31: 485-492.

[9] Van Royen B J, De Gast A. Lumbar osteotomy for correction of thoracolumbar kyphotic deformity in ankylosing spondylitis: A structured review of three methods of treatment[J]. Ann Rheum Dis, 1999, 58: 399-406.

[10] Chen I H, Chien J T, Yu T C. Transpedicular wedge osteotomy for correction of thoracolumbar kyphosis in ankylosing spondylitis experience with 78 patients[J]. Spine (Phila Pa 1976), 2001, 26(16): E354-360.

[11] Hehne H J, Zielke K, Böhm H. Polysegmental lumbar osteotomies and transpedicled fixation for correction of long-curved kyphotic deformities in ankylosing spondylitis. Report on 177 cases[J]. Clin Orthop, 1990, 258: 49-55.

[12] Wang Y, Zhang Y, Mao K, et al. Transpedicular bivertebrae wedge osteotomy and discectomy in lumbar spine for severe ankylosing spondylitis[J]. J Spinal Disord Tech, 2010, 23: 186-191.

[13] Kiaer T, Gehrchen M. Transpedicular closed wedge osteotomy in ankylosing spondylitis: results of surgical treatment and prospective outcome analysis[J]. Eur Spine J, 2010, 19: 57-64.

[14] Van Royen B J, De Gast A, Smit T H. Deformity planning for sagittal plane corrective osteotomies of the spine in ankylosing spondylitis[J]. Eur Spine J, 2000, 9: 492-498.

[15] von Royen B J, Slot G M. Closing-wedge posterior osteotomy for ankylosing spondylitis[J]. J Bone Joint Surg Br, 1995, 77: 117-121.

[16] Tokala D P, Lam K S, Freeman B J, et al. C7 decancellisation closing wedge osteotomy for the correction of fixed cervico-thoracic kyphosis[J]. Eur Spine J, 2007, 16: 1471-1478.

[17] Khoueir P, Hoh D J, Wang M Y. Use of hinged rods for controlled osteoclastic correction of a fixed cervical kyphotic deformity in ankylosing spondylitis[J]. J Neurosurg Spine, 2008, 8(6): 579-583.

[18] Hoh D J, Khoueir P, Wang M Y, et al. Management of cervical deformity in ankylosing spondylitis[J]. Neurosurg Focus, 2008, 24(1): E9.

[19] McMaster M J. Osteotomy of the cervical spine in ankylosing spondylitis[J]. J Bone Joint Surg Br, 1997, 79(2): 197-203.

[20] Simmons E H. The surgical correction of flexion deformity of the cervical spine in ankylosing spondylitis[J]. Clin Orthop Relat Res, 1972, 86: 132-143.

[21] Mehdian S M, Freeman B J, Licina P. Cervical osteotomy for ankylosing spondylitis: an innovative variation on an existing technique[J]. Eur Spine J, 1999, 8: 505-509.

第 7 章
矫形设计：骨盆－脊柱矢状位的重建

强直性脊柱炎（ankylosing spondylitis，AS）晚期易伴发僵硬固定的胸腰段后凸畸形，有些并发颈椎强直、髋关节活动受限，导致患者站立、行走、平视等活动功能受限。因此，为最大程度地改善患者活动能力及生活质量，行脊柱矫形前，术者应从以下三个方面进行矫形设计：①骨盆－脊柱矢状位的重建；②颌眉角（chin-brow vertical angle，CBVA）的纠正；③脊柱－髋关节的匹配恢复。以上三方面需综合评估，整体考虑，相互协调。本章主要讲述骨盆－脊柱矢状位的重建。

盆处于中立位。

AS 后凸畸形患者腰前凸消失、胸腰段后凸，导致躯干重心病理性前置。为将躯干重心落在髋轴上保持平衡并减少能量消耗，患者后旋骨盆（伸髋、屈膝）使重心后移（图 7-1）。由于 AS 患者脊柱本身病变，后凸、僵硬、骨性融合，其自身失去代偿能力，因此骨盆后旋成为仅有且最为有效的代偿方式。但是，后旋骨盆的同时带来了伸髋、屈膝肌群的持续紧张性，所以，后凸患者的直立姿势极易产生疲劳，导致行走、站立能力下降。

一、矢状面失衡的骨盆代偿机制

部分研究发现，PT（pelvic tilt）比 SVA（sagittal vertebral axis）能够更好地反映矢状面平衡及患者的生活质量。本单位研究发现，对 AS 后凸畸形患者人群而言，其直立活动能力主要与骨盆姿势性参数 [PT、SS（sacral slope）] 相关，SVA 并非最关键参数，尤其术后更是如此。当然，这并不否认 SVA 在评估脊柱畸形矢状位失平衡中的重要作用。

从侧面观察直立的人体，头部连接至躯干，躯干与骨盆相接，骨盆再经过髋、膝关节连接下肢，相邻的解剖学组件之间密切关联并相互平衡，以能量消耗最小的状态来维持相对稳定的姿势。一般情况下，直立时人体躯干重心落在髋轴上，此时，骨

二、矢状面重建原则

对于 AS 后凸畸形患者来说，通过脊柱矫形重置躯干重心，使后旋的骨盆恢复中立位是矢状面平衡重建的最重要原则。只有当骨盆处于中立位时，才能确保患者髋、膝关节同样处于中立位状态，进而确保下肢肌群及腰背肌站立位时的低能量消耗状态，为直立活动做好运动储备。

由于 AS 后凸患者脊柱僵硬、骨性融合，如果完全重建胸腰椎正常生理曲度、恢复正常值范围，不仅需要腰椎截骨，同样需要胸椎甚至颈椎截骨，但胸椎及颈椎截骨风险高，因此临床上并不常规开展，同样也没有必要。

对于 AS 后凸患者进行脊柱矫形，重建矢状面整

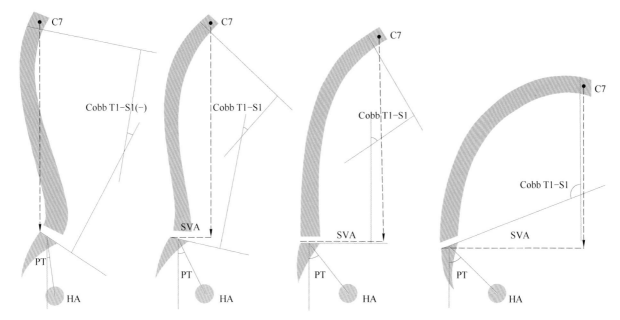

图 7-1　强直性脊柱炎后凸进展示意图

AS 病情进展，患者腰前凸消失，胸腰段后凸，导致 Cobb T1-S1 增大，SVA 增大。患者后旋骨盆（PT 增大，SS 减小），
进而后移躯干重心，试图再次将重心落向髋轴，以实现平衡姿态，降低能量消耗

体平衡，重在恢复骨盆中立位，而非重建脊柱各节段
的生理曲度及恢复 SVA 正常值范围。当然，实现躯干
的大致直线形态是必需的，否则，患者平卧能力仍将
受限，术后外观同样不会令人满意。因此，一般情况
下，通常还是应选择在后凸的顶点附近进行截骨矫形。

三、躯干重心位置与骨盆旋转的关系

健康成人自然站立位时，躯干重心落在髋轴中
点上，而骶骨岬恰好也落在髋轴中点上，躯干重
心、骶骨岬、髋轴中点三点共线。对于矢状面失衡
的脊柱畸形患者而言，其躯干重心相对位置变化，
但机体为节约能量消耗，骨盆会向相反的方向旋转
代偿，仍然试图将躯干重心落在髋轴中心之上。于
是，骶骨岬会落在髋轴中心的前方或后方；当骶骨
岬落在髋轴后方时，骨盆为后倾状态；当骶骨岬落
于髋轴前方时，骨盆为前倾状态。我们可以将骶骨
岬与髋轴中点连线的垂线角作为骨盆的旋转角度
（pelvic rotation angle，PRA），以此直观地辨别骨盆
的前倾或后倾状态，如图 7-2 所示，躯干重心、骶
骨岬、髋轴三者关系可明确 AS 胸腰段后凸矫形前

后的骨盆矢状位代偿情况。而将躯干重心通过矫形
重置于髋轴及骶骨岬的延长线上即可实现术后骨盆
中立位，即恢复躯干重心、骶骨岬、髋轴三点共线
可作为矫形的目标。

四、躯干重心的影像学标记

骶骨岬及髋轴为解剖学位置，影像学上可轻易
获得，但躯干重心位置如何确定？

人体躯干形态、结构复杂，在矢状面上，骨
骼、肌肉、内脏等组织分布并不对称，如何寻找躯
干重心点？力学原理告诉我们，对于不规则物体，
可以通过悬吊法或支撑法寻找重心。基于此，我们
可以将髋轴作为支点，通过矫形前后的两条支撑线
交点确定重心（图 7-3A、B）。

但是，同时应当指出，矫形前后的躯干形状并
不恒定。不过，如果我们以截骨节段将躯干分为
近端、远端两部分。远端躯干质量远远大于近端躯
干质量，而且，远端躯干相对于髋轴的力臂同样远
远大于近端躯干。通过力学、几何学分析，我们可
以近似地将远端躯干的重心点看作整体躯干的重心

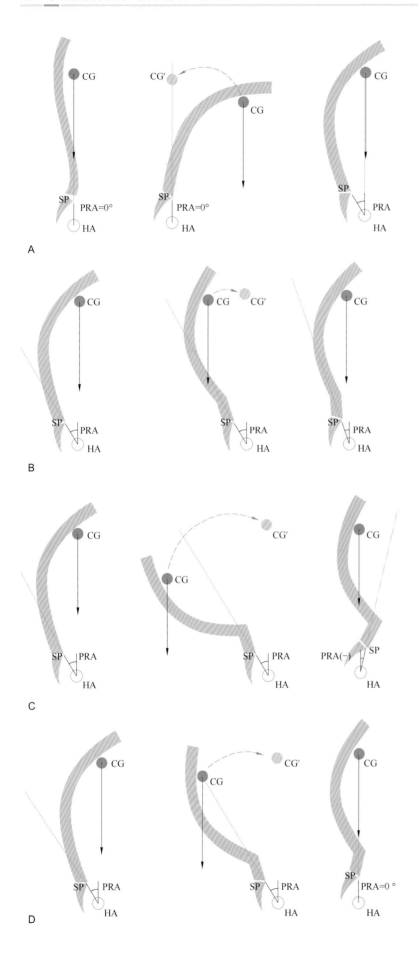

图 7-2　矫形程度与骨盆旋转状态示意图

A. 代偿机制：①正常脊柱序列，重心落在髋轴上，骶骨岬也落于髋轴上，骨盆位于中立位；② AS 胸腰段后凸畸形，骨盆中立位时，重心落在髋轴前方，此状态不稳定；③为将重心再次落于髋轴上，骨盆后旋至旋后位。

B. 矫形不足：① AS 后凸畸形，骨盆位于旋后位；②矫形后，躯干重心后移，落在髋轴后方，此状态不稳定；③为将重心再次落于髋轴上，骨盆前旋，但仍位于旋后位。

C. 矫形过度：① AS 后凸畸形，骨盆位于旋后位；②矫形后，躯干重心后移，远远落在髋轴后方，此状态不稳定；③为将重心再次落于髋轴上，骨盆前旋至旋前位。

D. 矫形恰当：① AS 后凸畸形，骨盆位于旋后位；②矫形恰将重心重置于骶骨岬、髋轴连线上；③为将重心再次落于髋轴上，骨盆前旋，骶骨岬恰落在髋轴上，骨盆位于中立位。

CG，躯干重心位置；CG′，躯干重心应在位置；SP，骶骨岬；HA，髋轴；PRA，骨盆旋转角

点，而远端躯干的形态及质量密度分布并无明显变化（图 7-3C、D）。

我们的研究结果显示，大样本患者影像学测量后，平均下来，矫形前后肺门总是近似地落在髋轴上。因此我们可以将肺门近似地当作躯干重心的影像学标记。

事实上，矫形前肺门落在髋轴前一点儿，不过这更好地反映了患者后旋骨盆肌肉群的张力带与重心偏于髋轴支点对侧的相互抵消现象。

肺门的影像学标记可由左主支气管定位（即肺野中心最为透亮的圆形透亮影），如显示不清，则由肺野几何学中心定位（图 7-4）。

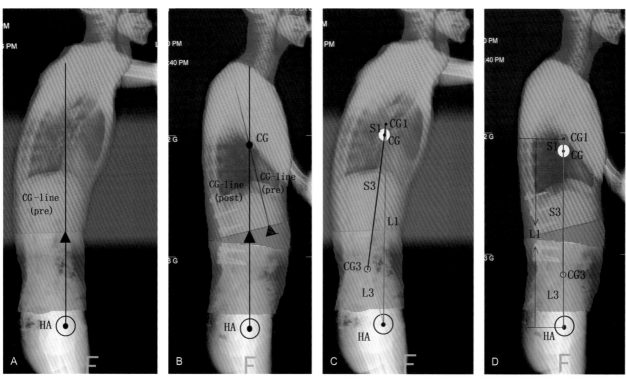

图 7-3　寻找重心示意图

A、B. 矫形前髋轴支撑线（A）与矫形后髋轴支撑线（B）交点可近似地认为是远端躯干重心；C、D. 矫形前后，CG1>CG3，L1>L3，故 CG1×L1>>CG3×L3，而 S1/S2=CG3×L3/CG1×L1，故 S1<<S3。也就是说，远端躯干重心位置非常接近整体躯干重心位置，因此可通过寻找远端躯干重心来定位整体躯干重心

HA，髋轴中点；CG，整体躯干重心；CG1，远端躯干重心；CG3，近端躯干重心；L1，远端躯干力臂；L3，近端躯干力臂；S1，CG 与 CG1 间距离；S3，CG 与 CG3 间距离

图 7-4　肺门侧位像

a. 左主支气管；b. 中间支气管；
c. 右肺及叶间动脉；d. 左肺动脉
将左主支气管作为肺门定位标记；
如侧位片左主支气管定位不清，
则由肺尖至膈肌中点连线、前后
胸膜壁中点连线交点定位几何中
心标记

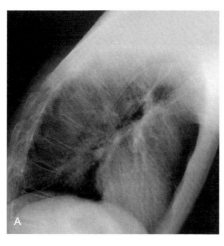
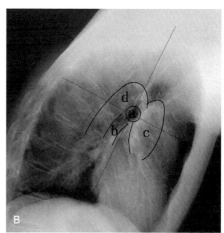

五、矢状面平衡的截骨矫形设计

既然肺门可以近似地看作重心的影像学标记，当以骶骨岬落在髋轴上作为骨盆中立位标准时，肺门、骶骨岬、髋轴三点共线可保证矫形后骨盆中立位（图7-5）。

六、骨盆中立位的个性化设计

骨盆参数间被证实存在极高的相关性，通过 PI（pelvic incidence）可以预测正常的 PT、SS。Van Royen 等将 SS=40° 作为 AS 后凸矫形设计骨盆中立位标准，由骨盆参数相关研究结论 SS=0.63PI+7.3，可反向推算此时 PI=52°。也就是说，按照 van Royen 等的设计方案，患者 PI=52° 时，骨盆中立位设计最为准确。如患者 PI>52° 时，其实际 SS 应 >40°，此时按照 SS=40° 截骨会矫形不足；反之，当 PI<52° 时，患者实际 SS 应 <40°，此时按照 SS=40° 截骨会矫形过度。

采用固定的 PT 值，或定义骶骨岬恰好落在髋轴上同样出现上述情况。因此，采用均值 SS、PT 或骶骨岬与髋轴的相对位置作为骨盆中立位标准等

非个性化设计，会导致 PI 变异率大的患者矫形不足或过度。因此，我们可通过骨盆参数的相关性设计更为个性化的矫形设计。

手术设计方案：

（1）通过 PI 预测理论 PT（tPT=0.37*PI-7）。

（2）将肺门重置于理论 PT（tPT）的骨盆中立位线上（图7-6、图7-7）。

双节段截骨的设计看似复杂，实际并不困难，可通过"双截棍"类比理解（图7-8）。

而对于整体矢状位平衡重建而言，远端椎体截骨时矫形力臂相比近端更大，其所需截骨角度也更小（图7-9）。

患者矢状位重建是脊柱截骨矫形的目标，恢复其骨盆中立位是实现目标的有效手段。本章所呈现给大家的是一种理想化的设计方案，临床中，很难达到与术前设计恰好吻合的截骨角度。更为关键的一点，绝大多数患者脊柱后凸时日已久，其机体代偿机制已部分适应后凸状态，如完全恢复至正常人的状态，反而又需要重新适应，与此同时可能会带来其他一些不良影响。因此，可在矫形设计时适当增大理论 PT；在临床手术中，可将设计截骨角度作为理想目标，手术操作时，接近即可，过犹不及。

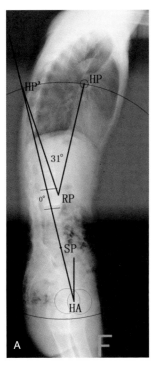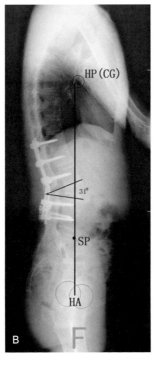

图7-5 截骨设计示意图

A.连接 HA、SP 并做延长线，以 RP 为圆心，RP-HP 为半径做圆，交 HA-SP 与 HP'，∠HP-RP-HP'=31° 即为设计截骨角度；B.L3 截骨 31°，术后骶骨岬再次落在髋轴上，骨盆处于中立位

HA，髋轴中点；SP，骶骨岬；HP，肺门；RP，截骨椎体前缘闭合点

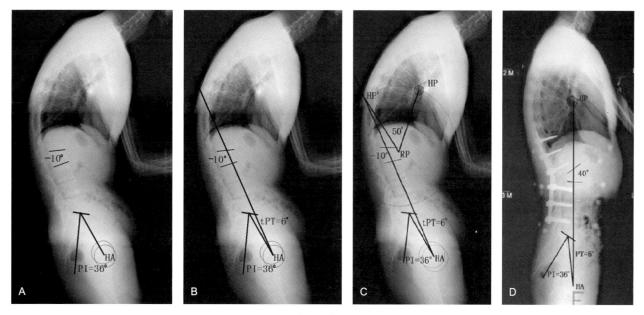

图 7-6　单节段截骨设计实例

A. 测量术前 PI=36°；B. tPT=0.37×PI-7=0.37×36-7=6°，通过 tPT 做直线 HA-HP'，我们将此线作为该患者骨盆中立位线；C. 选择 L2 作为截骨节段，将椎体皮质前缘闭合点标记为 RP，并作为圆心，RP-HP 为半径做圆交骨盆中立位线于 HP'，也就是将肺门位置重置于骨盆中立位线上，则∠ HP-RP-HP'=50° 即为设计截骨角度；D. L2 共取得 40°+（-10°）=50° 的截骨角度，矫形后自然站立位实际 PT=6°，骨盆处于中立位

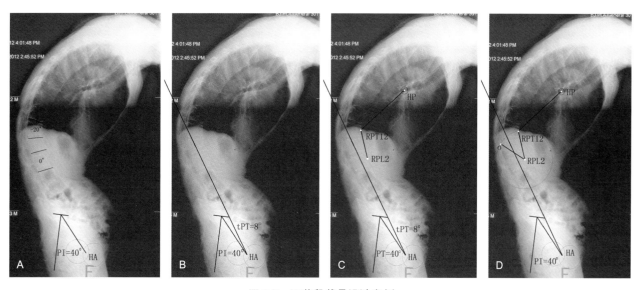

图 7-7　双节段截骨设计实例

A. 测量术前 PI=40°；B. tPT=0.37×PI-7=0.37×40-7=8°，通过 tPT 做直线 HA-HP'，我们将此线作为该患者骨盆中立位线；C. 选择 L2、T12 作为截骨节段，将椎体皮质前缘闭合点分别标记为 RPL2、RPT12；D. 以 RPL2 为圆心，RPL2-RPT12 为半径做圆，于圆周上取一点 O，∠ O-RPL2-RPT12=45° 即为 L2 设计截骨角度（此角度由术者设定，可尝试不同角度）

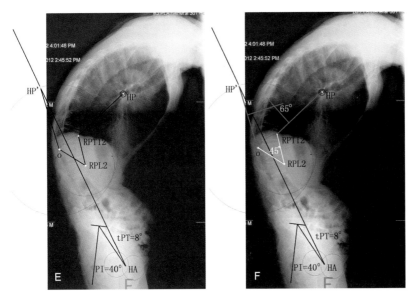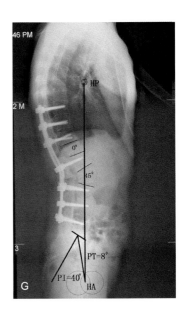

图 7-7（续）

E. 以 O 为圆心，RPT12-HP 为半径做圆交骨盆中立位线于 HP'，将肺门位置再次重置于骨盆中立位线上；F. ∠ HP'-O-RPT12-HP－ ∠ O-RPL2-RPT12=65°－45°=20° 为 L1 截骨角度；G. T12 取得 20°－0°=20° 的截骨角度，L2 取得 45°－0°=45° 的截骨角度，矫形后患者自然站立位实际 PT=8°，等于 tPT，骨盆处于中立位

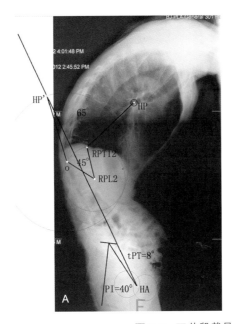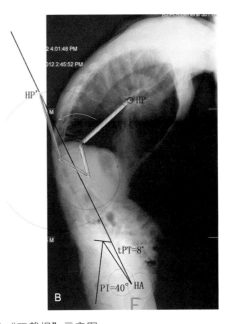

图 7-8　双节段截骨类比"双截棍"示意图

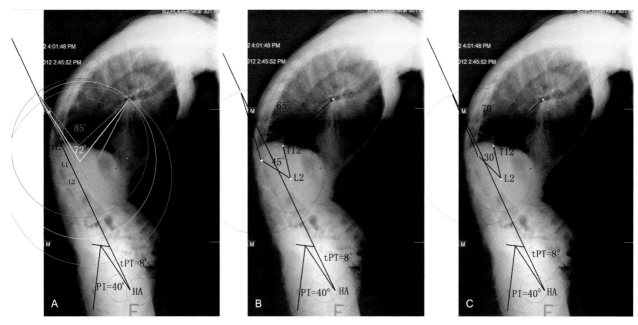

图 7-9　个性化双节段截骨

A. 如行单节段截骨，于 T12、L1、L2 分别需 85°、72°、60°；B. 如于 T12、L2 双节段截骨，当 L2 截骨 45° 时，T12 截骨 65°－45°=20°；C. 如于 T12、L2 双节段截骨，当 L2 截骨 30° 时，T12 截骨 70°－30°=40°

（宋　凯　张雪松　张永刚）

参考文献

[1] Stafford L, Youssef P P. Spondyloarthropathies: an overview[J]. Intern Med J, 2002, 32: 40-46.

[2] Bridwell K H, Lewis S J, Edwards C, et al. Complications and outcomes of pedicle subtraction osteotomies for fixed sagittal imbalance[J]. Spine, 2003, 28: 2093-2101.

[3] Braun J, Sieper J. Ankylosing spondylitis [J]. Lancet, 2007, 369 (9570): 1379-1390.

[4] Min K, Hahn F, Leonardi M. Lumbar spinal osteotomy for kyphosis in ankylosing spondylitis: The significance of the whole body kyphosis angle[J]. J Spinal Disord Tech, 2007, 20: 149-153.

[5] Suk K S, Kim K T, Lee S H, et al. Significance of chin-brow vertical angle in correction of kyphotic deformity of ankylosing spondylitis patients[J]. Spine, 2003, 28: 2001-2005.

[6] Jackson R P, McManus A C. Radiographic analysis of sagittal plane alignment and balance in standing volunteers and patients with low back pain matched for age, sex, and size: A prospective controlled clinical study[J]. Spine, 1994, 19: 1611-1618.

[7] VanRoyen B J, Toussaint H M, Kingma I, et al. Accuracy of the sagittal vertical axis in a standing lateral radiograph as a measurement of balance in spinal deformities[J]. Eur Spine J, 1998, 7: 408-412.

[8] Lafage V, Schwab F, Patel A, et al. Pelvic tilt and truncal inclination: Two key radiographic parameters in the setting of adults with spinal deformity spine[J].Spine, 2009, 34: E599-E606.

[9] El Fegoun A B, Schwab F, Gamez L, et al. Center of gravity and radiographic posture analysis: a preliminary review of adult volunteers and adult patients affected by scoliosis[J]. Spine, 2005, 30: 1535-1540.

[10] Debarge R, Demey G, Roussouly P. Radiological analysis of ankylosing spondylitis patients with severe kyphosis before and after pedicle subtraction osteotomy[J]. Eur Spine J, 2010, 19: 65-70.

[11] Huec J C L, Saddiki R, Franke J, et al. Equilibrium of the human body and the gravity line: the basics[J]. Eur Spine J, 2011, 20: S558-S563.

[12] Legaye J, Duval-Beaupere G. Gravitational forces and sagittal shape of the spine. Clinical estimation of their relations[J]. Int Orthop, 2008, 32: 809-816.

[13] Chang K W. Quality control of reconstructed sagittal balance for sagittal imbalance[J]. Spine, 2011, 36: E186-E197.

[14] Debarge R, Demey G, Roussouly P. Radiological analysis of ankylosing spondylitis patients with severe kyphosis before and after pedicle subtraction osteotomy[J]. Eur Spine J, 2010, 19: 65-70.

[15] El Fegoun A B, Schwab F, Gamez L, et al. Center of gravity

and radiographic posture analysis: a preliminary review of adult volunteers and adult patients affected by scoliosis[J]. Spine, 2005, 30: 1535-1540.

[16] Lee J S, Suh K T, Kim J I, et al. Analysis of sagittal balance of ankylosing spondylitis using spinopelvic parameters[J]. J Spinal Disord Tech, 2014, 27(3): E94-98.

[17] Van Royen B J, Gast A D, Smit T H. Deformity planning for sagittal plane corrective osteotomies of the spine in ankylosing spondylitis[J]. Eur Spine J, 2000, 9: 492-498.

[18] Song K, Zheng G, Zhang Y, et al. Hilus pulmonis as the center of gravity for AS thoracolumbar kyphosis[J]. Eur Spine J, 2014 Dec, 23(12): 2743-2750.

[19] Song K, Zheng G, Zhang Y, et al. A new method for calculating the exact angle required for spinal osteotomy[J]. Spine (Phila Pa 1976), 2013, 38(10): E616-620.

[20] Song K, Su X, Zhang Y, et al Optimal chin-brow vertical angle for sagittal visual fields in ankylosing spondylitis kyphosis[J]. Eur Spine J, 2016;25(8): 2596-604.

[21] Zheng G, Song K, Yao Z, et al. How to Calculate the exact angle for two-level osteotomy in ankylosing spondylitis [J] ? Spine, 2016, 41(17): 1.

[22] 宋凯, 张永刚, 郑国权, 等. 强直性脊柱炎胸腰段后凸畸形矫形前后影像学参数分析 [J]. 脊柱外科杂志, 2012(02): 93-96.

[23] 宋凯, 张永刚, 郑国权, 等. 强直性脊柱炎后凸畸形矫形前后生活质量与影像学参数分析 [J]. 中华骨科杂志, 2012, 32(5): 404-408.

[24] 宋凯, 张永刚, 李杰静, 等. 肺门作为躯干重心对强直性脊柱炎胸腰段后凸畸形矫形的意义 [J]. 中国骨与关节杂志, 2014(10): 756-762.

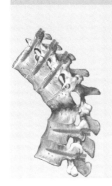

第8章
矫形设计：颌眉角的纠正

强直性脊柱炎（ankylosing spondylitis，AS）晚期易伴发僵硬固定的胸腰段后凸畸形，有些并发颈椎强直、髋关节活动受限，导致患者站立、行走、平视等活动功能受限。因此，为最大程度地改善患者活动能力及生活质量，行脊柱矫形前，术者应从以下三个方面进行矫形设计：①骨盆－脊柱矢状位的重建；②颌眉角（chin-brow vertical angle，CBVA）的纠正；③脊柱－髋关节的匹配恢复。以上三方面需综合评估，整体考虑，相互协调。本章主要讲述 CBVA 的纠正。

1945 年，Smith-Peterson 首次应用截骨技术手术治疗 AS 后凸畸形，此后，截骨矫形技术不断发展，为胸腰段后凸畸形给 AS 患者带来的平视、平躺、站立等功能障碍提供矫治的可能性，越来越多的研究更着重于手术技术及并发症的报道。尽管如此，却极少有文献对患者术后的生活质量进行分析。至于患者平视能力降低所致的躯体活动能力的下降及术后改善的专题文章更是罕见报道。直到 2003 年，Suk 教授首次量化了 CBVA 对于平视能力的影响，认为 $-10°<CBVA<10°$ 可使颈椎强直患者取得最优的平视能力，并应用于指导矫形方案的设计。这也是唯一关于量化颌眉角的相关文献报道。遗憾的是，Suk 教授的研究更关注颈椎强直患者的平视能力，而忽略了颌眉角对其他日常生活能力（如吃饭、伏案工作等）的影响。通过视野相关调查问卷，我们的研究显示：$10°\sim20°$ CBVA 可获得最优的功能及期望（表 8-1）。

一、颌眉角与生活质量

我们的研究通过颌眉角相应视野的功能及期望评价对"户外活动、室内活动、头面部形象评价、整体评价"进行了量化。通过研究结果可以发现不同角度段的颌眉角适应不同活动。

（1）当颌眉角 $<10°$ 时，患者的平视能力最为突出，同时也可以满足患者头面部形象要求，但其看下方的能力却过于拙劣，这也导致患者户外活动中诸如下楼梯、走路况不好的路面以及绝大多数室内活动时明显受限。也正是如此，患者更期望自己头面部再降低一些。研究结果基本对应人体工程学定义的"水平视线＋正常视线"特征及应用（表 8-2，图 8-1A、B）。

（2）当颌眉角在 $10°\sim20°$ 时，患者整体满意度最高，此范围的颌眉角相应视野既利于户外活动、室内活动，同样也可以满足患者的头面部形象要求。这是一个最为均衡的选择。此结果恰对应人体工程学视野与视区划分中所定义的"自然视线"特征及应用（图 8-1C）。而自然视线下的"最佳垂直直线视野、最佳垂直眼动视野、最大垂直直线视野、最大垂直眼动视野"分别可满足各类不同的日

表 8-1　不同组别颌眉角功能评价及期望评价得分

分组		功能评价						期望评价					
		A	B	C	D	E	F	A	B	C	D	E	F
		<0°	0°~10°	10°~20°	20°~30°	30°~40°	≥40°	<0°	0°~10°	10°~20°	20°~30°	30°~40°	≥40°
户外活动	行走在状况良好的道路上（看路面、车流、信号灯）												
	行走在状况不好的道路上（崎岖路、下坡路、雨天路）												
	乘坐交通工具（地铁、公交车、出租车）												
	超市或商店购物												
	户外站立时交流、聊天												
	站立时看天空、白云、高楼												
	上楼梯												
	下楼梯												
室内活动	洗漱（洗脸、刷牙、剃须）												
	穿束（系扣、穿袜、穿鞋）												
	就餐（夹菜、吃饭、喝汤）												
	做饭（切菜、炒菜、洗碗）												
	打扫卫生（扫地、拖地、收拾房间）												
	晾衣服												
	伏案工作（使用电脑、读书、写信）												
	室内坐立时												
	交流、聊天、看电视												
形象	单纯考虑头颈面部形象（功能部分为形象满意度）												
总体	综合生活、工作中各方面对视野的影响，以及本人对于头颈面部形象的要求												

注：期望评价部分，正值代表希望头面部抬起，负值代表希望头面部降低。

常活动（图 8-2）。因此，我们认为此角度段为 AS 矫形颌眉角的最优目标值。

（3）当颌眉角在 20°~30° 时，除了看天、看高楼之外，该视野几乎满足于患者户外及室内各项活动需求，但在头面部自我形象上却无法达到患者期望。也正是如此，患者整体上评价更期望头面部稍抬高

表 8-2　几种视线的特征及应用

视线名称	姿势	头轴线角 α	视线水平下倾角 β	放松部位	应用举例
水平视线	立正	0°	0°	—	垂直方向基准视线
正常视线	立正	0°	15°	眼	坐姿、立姿常用观察视线
自然视线	放松立姿	15°	30°	眼颈	坐姿阅读、控制，立姿操作常用视线
坐姿操作视线	放松坐姿	25°	40°	眼颈背	坐姿操作常用视线

注：α ≈ CBVA。本表引自中华人民共和国电力行业标准 DL/T575.2-1999《控制中心人机工程设计导则 – 第 2 部分：视野与视区划分》。

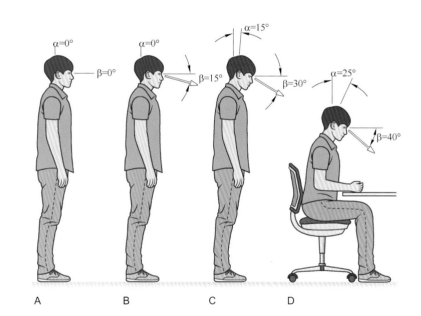

图 8-1　几种视线的特征示意图
A. 水平视线；B. 正常视线；C. 自然视线；D. 坐姿操作视线
图 A、B、C 所示的视线为立姿状态，它也适用于坐姿状态（本图摘引自中华人民共和国电力行业标准 DL/T575.2-1999《控制中心人机工程设计导则 – 第 2 部分：视野与视区划分》）

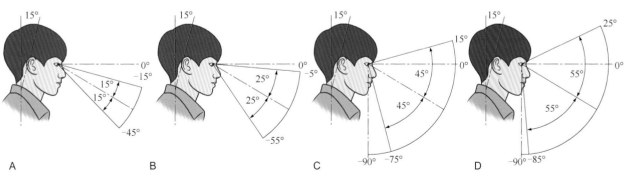

图 8-2　自然视线下矢状面上的 4 种视野
A. 最佳垂直直线视野；B. 最佳垂直眼动视野；C. 最大垂直直线视野；D. 最大垂直眼动视野
A、B. 适用于大部分室内活动（伏案工作、做饭等）及部分户外活动（行走在状况不佳的路上、超市或商店购物等）；C、D. 可满足几乎所有的户外及室内活动，甚至包括下楼梯，而其上方最大视野也能很好地满足看交通信号灯及远方天空，唯一的困难为看近处上方视野受限，但这已经微不足道（本图摘引自中华人民共和国电力行业标准 DL/T575.2-1999《控制中心人机工程设计导则 – 第 2 部分：视野与视区划分》）

一些。此结果恰对应人体工程学视野与视区划分中所定义的"坐姿操作视线"特征及应用（图8-1D）。

（4）当颌眉角在30°~40°时，患者户外活动能力明显下降，且室内活动能力也不同程度受到限制，除此之外，患者的自我形象满意度也大大降低。所以，在整体功能及期望评价中得分很低。

（5）当颌眉角 >40°时，患者所有活动能力，包括室内活动能力，已降至最低，因此，患者迫切希望头面部能够抬高。

实际生活中，由于患者骨盆的代偿作用，颌眉角其实并非完全局限在特定角度，当向上看的时候，患者会后仰躯干以改善视野；反之，当向下看的时候，患者则通过前倾躯干扩大视野范围。

二、矫形前后颌眉角的变化

后凸的胸腰段畸形使躯干重心病理性前置，为再次获得躯干平衡并降低机体能量消耗，患者代偿性伸髋、屈膝，通过后旋骨盆重置躯干重心的相对位置，将其尽可能再次落在髋轴上方，而与此同时，后旋骨盆同样能为患者的平视能力带来一定程度上的改善，因此，AS 患者自然站立位的颌眉角小于其骨盆中立位时的颌眉角，这个差值恰好为骨盆后旋的角度。换种方式来说，当 AS 后凸患者自然站立位时，其骨盆为旋后位（屈膝、伸髋），如果想测量骨盆中立位时（膝伸直、髋中立）的颌眉角，在自然站立位的基础上需要患者"膝伸直＋屈髋"恰到"骨盆中立位"，但患者根本无法控制髋关节恰屈曲在中立位。而 Suk 教授测量颌眉角时要求患者在自然站立位的基础上"伸膝＋伸髋"，这相当于要求患者采取一个"膝伸直＋髋过伸"的姿态，因此，这种测量方式显然是不正确的。

矫形后，患者躯干重心重置，人体不再需要骨盆全力后旋来维持躯干平衡，于是，在其自然站立位时，骨盆几乎可恢复至正常。一般来讲，矫形前后颌眉角的变化要小于截骨角度，而此角度差值恰好为矫形前后骨盆旋转的角度。这也是预测术后颌眉角的关键所在（图8-3）。

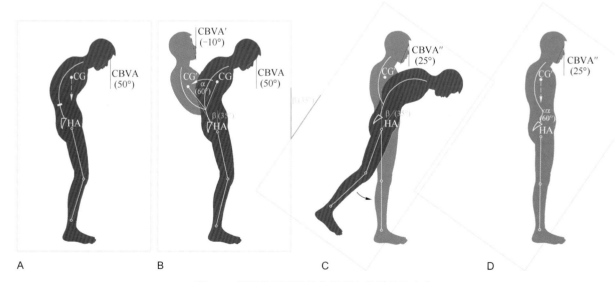

图 8-3　矫形前后不同体位颌眉角的测量及变化

A. 术前自然站立位时，患者伸髋、屈膝，通过后旋骨盆尽可能将重心落在髋轴上，此时颌眉角标记为 CBVA（50°）；B. 通过截骨矫形 α（60°），躯干重心 CG 重置于 CG′，此时颌眉角同样将减小 α（60°），为 CBVA′（CBVA-α=50-60=-10°）。但此时躯干重心 CG′落在髋轴后方，并非平衡状态；C. 为将重心 CG′再次落在髋轴上方，患者屈髋、伸膝，将骨盆旋前 β（35°），此时颌眉角同样将增大 β（35°），变为 CBVA″（CBVA′+β=-10+35=25°）；D. 术后自然站立位，躯干重心 CG′再次落在髋轴上方，颌眉角为 CBVA″（25°）

因此，由脊柱截骨矫形模拟图可以看出，颌眉角由 CBVA（50°）先减小 α（60°），再增大 β（35°），故最终颌眉角 CBVA″=CBVA-α+β（50-60+35=25°）。由于术前 CBVA 可通过自然站立位测得，截骨角度 α 由术者制订，而骨盆旋转角度 β 则可通测量 CG′与 HA 连线垂线角获得，故术后颌眉角 CBVA″ 可预测

三、矢状面平衡重建与矫形后颌眉角的预测

因此，想预估颌眉角的变化，需要得知脊柱矫形的角度，也需要得知骨盆旋转角度的变化。脊柱矫形角度为可控因素，术中精确调节即可实现；关键在于如何预估骨盆旋转角度的变化。我们前期研究提出并证实"肺门"可作为 AS 胸腰段后凸畸形躯干重心，并应用于矢状面矫形设计。而肺门作为躯干重心的提出，也为术后颌眉角的预测提供了一种可能。

如图 8-4 典型病例，一名颈椎强直患者，胸腰段后凸畸形，术前自然站立位颌眉角 CBVA＝37°。

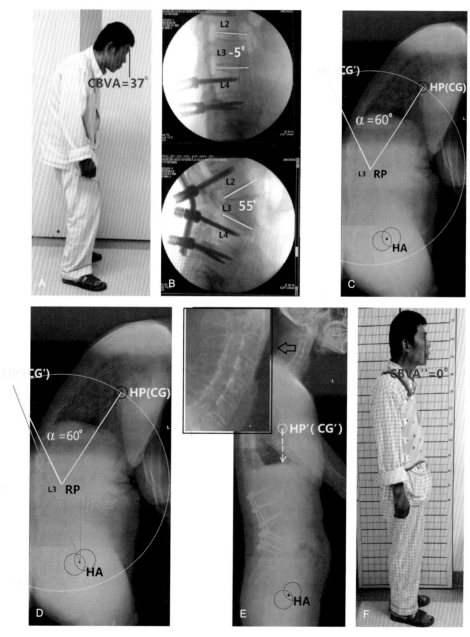

图 8-4　典型病例（一）

A. 患者自然站 CBVA＝37°；B. 术中于 L3 共矫形 55＋5＝60°；C. 术前自然站立位 X 线全长片，以 L3 为旋转中心（rotation point，RP）矫形 α＝60°，将肺门（hilus pulmonis，HP）代替重心（CG），重置于 HP′（CG′）；D. 连接髋轴（hip axis，HA）与 HP′，测量其垂线角 β＝23°，则可预测其颌眉角应减小△ CBVA＝α－β ＝60－23＝37°；E. 矫形后患者躯干重心 HP′（CG′）重置于 HA 上方；F. 术后患者自然站立位颌眉角 CBVA＝0°，恰等于其预测颌眉角 ＝ CBVA－（α－β）＝37－（60－23）＝0°

该患者为桃树果农，平日需摘果子，因此术前计划将其颌眉角预定为 0° 以适应其职业需求

术者以 L3 为中心进行截骨，计划截骨 α=60°，将肺门（HP）替代重心（CG）进行测量，可知术前 X 侧位片测量其骨盆预计旋转 β=23°，因此，患者颌眉角应减小 α−β=60−23=37°。所以，其矫形后颌眉角预计应为 CBVA″=CBVA−(α−β)=37−37=0°。其矫形后自然站立位颌眉角恰为 0°，与预测值相同。

术后颌眉角的预测具有重要的临床意义，肺门理论为矫形后颌眉角预测提供了一种可能，但肺门仅仅是近似的重心影像学标记。因此，在对于颈椎强直的患者进行手术设计时，一定为颌眉角预留些可控空间，截骨角度宁小勿大，避免看天。即使对于颈椎仍有活动度的患者，测量其"自然站立位时颈椎屈曲位"颌眉角大小也有必要，进而以避免大意而矫形过度。而术前与患者充分沟通，了解其日常生活习惯、工作性质、手术预期，这对颌眉角的矫形设计同样重要。

不同截骨节段对于 CBVA 矫正效力不同，近端节段相比远端节段截骨效力更大，其与矢状位平衡恰恰相反。在进行截骨矫形设计时，尝试不同截骨节段的理论截骨角度，尽可能达成矢状位重建与 CBVA 矫正的相互妥协（图 8-5）。

当然，矫形最终能否达成矢状位平衡的最优重建及预期颌眉角，很大程度上还是取决于患者本身颈椎强直位姿态及颈胸段固有的曲度。个别病例中，只有行颈胸椎截骨方可达到预期颌眉角，如图 8-6 所示，胸廓轴线（黄色）在良好的矢状位矫形重建后是相对垂直地面，而颌眉线（红色）与其夹角（θ）在颈椎强直患者中是不会发生变化的，除非进行颈胸段截骨矫形。因此，θ 角是决定患者能否通过腰段或胸腰段截骨来同时实现良好矢状位平衡重建和 CBVA 恢复的根本因素。而通过节段选择及角度变化协调二者只是有限手段而已，不过，绝大多数情况下，该手段足以实现及兼顾二者。

以上两位患者，如不行颈椎截骨，是无法实现躯干轴线直线化及良好的颌眉角的。

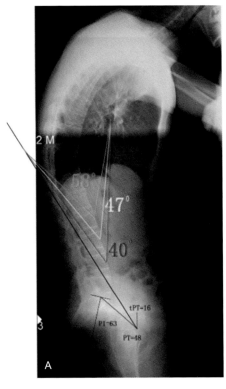
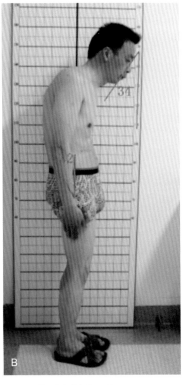
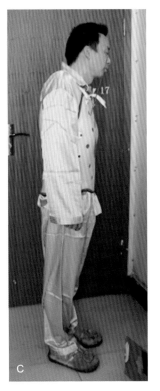

图 8-5　典型病例（二）

A.患者拟实现矢状位平衡，于 L2、L3、L4 分别需行 58°、47°、40° 截骨；B.患者术前 CBVA=34°，骨盆旋后角度为 PT−tPT=48−16=32°；相当于患者骨盆中立位时患者实际 CBVA=34+32=66°；如 L2 截骨，CBVA=66−58=8°；如 L3 截骨，CBVA=66−47=19°；如 L4 截骨，CBVA=66−40=26°；C.当 10°<CBVA<20° 时最优，因此，选择 L3 进行截骨，术后实际 CBVA 为 17°，矢状位平衡重建与 CBVA 矫正达成最优

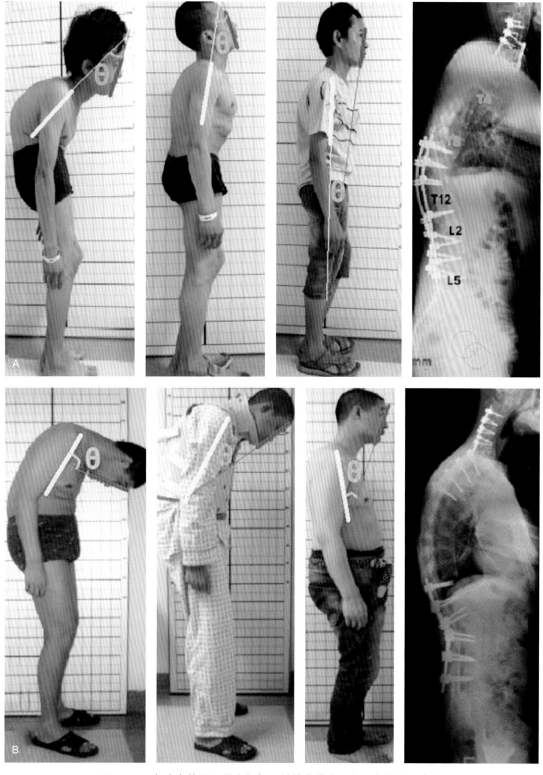

图 8-6 θ 角决定能否取得良好躯干轴线直线化及颌眉角的典型病例

A. 患者颈椎过伸强直，先行胸腰段截骨矫形，再行颈椎屈曲截骨；B. 患者颈椎屈曲强直，先行颈椎伸直截骨，再行胸腰段截骨，黄线为胸廓轴线，红线为颌眉线，θ 角为二者夹角，对于颈椎强直患者来讲，除非行颈胸段截骨，否则 θ 是不会发生改变的。通常状态下，良好的矫形后，胸廓轴线会由前倾状态逐渐垂直地面。θ 角为向上 0~30° 时，良好矢状面平衡及颌眉角最容易获得

（宋 凯 张雪松 张永刚）

参考文献

[1] Stafford L, Youssef P P. Spondyloarthropathies: an overview[J]. Intern Med J, 2002, 32: 40-46.

[2] Bridwell K H, Lewis S J, Edwards C, et al. Complications and outcomes of pedicle subtraction osteotomies for fixed sagittal imbalance[J]. Spine, 2003, 28: 2093-2101.

[3] Braun J, Sieper J. Ankylosing spondylitis [J]. Lancet, 2007, 369 (9570): 1379-1390.

[4] Min K, Hahn F, Leonardi M. Lumbar spinal osteotomy for kyphosis in ankylosing spondylitis: The significance of the whole body kyphosis angle[J]. J Spinal Disord Tech, 2007, 20: 149-153.

[5] Suk K S, Kim K T, Lee S H, et al. Significance of chin-brow vertical angle in correction of kyphotic deformity of ankylosing spondylitis patients[J]. Spine, 2003, 28: 2001-2005.

[6] Jackson R P, McManus A C. Radiographic analysis of sagittal plane alignment and balance in standing volunteers and patients with low back pain matched for age, sex, and size: A prospective controlled clinical study[J]. Spine, 1994, 19: 1611-1618.

[7] VanRoyen B J, Toussaint H M, Kingma I, et al. Accuracy of the sagittal vertical axis in a standing lateral radiograph as a measurement of balance in spinal deformities[J]. Eur Spine J, 1998, 7: 408-412.

[8] Lafage V, Schwab F, Patel A, et al. Pelvic tilt and truncal inclination: Two key radiographic parameters in the setting of adults with spinal deformity spine[J].Spine, 2009, 34: E599-E606.

[9] El Fegoun A B, Schwab F, Gamez L, et al. Center of gravity and radiographic posture analysis: a preliminary review of adult volunteers and adult patients affected by scoliosis[J]. Spine, 2005, 30: 1535-1540.

[10] Debarge R, Demey G, Roussouly P. Radiological analysis of ankylosing spondylitis patients with severe kyphosis before and after pedicle subtraction osteotomy[J]. Eur Spine J, 2010, 19: 65-70.

[11] Huec J C L, Saddiki R, Franke J, et al. Equilibrium of the human body and the gravity line: the basics[J]. Eur Spine J, 2011, 20: S558-S563.

[12] Legaye J, Duval-Beaupere G. Gravitational forces and sagittal shape of the spine. Clinical estimation of their relations[J]. Int Orthop, 2008, 32: 809-816.

[13] Chang K W. Quality control of reconstructed sagittal balance for sagittal imbalance[J]. Spine, 2011, 36: E186-E197.

[14] Debarge R, Demey G, Roussouly P. Radiological analysis of ankylosing spondylitis patients with severe kyphosis before and after pedicle subtraction osteotomy[J]. Eur Spine J, 2010, 19: 65-70.

[15] Lafage V, Schwab F, Patel A, et al. Pelvic tilt and truncal inclination: Two key radiographic parameters in the setting of adults with spinal deformity spine[J]. Spine, 2009, 34: E599-E606.

[16] El Fegoun A B, Schwab F, Gamez L, et al. Center of gravity and radiographic posture analysis: a preliminary review of adult volunteers and adult patients affected by scoliosis[J]. Spine, 2005, 30: 1535-1540.

[17] Lee J S, Suh K T, Kim J I, et al. Analysis of sagittal balance of ankylosing spondylitis using spinopelvic parameters[J]. J Spinal Disord Tech, 2014, 27(3): E94-98.

[18] Van Royen B J, Gast A D, Smit T H. Deformity planning for sagittal plane corrective osteotomies of the spine in ankylosing spondylitis[J]. Eur Spine J, 2000, 9: 492-498.

[19] Song K, Zheng G, Zhang Y, et al. Hilus pulmonis as the center of gravity for AS thoracolumbar kyphosis[J]. Eur Spine J, 2014, 23(12): 2743-2750.

[20] Song K, Zheng G, Zhang Y, et al. A new method for calculating the exact angle required for spinal osteotomy[J]. Spine (Phila Pa 1976), 2013, 38(10): E616-620.

[21] Song K, Su X, Zhang Y, et al Optimal chin-brow vertical angle for sagittal visual fields in ankylosing spondylitis kyphosis[J]. Eur Spine J, 2016;25(8): 2596-2604.

[22] 宋凯, 张永刚, 郑国权, 等. 强直性脊柱炎胸腰段后凸畸形矫形前后影像学参数分析 [J]. 脊柱外科杂志, 2012(02): 93-96.

[23] 宋凯, 张永刚, 郑国权, 等. 强直性脊柱炎后凸畸形矫形前后生活质量与影像学参数分析 [J]. 中华骨科杂志, 2012, 32(5): 404-408.

[24] 宋凯, 张永刚, 李杰静, 等. 肺门作为躯干重心对强直性脊柱炎胸腰段后凸畸形矫形的意义 [J]. 中国骨与关节杂志, 2014, 10: 756-762.

[25] 宋凯, 张永刚, 付君, 等. 颌眉角的最优选择及其在强直性脊柱炎后凸畸形矫形设计中的应用 [J]. 中国骨与关节杂志, 2014, 10: 732-738.

第 9 章
矫形设计：脊柱－髋关节的匹配恢复

强直性脊柱炎（ankylosing spondylitis，AS）晚期易伴发僵硬固定的胸腰段后凸畸形，有些并发颈椎强直、髋关节活动受限，导致患者站立、行走、平视等活动功能受限。因此，为最大程度地改善患者活动能力及生活质量，行脊柱矫形前，术者应从以下三个方面进行矫形设计：①骨盆－脊柱矢状位的重建；②颌眉角（chin-brow vertical angle，CBVA）的纠正；③脊柱－髋关节的匹配恢复。以上三方面需综合评估，整体考虑，相互协调。本章主要讲述脊柱－髋关节的匹配恢复。

重建矢状面平衡为 AS 后凸畸形矫形设计的关键。然而，此理论均基于正常的骨盆代偿机制，只有当髋、膝关节均正常时才适用。

然而，AS 患者中有 25%~50% 髋关节受累，其中 50%~90% 为双侧，AS 后凸畸形合并髋关节受累者同样并不少见，对于此类患者，需要考虑的问题包括：其活动能力及生活质量如何，脊柱矫形术能否给患者带来预想的活动能力改善，如何进行脊柱矫形设计才能给予患者最优的活动能力和生活质量。

一、脊柱矫形对髋关节有效运动范围的影响

人体正常的髋关节屈曲 125° 左右，过伸 15° 左右；正常行走屈曲 52°，足着地系鞋带屈曲约为 124°，足横到对侧大腿系鞋带时屈曲约为 110°，坐在椅子上从坐到站屈伸约 104°，屈曲从地板取物约为 117°，下蹲屈曲 122°，上楼屈伸 67°，下楼屈伸 18°，加之脊柱屈伸活动的协调，人体在矢状面的日常活动得以顺利完成。

AS 屈曲僵硬的后凸畸形一方面使患者丧失了脊柱在矢状面上的协调运动，另一方面，这改变了相对于躯干轴线的髋关节的正常活动范围。如图 9-1 所示，AS 后凸患者躯干轴线发生前倾，变相地使患者髋关节运动范围更靠近躯干轴线，从而导致过伸活动范围减小，以致其直立活动相关能力下降；但在脊柱矫形后，其躯干轴线恢复至以前的状态，又变相地使患者髋关节运动范围恢复至正常，进而改善其行走及站立等能力。这恰恰解释了脊柱矫形术后患者直立相关能力的提高和整体生活质量的改善。当然，与此同时，由于躯干轴线变化变相所致屈曲活动范围减小，加之躯干僵硬所致脊柱屈曲协调能力的丢失，使得患者下蹲、弯腰拾物、穿袜等活动能力均存在一定程度的下降。

在临床上，接受全髋关节置换（total hip replacement，THR）的 AS 患者，其术后髋关节屈伸运动范围并不非常理想，明显低于其他因素所致而接受 THR 的患者。因此，无论是轻度受限不需 THR 的患者，还是明显受限已行 THR 的患者，其关节运动范围都明显低于髋关节未受累的 AS 患者。

而一般情况下，髋关节 90° 的屈伸活动足以满足患者直立及坐立等基本生活活动需求，因此无论是对于髋关节轻度受限的患者，还是已行 THR 的患者，即便其髋关节运动范围无法达到正常，但仍可满足一般正常的生活需要。关键问题在于有限的运动范围是否能够有效利用。

对于 AS 后凸患者而言，脊柱矫形使躯干轴线重置，髋关节的有效运动范围变化，术后可能无法被充分利用；只有恰当的脊柱矫形，重置恰当的躯干轴线，才能充分利用髋关节的有效运动范围。如图 9-2 所示，恰当的脊柱矫形可以充分利用有效的髋关节运动范围。矫形过大，髋关节运动范围远离躯干轴线，往往导致屈髋相对受限；矫形不足，髋关节运动范围靠近躯干轴线，往往导致伸髋相对受

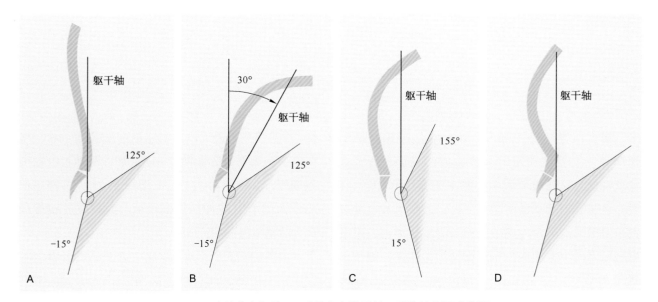

图 9-1　髋关节良好的 AS 后凸患者矫形前、后髋关节运动范围
A. 正常人自然站立位髋关节矢状面运动范围；B. 脊柱后凸导致躯干与髋关节运动范围相对位置变化；C. 后凸患者自然站立位时髋关节有效运动范围（屈髋余富，伸髋不足）；D. 脊柱矫形后患者自然站立位髋关节运动范围（恢复正常）

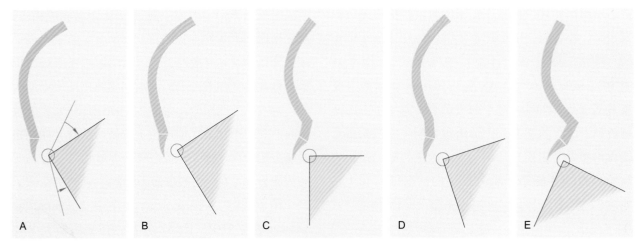

图 9-2　髋关节运动受限的 AS 后凸患者矫形前、后髋关节运动范围
A. 髋关节运动受限的 AS 后凸患者自然站立位髋关节运动范围较正常减小；B. 髋关节运动受限的 AS 后凸患者自然站立位髋关节运动范围；C. 恰当的脊柱矫形使躯干轴线重置，自然站立位时，髋关节运动范围充分利用；D. 不足的脊柱矫形使躯干轴线重置，自然站立位时，髋关节伸直活动相对受限；E. 过度的脊柱矫形使躯干轴线重置，自然站立位时，髋关节屈曲活动相对受限

限。临床上，此类髋关节屈伸活动范围有限的患者，行脊柱矫形时，如盲目追求正常脊柱－骨盆序列的重建，矫形过大，往往导致患者坐立能力的丢失，患者可能主诉坐矮凳或坐便困难，严重影响生活质量；而如果矫形太少，又不足以满足患者直立相关活动，患者可能无法伸髋直立。

二、髋关节运动受限时脊柱矫形设计方案

临床上，在制订脊柱矫形计划前，术者往往容易忽略 AS 患者髋关节的真实活动范围。其原因在于：①患者脊柱后凸，平卧困难，通常的体格检查很难实施；②患者脊柱后凸，观察者很难确认髋关节屈伸的参考平面；③观察者认识欠缺，未曾考虑过髋关节运动度减小对脊柱矫形设计的影响。

为充分认识并利用 AS 后凸患者髋关节有效运动范围，我们推荐一项简单易行的脊柱矫形设计方案，测量患者“端坐截骨最大角（a）”以及“直立截骨最小角（b）”，选择恰当的截骨节段，将“b<截骨角度 <a”，这样就可以最大限度地利用患者有效髋关节运动范围，如图 9-3 所示。图 9-4 为矫形过度病例；图 9-5 为矫形不足病例。所有患者在行此体格检查前，务必明确患者脊柱稳定性较好，否则，有可能造成不可逆的脊髓、神经损伤。

上述方法虽然较为粗略，但简单易行；如追求精确，该设计方法同样可通过特殊体位 X 线予以实现（图 9-6A）。为减少患者的射线摄入，同样可通过 Photoshop 等软件，将患者自然站立位 X 线的躯干轮廓移植到其特殊体位的外观照上（图 9-6B）。在此状态下，则可通过患者骨盆位置参数确定矫形方案即可。

当然，很多情况下患者髋关节活动度并不能满足“b< 腰段截骨角度 <a”的设计要求，即患者髋关节屈伸活动度不到 90°，无法满足患者既直立又端坐的要求。在这种情况下，脊柱矫形医生应当综合考虑患者的生活习惯、职业、术后是否有可能行 THR 等情况，对矫形设计进行适当调整。除此之外，再次强调，在实施检查前，应首先评估患者

脊柱稳定性，避免特殊检查体位下脊柱矢状位位移并发脊髓神经症状，如患者无法耐受“平卧伸髋体位”时可行“最大程度伸髋站立位”进行替代评估。

三、脊柱矫形术对 AS 后凸患者髋臼假体方向的影响

Tang 等提出 THR 髋臼假体解剖位（cup anatomical position，CAP）与髋臼假体功能位（cup functional position，CFP）的区别。髂前上棘（anterior superior iliac spines，ASISs）及耻骨联合（pubic symphysis，PS）定义骨盆前平面（anterior pelvic plane，APP），THR 时，通常以 APP 作为参考平面，将髋臼假体置入（通常外展 45°，前倾 20°），其称为 CAP。当不以 APP 作为参考平面，而将人体自然站立时的冠状面作为参考平面，将髋臼假体置入，其称为 CFP。

一般情况下，人体自然站立时，APP 垂直地面，矢状面上骨盆前平面角（sagittal anterior pelvic plane angle，SAPPA）为 0°，此时骨盆为中立位，CAP 即为 CFP；而 AS 后凸患者，由于其脊柱后凸，在其自然站立状态下，其通过后倾骨盆（伸髋、屈膝后）重置躯干重心代偿脊柱矢状面失平衡，其 APP 则后倾，不再垂直于地面，SAPPA>>0°，此时 CAP 与 CFP 则存在明显差异。

THR 髋臼假体置放时，如采用 CAP，则 CFP 下（真实自然站立位时）其髋臼假体外展角、前倾角将大于正常值。Tang 等研究指出，每 10° 的骨盆后倾，将导致髋臼假体 5° 外展角和 5° 前倾角的增加，其他学者证实每 1° 的骨盆后倾将导致 0.5° 外展角和 0.7° 前倾角的增加，与 Tang 等研究结果近似。然而，THR 的术后疗效及并发症更大程度取决于 CFP 而非 CAP，故对于 AS 后凸患者而言，如按照 CAP 置入髋臼假体将可能导致患者髋关节运动范围异常、假体前脱位、假体磨损寿命减低等。因此，对于 AS 脊柱后凸患者，Tang 等学者们建议依据 CFP 放置髋臼假体，以 APP 为参考，不同程度

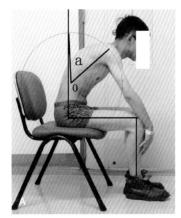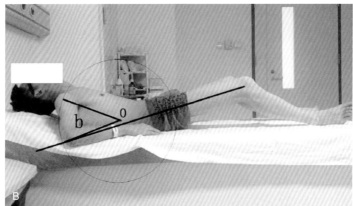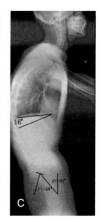

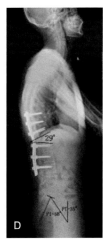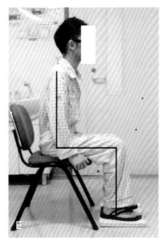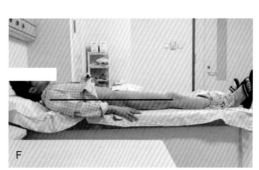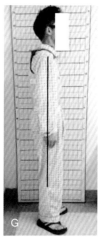

图 9-3 髋关节运动受限的患者脊柱矫形设计

A. 患者端坐于高度恰当的座椅上，屈膝 90°，保证近段下肢长轴与地面水平，尽力屈曲躯干至最大程度，拍摄外观照。经髋轴（股骨头中心）体表投影做地面垂线，选择拟截骨节段体表投影点 O；以 O 为圆心，O 与肩部线段为半径，做圆，交于髋轴体表投影垂线；二线夹角为 a，定义为"端坐截骨最大角"。当截骨角度小于 a 角时，患者术后可实现正常坐姿；当截骨角度大于 a 时，患者术后正常坐姿受限，其伏案工作、坐便等功能将不同程度受限。

B. 患者仰卧于床上，伸髋至最大平卧程度（如脊柱稳定性不好，或实施困难，则用患者最大程度伸髋站立位替代），拍摄外观照。经髋轴体表投影做近段下肢长轴连线，选择拟截骨节段体表投影点 O，过此点；以 O 为圆心，O 与肩部线段为半径，做圆，交于髋轴体表投影垂线；二线夹角为 b，定义为"直立截骨最小角"。当截骨角度大于 b 角时，患者术后可实现直立平卧姿态，可满足直立站立姿势；当截骨角度小于 b 角时，患者术后直立平卧及站立功能将不同程度受限。

该患者以胸腰段后凸为主，拟于胸腰段截骨，测得 a=50°，b=40°，故当 40°< 截骨角度 <50° 时，即能满足患者术后坐姿生活需求，又能满足患者直立站立、平卧姿态需求。

C. 矫形前患者 Cobb T12（T11 下终板 –L1 上终板）= 16°，PI=58°，PT=41°。

D. 矫形后患者 Cobb T12（T11 下终板 –L1 上终板）= –29°，PI=58°，PT=35°。

患者截骨 16+29=45°，PT 由 41° 恢复至 35°，其矢状面平衡纠正并不理想。但其截骨角度满足 b<45°<a，故患者术后可实现端坐及直立平卧、站立姿态，基本满足日常生活需要。

E. 截骨角度 <a（50°），矫形后患者实现端坐姿态。

F. 截骨角度 >b（40°），矫形后患者实现直立平卧姿态。

G. 截骨角度 >b（40°），矫形后患者实现直立站立姿态。

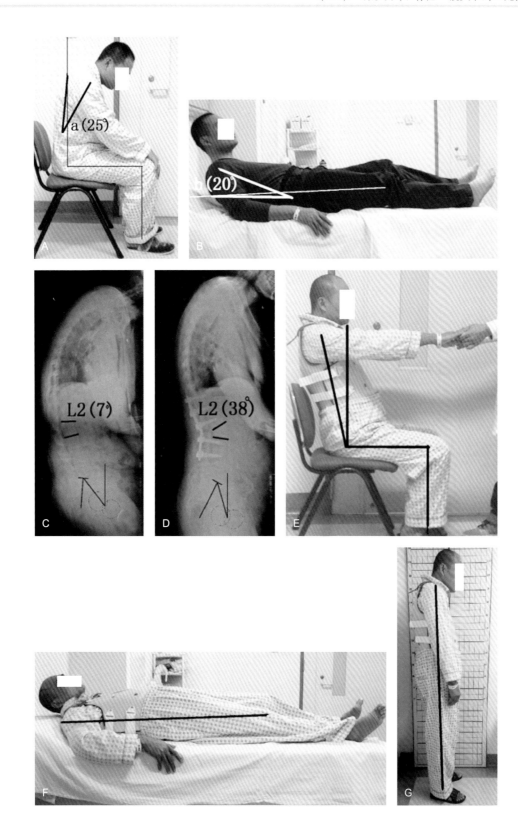

图 9-4 髋关节运动受限的 AS 后凸患者脊柱矫形过度病例

A. 患者端坐尽力前屈，测得腰段"端坐截骨最大角"（a）约为 25°；B. 患者仰卧尽力伸髋，测得腰段"直立截骨最小角"（b）约为 20°；故，b（20°）＜腰段截骨角度＜a（25°），理想截骨角度应为 20°~25°；C. 术前 X 线侧位照，L2 后凸 7°；D. 术后 X 线侧位照，L2 前凸 38°，实际 L3 截骨共 7+38=45°；E. 截骨角度＞a 角，故患者端坐能力受限；F. 截骨角度＞b 角，故患者余富直立平卧能力；G. 截骨角度＞b 角，故患者余富直立站立能力

该患者矫形效果未能达到预期，虽然其直立平卧及站立功能良好，但其坐姿功能受限，该患者随访时主诉坐便困难、无法开车挂挡，影响正常生活

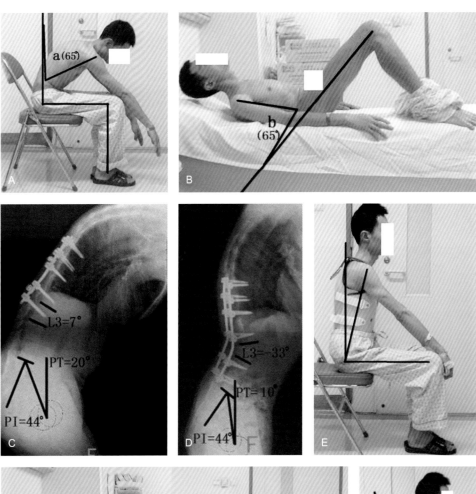

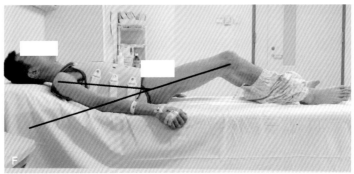

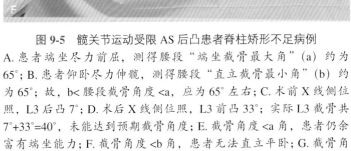

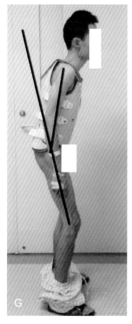

图 9-5 髋关节运动受限 AS 后凸患者脊柱矫形不足病例

A. 患者端坐尽力前屈，测得腰段"端坐截骨最大角"（a）约为 65°；B. 患者仰卧尽力伸髋，测得腰段"直立截骨最小角"（b）约为 65°；故，b< 腰段截骨角度 <a，应为 65°左右；C. 术前 X 线侧位照，L3 后凸 7°；D. 术后 X 线侧位照，L3 前凸 33°；实际 L3 截骨共 7°+33°=40°，未能达到预期截骨角度；E. 截骨角度 <a 角，患者仍余富有端坐能力；F. 截骨角度 <b 角，患者无法直立平卧；G. 截骨角度 <b 角，患者无法直立站立

该患者为 AS 后凸矫形远端交界性后凸（DJK）二次手术病例，矫形效果未能达到预期，虽然其坐姿功能保证良好，但其站姿功能受限；如截骨节段移向远端、截骨角度再大一些（配合 SP 或行 COWO、VCD），患者术后效果将令人满意

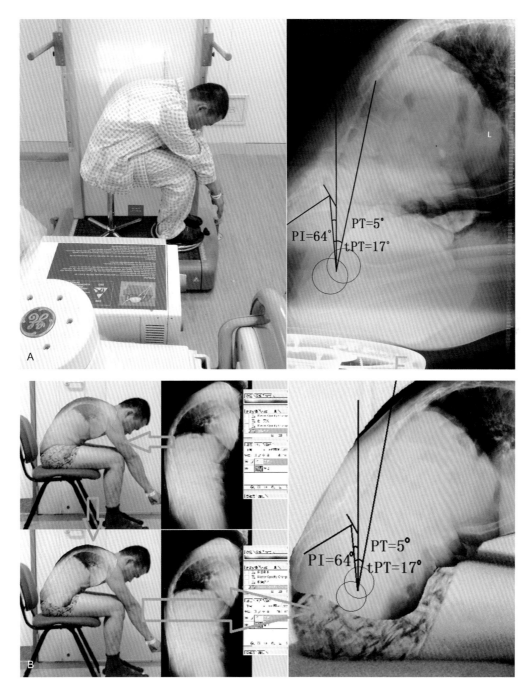

图 9-6　特殊体位下精确设计矫形方案

A. 患者端坐，尽力前屈，行脊柱全长侧位 X 线检查；B. 通过 Photoshop 将患者自然站立位 X 线的躯干轮廓移植到其特殊体位的外观照上

卧位尽力伸髋或站立尽力伸髋体位同样可通过此法实现

减小外倾角、前倾角。

然而，既往研究单纯考虑到 AS 脊柱后凸时的骨盆代偿机制，却忽略了 AS 后凸脊柱矫形之后的骨盆后倾代偿又发生变化的二次代偿机制。通俗地讲，AS 后凸患者行 THR 时，如果按照 CAP 放置髋臼假体前倾、外展角，由于患者站立时骨盆后倾，使得髋臼假体外展角、前倾角变大。所以，关节外科医生术中有意减小放置髋臼的外展和前倾角，以抵消骨盆后倾引起的外展角、前倾角变大。但是脊柱矫形后，骨盆后倾减小或消失，其原本合适的髋臼外展角和前倾角反而变小了。这反而容

易引起前方撞击、屈髋活动范围受限等并发症。于是，AS 后凸矫形患者脊柱矫形后反而丢失了原本拥有的屈髋相关活动能力，进而导致一系列生活中的不便，并影响生活质量。

图 9-7 所示患者按照 CAP 置放髋臼假体，自然站立位状态下髋臼假体前倾明显过大，但其脊柱矫形后由于骨盆后倾程度明显减小，其自然站立位状态下假体前倾恢复至正常状态，最终取得良好的髋关节有效活动功能。

图 9-8 所示患者按照 CFP 置放假体髋臼，脊柱矫形前自然站立位时，患者髋臼假体方向基本良

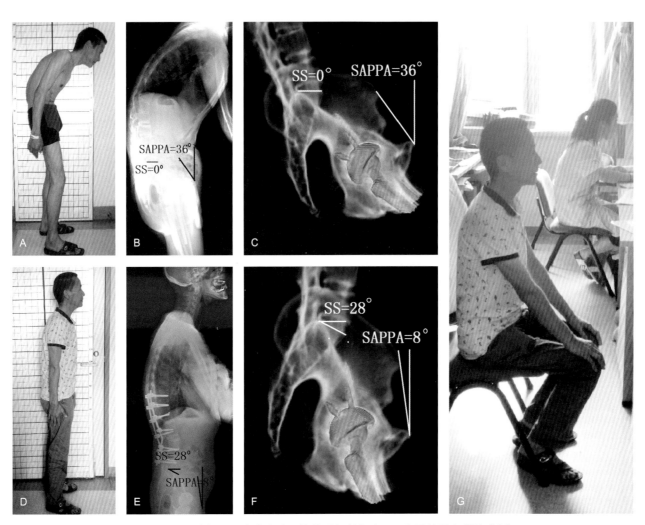

图 9-7　AS 脊柱后凸患者全髋置换按照解剖位（CAP）置放髋臼假体病例

A. THR 后、脊柱矫形前自然站立位外观照，患者屈膝、伸髋，后倾躯干，以保持平衡；B. THR 后、脊柱矫形前自然站立位侧位 X 线片，患者骨盆极度后倾（SAPPA=36°，SS=0°）；C. 依据自然站立位时骨盆方向（SAPPA=36°，SS=0°），观测一侧髋臼假体 CT 重建后其形态方向，可见前倾角明显过大；D. 脊柱矫形后自然站立位外观照，患者相对减少屈膝、伸髋代偿；E. 脊柱矫形后自然站立位侧位 X 线，患者骨盆后倾明显减小（SAPPA=8°，SS=28°）；F. 依据自然站立位时骨盆方向（SAPPA=8°，SS=28°），观测一侧髋臼假体 CT 重建后其形态方向，可见前倾角基本正常；G. 患者可坐矮凳，实现端坐体位

好，但矫形后骨盆前倾，使得髋臼假体前倾角明显减小，最终在某种程度上影响了患者的髋关节有效活动范围。

所以，对脊柱矫形医生来讲，在对行 THR 后的 AS 后凸患者进行脊柱矫形设计时，尤其应当检查患者端坐时躯干前屈的最大程度，测量"端坐截骨最大角（a）"以避免脊柱矫形后患者丢失坐立能力（图 9-9）。此类患者矫形设计时，不必追求矢状面的最优重建，而应尽可能选择顶椎附近近端截骨节段，这可以在最大程度纠正后凸畸形的前提下提高直立姿态相关能力，并保留患者的坐姿相关功能。

就关节外科医生而言，当面对一个需要或即将行脊柱矫形手术的 AS 后患者而言，参考 CFP，按照既往文献所报道的手术策略（根据骨盆后倾程度相应减小置放髋臼假体的外展角、前倾角）并不合理。应按照 CAP 置放髋臼假体。更准确地说，应当按照预计脊柱矫形后的躯干方向置放假体髋臼。而在 THR 置放髋臼术后功能锻炼时，相对更应当重视髋关节屈曲活动范围的改善和保持，以给脊柱后凸预留足够的截骨矫形储备，而不必过分追求伸直活动范围，因为其后的脊柱后凸的矫正能够弥补

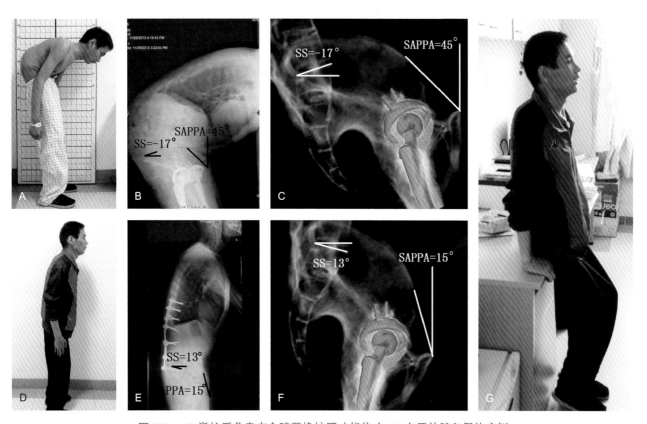

图 9-8　AS 脊柱后凸患者全髋置换按照功能位（CFP）置放髋臼假体病例

A. THR 后、脊柱矫形前自然站立位外观照，患者屈膝、伸髋，后倾躯干，以保持平衡；B. THR 后脊柱矫形前自然站立位侧位 X 线，患者骨盆极度后倾（SAPPA=45°，SS=-17°）；C. 依据自然站立位时骨盆方向（SAPPA=45°，SS=-17°），观测一侧髋臼假体 CT 重建后其形态方向，可见前倾角基本正常；D. 脊柱矫形后自然站立位外观照，患者相对减少屈膝、伸髋代偿；E. 脊柱矫形后自然站立位侧位 X 线片，患者骨盆后倾明显减小（SAPPA=15°，SS=13°）；F. 依据自然站立位时骨盆方向（SAPPA=15°，SS=13°），观测一侧髋臼假体 CT 重建后其形态方向，可见前倾角明显过小；G. 某种程度上受限于髋臼假体位置，患者无法实现端坐体位，只能坐在很高的位置

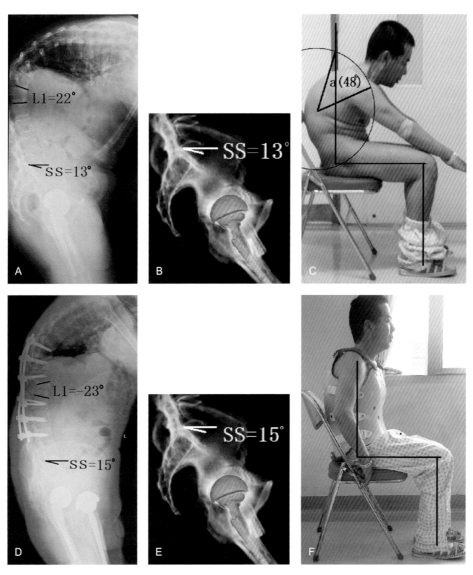

图 9-9 AS 脊柱后凸患者全髋置换按照功能位（CFP）置放髋臼假体病例

A. THR 后、脊柱矫形前自然站立位侧位 X 线片，患者骨盆后倾（SS=13°）；B. 依据自然站立位时骨盆方向（SS=13°），观测一侧髋臼假体 CT 重建后其形态方向，可见前倾角基本正常，外展角过小；C. 患者端坐尽力前屈，测得腰段"端坐截骨最大角"（a）约为 48°；D. 脊柱矫形选择近端 L1，截骨共 45°（23°+22°=45°），自然站立位侧位 X 线，患者骨盆后倾减小并不明显（SS=15°）；E. 依据自然站立位时骨盆方向（SS=15°），观测一侧髋臼假体 CT 重建后其形态方向，可见前倾角稍小；F. 患者可实现端坐体位。由于选择截骨节段靠近近端，患者矢状面整体平衡改善不大，矫形前后其骨盆后倾程度几乎没有变化。该患者为出租车司机，坐姿能力要求更为关键，故应优先保证其坐姿活动能力

其表观伸直不足。

四、先行脊柱矫形术还是先行全髋置换

对于髋关节活动严重受限的 AS 后凸患者，先行脊柱矫形还是先行髋关节置换？既往文献观点不一，我们自己医院内部都存在不同推荐。

推荐先行脊柱矫形的理由包括：①脊柱矫形

后，髋关节置换更容易，无需再反复考虑假体放置的方向。②脊柱矫形后，再行关节置换，有可能会降低术后前脱位发生率。③脊柱矫形后，再行髋关节置换，更容易实现及把握关节锻炼活动范围。

推荐先行髋关节置换的理由包括：①由于髋关节强直，先行脊柱矫形术后的患者多数形同一根直棍，只有膝关节可以屈曲，或只能卧床，或只能站立，很难行走，更无法完成坐便、洗漱、就餐之类

的基本生活需求，护理极其困难，甚至出现严重卧床并发症；而先行髋关节置换术，患者虽然脊柱后凸，但髋、膝关节可协调运动，基本能够满足大部分室内自理活动。先行 THR 更有利于维持并提高手术间期患者生活质量。② AS 全髋置换术后最终髋关节有效活动范围很难准确预估，往往与术前设想不同；但脊柱截骨矫形程度相对容易把握，一般与术前设计差别不大。先行不确定性高的，再行确定性高的，更容易匹配。③先行髋关节置换更易于脊柱摆放手术体位。

笔者更倾向先行髋关节置换，再行脊柱矫形。因为：先行脊柱矫形，再行髋关节置换，手术间期患者活动能力及生活质量的严重不足是无法克服的困难；全髋置换术后髋关节有效活动范围的可控性低于脊柱矫形的可控性，这同样是无法改变的客观事实。而其余问题都是可以解决的。譬如，先行髋

关节置换难度大，假体安放不容易把握，但充分理解骨盆的代偿后，关节科医生可以做得很好，术后前脱位根本也不会发生。再譬如，术后康复不容易把握关节活动度，但充分理解骨盆的代偿后，康复科医生也可以做得很好等。

同时，存在另一种提议，缩短手术间期，甚至同时进行。这同样不合理。首先，短时期行两个大手术对患者打击极大，风险很高。其次，两个手术的术后康复理念也完全相悖，关节置换术后康复强调功能锻炼，以动为主，尤其是 AS 患者，早期康复不好，关节会再次僵硬甚至强直。而脊柱截骨术后早期强调稳定，禁止过度运动，避免内固定失败、截骨处移位，尤其 AS 患者多数骨质疏松，内固定把持力并不好。因此，缩短手术间期的方案并不可行。如图 9-10，患者一周内先后行脊柱矫形及全髋关节置换，其截骨端出现

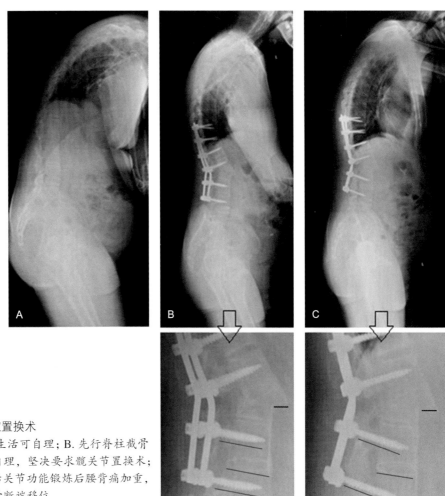

图 9-10　短期内行脊柱矫形及全髋置换术
A. 患者脊柱后凸及髋关节强直，生活可自理；B. 先行脊柱截骨矫形，活动能力骤降，生活无法自理，坚决要求髋关节置换术；C. 一周后行全髋关节置换术，术后关节功能锻炼后腰背痛加重，复查 X 线示内脊柱固定松动，截骨断端移位

断端移位，下方两对内固定出现椎弓根螺钉切割、拔出。

笔者认为：理想状态下，脊柱与关节科医生应联合制订手术计划，先行 THR，后行脊柱矫形术，理由如下。

（1）脊柱外科医生确定脊柱矫形将要改变的躯干轴线方向，而关节外科医生则确定 THR 后髋关节可能实现的运动范围。二者相互协调，使髋关节有效运动范围与新的躯干轴线相匹配（图 9-11）。

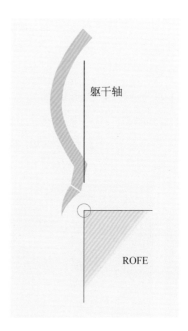

躯干轴

ROFE

图 9-11 矫形后躯干轴线与髋关节活动范围相匹配

（2）在此设计的基础之上，首先行 THR，髋臼假体的置入方向与手术联合设计时所计划的躯干轴线方向所匹配；术中不需再参考 APP 或是髋臼解剖位还是功能位，而是参考未来躯干轴线的方向放置假体；根据术中软组织状态，适当调整。

（3）术后患者及时康复锻炼，以保证髋关节的有效运动范围；康复锻炼时，不可单单满足于患者能够坐立（由于躯干后凸假象，实际达不到真实坐立位，图 9-12），而是争取能够一定程度的坐位前屈，最终确保本研究中提出的"端坐截骨最大角（a）"，以保证为下一步脊柱矫形术预留足够截骨空间，不必过分追求伸髋直立站立。

（4）在 3~6 个月髋关节功能稳定后，行脊柱矫形术，矫形前再次评估患者髋关节有效运动范围，再次采用本研究中矫形设计，使"直立截骨最小角（b）＜截骨角度＜端坐截骨最大角（a）"，最终确定截骨方案并实施。

（5）如髋关节运动范围不足，全麻后，脊柱截骨矫形前，可再次对髋关节简单进行松解，使活动范围进一步匹配躯干轴线。

以上仅为笔者个人观点，是一种理想化的设计方案，也未必合理；而且，这种高水平"脊柱医生＋关节医生＋康复医生"联合协作并不容易实现，患

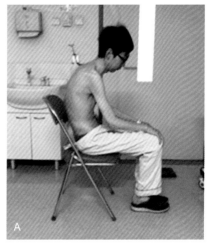
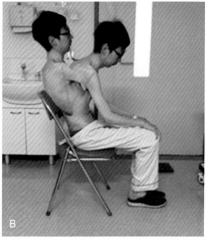
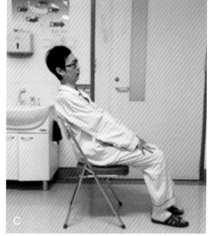

图 9-12 全髋关节置换术后屈曲功能锻炼不足

A. 患者行全髋关节置换术，术后实现良好坐立状态，因此未进一步行屈曲功能锻炼；B. 如行脊柱矫形，则无法达到良好坐立功能，其脊柱矫形前良好的坐立功能实际上建立在其脊柱后凸贡献的基础之上；C. 行脊柱矫形后，患者确实无法实现很好的坐立

者家庭经济情况也很难支撑。更贴近现实、更合理及权威的分析详见本书第 14 章"脊柱截骨与关节置换的临床考量"。

五、总结

为最大程度地改善患者活动能力及生活质量，行脊柱矫形前，术者应从以下三个方面进行综合评估，并相应地进行矫形设计：①骨盆－脊柱矢状位的重建；②颌眉角的纠正；③脊柱－髋关节的匹配恢复。当三者出现矛盾时，优先脊柱－髋关节匹配及颌眉角的纠正，而矢状位重建可降低其标准妥协，但最低标准则为后凸矫正后脊柱轴线的直线性。

本文呈现给大家一种理想化的设计方案，看似很难精确实现，在临床实践中，确实也很难达到与术前设计完全吻合的精确角度。但这并不是关键，本文更为重要的是想给大家提供 AS 胸腰段后凸畸形矫形设计的理念和基本原则，希望大家在矫形前不盲目，有的放矢，进而提高患者术后的活动能力及生活质量。

除此之外，AS 后凸截骨节段选择的其他基本原则：①后凸顶椎原则，更好的躯干轴线直线性；②安全原则，尽可能在腰椎截骨，避免脊髓损伤；③实效原则，在 L1-L3 截骨获得矫形角度更大，下方固定更为方便，如遇假关节，处理假关节同时同节段矫形，避免更多节段受累等。

（宋　凯　王　岩　张永刚）

参考文献

[1] Lee J S, Suh K T, Kim J I, et al. Analysis of sagittal balance of ankylosing spondylitis using spinopelvic parameters[J]. J Spinal Disord Tech, 2014, 27(3): E94-98.

[2] Van Royen B J, Gast A D, Smit T H. Deformity planning for sagittal plane corrective osteotomies of the spine in ankylosing spondylitis[J]. Eur Spine J, 2000, 9: 492-498.

[3] Song K, Zheng G, Zhang Y, et al. Hilus pulmonis as the center of gravity for AS thoracolumbar kyphosis[J]. Eur Spine J, 2014, 23(12): 2743-2750.

[4] Song K, Zheng G, Zhang Y, et al. A new method for calculating the exact angle required for spinal osteotomy[J]. Spine (Phila Pa 1976), 2013, 38(10): E616-620.

[5] Song K, Su X, Zhang Y, et al. Optimal chin-brow vertical angle for sagittal visual fields in ankylosing spondylitis kyphosis[J]. Eur Spine J, 2016, 25(8): 2596-2604.

[6] Sochart D H, Porter M L. Long-term results of total hip replacement in young patients who had ankylosing spondylitis: eighteen to thirty-year results with survivorship analysis[J]. J Bone Joint Surg Am, 1997, 79(8): 1181-1189.

[7] Bisla R S, Ranawat C S, Inglis A E. Total hip replacement in patients with ankylosing spondylitis with involvement of the hip[J]. J Bone Joint Surg Am, 1976, 58: 233.

[8] Walker L G, Sledge C B. Total hip arthroplasty in ankylosing spondylitis[J]. Clin Orthop, 1991, (262): 198-204.

[9] Williams E, Taylor A R, Arden G P, et al. Arthroplasty of the hip in ankylosing spondylitis[J]. J Bone Joint Surg Br, 1977, 59: 393.

[10] Tully E A L, Wagh P, Galea M P. Lumbofemoral rhythm during hip flexion in young adults and children[J]. Spine (Phila Pa 1976), 2002, 27(20): E432-440.

[11] Sundaram N A, Murphy J C. Heterotopic bone formation following total hip arthroplasty in ankylosing spondylitis[J]. Clin Orthop Relat Res, 1986, (207): 223-226.

[12] Kilgus D J, Namba R S, Gorek J E, et al. Total hip replacement for patients who have ankylosing spondylitis. The importance of the formation of heterotopic bone and of the durability of fixation of cemented components[J]. J Bone Joint Surg Am, 1990, 72(6): 834-839.

[13] Tang W M, Chiu K Y. Primary total hip arthroplasty in patients with ankylosing spondylitis[J]. J Arthroplasty, 2000, 15: 52-58.

[14] Tang W M, Chiu K Y, Kwan M F, et al. Sagittal pelvic malrotation and positioning of the acetabular component in total hip arthroplasty: three-dimensional computer model analysis[J]. J Orthop Res, 2007, 25(6): 766-771.

[15] Legaye J. Influence of the sagittal balance of the spine on the anterior pelvic plane and on the acetabular orientation[J]. Int Orthop, 2009, 33(6): 1695-1700.

[16] Anda S, Svennningen S, Grontvdt T, et al. Pelvic inclination and spatial orientation of the acetabulum. A radiographic, computed tomographic and clinical investigation[J]. Acta Radiol, 1990, 31(4): 389-394.

[17] Lembeck B, Mueller O, Reize P, et al. Pelvic tilt makes acetabular cup navigation inaccurate[J]. Acta Orthop, 2005, 76(4): 517-523.

[18] Leenders T, Vandevelde D, Mahieu G, et al. Reduction in variability of acetabular abduction using computer-assisted surgery: a prospective and randomized study[J]. Computed Aided Surg, 2002, 7: 99-106.

[19] Babisch J W, Layher F, Amiot L P. The rationale for tilt adjusted acetabular cup navigation[J]. J Bone Joint Surg Am, 2008, 90(2): 357-365.

[20] McCollum D E, Gray W J. Dislocation after total hip

arthroplasty. Causes and prevention[J]. Clin Orthop Relat Res, 1990, 261: 159-170.

[21] Kalteis T, Handel M, Bäthis H, et al. Imageless navigation for insertion of the acetabular component in total hip arthroplasty[J]. J Bone Joint Surg Br, 2006, 88(2): 163-167.

[22] Kennedy J G, Rogers W B, Soffe K E, et al. Effect of acetabular component orientation on recurrent dislocation, pelvic osteolysis, polyethylene wear and component migration[J]. J Arthroplasty, 1998, 13(5): 530-534.

[23] Camargo F P, Cordeiro E N, Napoli M M. Corrective osteotomy of the spine in ankylosing spondylitis: experience with 66 cases[J]. Clin Orthop, 1986, (208): 157-167.

[24] Halm H, Metz-Stavenhagen P, Zielke K. Results of surgical correction of kyphotic deformities of the spine in ankylosing spondylitis on the basis of the modified arthritis impact measurement scales[J]. Spine, 1995, 20(14): 1612-1619.

[25] McMaster M J. A technique for lumbar spinal osteotomy in ankylosing spondylitis[J]. J Bone Joint Surg Br, 1985, 67(2): 204-210.

[26] Smith-Petersen M N, Larson C B, Aufranc O E. Osteotomy of the spine for correction of flexion deformity in rheumatoid arthritis[J]. J Bone Joint Surg, 1945, 27: 1-11.

[27] 戴红. 人体运动学 [M]. 北京：人民卫生出版社，2008.

[28] 郭世绂. 骨科临床解剖学 [M]. 济南：山东科学技术出版社，2002.

[29] 宋凯，张永刚，郑国权，等. 强直性脊柱炎胸腰段后凸畸形矫形前后影像学参数分析 [J]. 脊柱外科杂志，2012, 02: 93-96.

[30] 宋凯，张永刚，郑国权，等. 强直性脊柱炎后凸畸形矫形前后生活质量与影像学参数分析 [J]. 中华骨科杂志，2012, 32(5): 404-408.

[31] 宋凯，张永刚，李杰静，等. 肺门作为躯干重心对强直性脊柱炎胸腰段后凸畸形矫形的意义 [J]. 中国骨与关节杂志，2014, 10: 756-762.

[32] 宋凯，张永刚，付君，等. 颌眉角的最优选择及其在强直性脊柱炎后凸畸形矫形设计中的应用 [J]. 中国骨与关节杂志，2014, 10: 732-738.

[33] 宋凯，张永刚，付君，等. 脊柱矫形对强直性脊柱炎胸腰段后凸畸形患者髋关节相关活动能力及生活质量的影响 [J]. 中国脊柱脊髓杂志，2015, 25(10): 871-882.

第10章
单节段截骨与双节段截骨的临床考量

强直性脊柱炎是一种主要累及中轴关节的慢性炎症性疾病，部分患者晚期易伴发僵硬、固定的胸腰段后凸畸形，导致平视、站立、行走、平卧困难等，患者生活质量明显下降。目前，矫形手术治疗是唯一能够恢复患者矢状面平衡、改善患者外观及使患者站立平视的治疗方法。1945 年 Smith-Petersen 首次报道了通过截除关节突等后方结构，以椎体后缘为铰链轴闭合后柱，张开前柱的椎间盘间隙实现对后凸矫正的 SP 截骨术。现已有多种截骨方法被提出，主要包括张开型截骨（opening wedge osteotomy，OWO）、闭合型截骨（closing wedge osteotomy，CWO）、闭合－张开型截骨（closing-opening wedge osteotomy，COWO）。对矫正强直性脊柱炎后凸畸形来说，主要术式有：后路多阶 SP 截骨术（Smith-Petersen osteotomy，SPO）、经椎弓根椎体截骨术（pedicle subtraction osteotomy，PSO）、脊椎切除术（vertebral column resection，VCR）、椎体去骨松质截骨术（vertebral column decancellation，VCD）。

一、截骨数量的确定

顶椎区单节段大角度 SPO 截骨，截骨处宽大，伴随前纵韧带断裂及明显前柱延长，形成锐性前凸角，易导致椎体间错位发生，损伤脊髓。大角度

SPO 会造成内脏及前方大血管损伤、肠系膜动脉栓塞及死亡等严重并发症。多节段 SPO 术后后柱截骨面融合较慢，前柱支撑作用不完全，术后易发生矫正丢失。目前，SPO 主要用于胸段或胸腰段联合其他截骨方式治疗，较少单独用于治疗强直性脊柱后凸畸形。PSO 是目前治疗强直性脊柱炎后凸畸形的主要术式。单节段 PSO 平均可取得 30°~45° 度截骨角度。Kim 等报道了单个节段 PSO 治疗强直性脊柱炎后畸形平均取得 36.2° 矫形。Bridwell 等报道 27 例 AS 后凸畸形采用单节段 PSO 治疗的患者，平均可取得 30.2° 截骨角度以及 34.1° 的腰椎前凸改善。Kawahara 等报道 15 例采用 PSO 治疗的脊柱结核导致的僵硬性后凸畸形患者，平均可取得 44.2° 的截骨角度。Wang 等报道了通过改良的 PSO 治疗 AS 后凸畸形，单节段 PSO 平均可以取得 45° 截骨角度。Berven 等建议在 L1 以下截骨，矫正角度应小于 45°。单椎体截骨角度过大，容易发生椎体错位及脊髓的多度短缩堆积，有加大神经损伤的风险。对大部分强直性脊柱炎后凸畸形患者来说，单节段截骨 PSO 已能够满足矫形需要。但对于重度脊柱后凸畸形患者来说，单节段 PSO 矫形无法满足要求，需要采用双节段 PSO 以满足患者矫形需求。对于 AS 重度后凸畸形的定义，目前文献尚无统一说法。王岩等将颌眉角大于 100° 定义为重度 AS 后凸畸形。李利等将 Cobb 角大于 70° 的 AS 后

凸畸形定义为重度后凸畸形。Chen 等总结了 64 例单节段和 14 例双节段 PSO 截骨术的病例，单节段平均获得 34.5° 矫正，双节段获得 62.6° 矫正，建议对需要矫正角度大于 70° 的患者采用双节段截骨治疗，且两截骨节段间应至少间隔一个椎体。Kiaer等认为如果需要的截骨角度大于 40°，建议采用多节段截骨。Brox 等认为双节段截骨有助于减少潜在的血管神经损伤风险，同时有利于截骨端的稳定与愈合。郑国权等报道尽管单节段椎体截骨最大可取近 60° 截骨角度，但不推荐单节段大角度 PSO 截骨，因为单节段大角度截骨有神经损伤的风险。笔者认为，目前仍没有统一标准决定何时需要采用双节段截骨治疗 AS 后凸畸形。患者安全最为重要，术者根据自身经验、手术操作熟练程度及术前评估的所需截骨角度，来综合决定是否需要采用双节段截骨矫形。如果术前评估所需截骨角度大于术者通过单节段截骨可达到的安全截骨角度，则建议采用单节段截骨配合 SP 截骨。如配合单节段 SP 截骨仍不能满足截骨要求，则建议采用双节段 PSO，不建议采用多个节段 SP 截骨。

术前评估患者所需矫形程度时，除了躯干矢状面平衡需要考虑外，颈椎僵硬程度及髋关节的活动度同样是必须考虑的重要因素。强直性脊柱炎后凸畸形患者中，除了伴有颈胸畸形的患者外，大部分患者颈椎僵硬甚至过度前凸。因此就可能在躯干矢状面平衡完全得到矫正后出现对颌眉角的过度矫正，同样影响患者的平视功能、生活质量及手术满意度。Suk 教授认为，矫正后的颌眉角应该在 −10°~10° 范围内，可使患者取得最优的平视能力。Song 等研究发现，当矫正后的颌眉角在 10°~20° 之间时，患者视野满意度最高，因此提出 10°~20° 为颌眉角的最佳矫正范围。两者看似完全不同，实则存在交叉。Suk 教授测量颌眉角时要求患者完全后伸髋关节，而 Song 等在测量评估患者颌眉角时将下肢关节对体位的影响已排除。所以 Suk 教授提出的颌眉角在排除髋关节后伸的影响后追加 10° 作为伸髋代偿的补充，理想值应该为 0°~20°，与 Song 的最佳颌眉角值存在重合。所以

考虑到颌眉角时，患者躯干矢状面矫形应该适当得不足为好，进而会影响所需截骨角度及截骨节段数量。此外，不同患者髋关节存在不同程度的活动受限。考虑患者术后平躺及坐位功能，髋关节活动受限程度同样可能影响所需的截骨角度及截骨节段数量。根据患者具体情况综合考量，评估患者所需截骨角度及截骨节段的多少。

二、截骨位置的选择

截骨位置的选择对患者同样重要。对于仅需要单节段截骨矫形的 AS 后凸畸形患者来说，截骨部位一定位于腰椎。截骨位置越低，椎管越大，截骨以上力矩越长，同样的截骨角度可以获得更大的矫形效果，同时也越安全。L3 椎体为腰椎前凸顶点，腰椎前凸仍存在时，选择在 L2 椎体行单节段 PSO。腰前凸不存在时，可选择在 L3 椎体行单节段 PSO。这样矫形后的腰椎曲线更加柔和。对于需要采用双节段 PSO 矫形的 AS 后凸畸形患者来说，截骨位置的选择同样要根据腰椎前凸情况决定。双节段 PSO 备选截骨位置通常为 T12、L1、L2 及 L3 椎体。T12 及 L1 椎体通常为胸腰段中心。腰椎前凸仍存在，则选择 T12 及 L2 椎体作为截骨节段；如腰前凸消失甚至为后凸时，则选择 L1 及 L3 椎体为截骨节段。这样矫形术后患者整体脊柱曲线更加柔和及符合生理曲度。

三、截骨角度的计算

腰段或胸腰段单节段或双节段 PSO 被普遍认为是矫正强直性脊柱炎僵硬固定的胸腰段后凸畸形最为安全有效的方式。然而，只有恰当的截骨矫形角度才能既满足矢状面平衡重建的需要，又能恢复患者的平视状态，最终改善患者的活动能力和生活质量。

（一）单节段截骨角度计算

（1）传统的截骨设计："剪纸法"，术前拍摄患

者站立位侧位片，按照 1:1 比例拓展成纸样，在纸张分别测量颈、胸、胸腰段及腰椎的 Cobb 角，分析脊柱后凸中各节段的 Cobb 角，找出截骨矫形最有效的位置。通常认为，L1 为胸腰椎交界处，是矫正胸腰段后凸的理想部位，L3 是腰前凸的顶点，为恢复正常腰椎曲度的理想部位。将纸样剪切，模拟矫形，同时测量颌眉角，最终确定截骨角度。

此为传统的截骨设计办法，直观、易懂，模拟效果好，但其应用相对复杂。此外，传统的模拟法着重于脊柱序列的重建，并未重视骨盆的代偿，因此未能重建良好、整体的骨盆-脊柱矢状面平衡。

（2）SVA（sagittal vertical axis）定义为 C7 与骶骨后上角的水平距离，其反映矢状面的整体平衡情况，当 SVA 在 −4~4 cm 之内，矢状面平衡良好。因此 Ondra 以 SVA=0 cm 作为矢状面矫形重建标准，通过三角函数法将 C7 重置于骶骨后上缘上，并以此明确截骨范围。此后，Yang 在其基础上，将椎体前方皮质闭合点作为旋转中心，更为精确地设计出所需截骨角度及其范围。

Ondra、Yang 提供了一种更为简便、实用的矫形设计方式。然而，该方法同样局限于脊柱序列的重建，而忽略了骨盆代偿状态的恢复。事实上，按照他们的设计方法，无法将 C7 重置于骶骨后上角上。因此，其同样未能重建骨盆-脊柱整体的矢状面平衡。

（3）Min 从患者外观照进行截骨角度设计。他认为，人们正常站立姿态下，躯干与下肢成一直线，并垂直地面，而强直性脊柱炎胸腰段后凸畸形则导致二者成角（躯干前倾，下肢屈曲）。因此，截骨角度即应为可恢复二者成一直线的角度。

此法从外观照入手，简单、方便，不仅仅局限于脊柱后凸的矫正，而是将下肢的代偿情况一起考虑到矫形的设计之中。其膝关节角即反映了膝关节屈曲代偿的部分。然而，由于外观上无法明确髋关节的屈伸情况，所以，该方法实际上忽略了伸髋的代偿机制。

（4）Le Huec 等提出 FBI（full balance intergrated）胸腰段后凸畸形截骨角度设计。以截骨椎体前缘为

旋转中心，将 C7 重置于骶骨终板上方。除此之外，FBI 法兼顾下肢在矢状面上的代偿能力，将股骨倾斜角（反映膝关节代偿的参数）与骨盆倾斜追加角（反映髋关节代偿的参数）补充入截骨角度。

此法同样注重下肢的代偿机制和骨盆-脊柱整体矢状面的重建。其股骨倾斜角即反映了膝关节对矢状面的代偿能力，而骨盆倾斜追加角则反映了髋关节的代偿。然而，FBI 法中的骨盆倾斜追加角实际上大大低估了 AS 后凸患者过度伸髋在矢状面平衡中的代偿能力。

（5）Lamartina 等提出利用脊柱股骨角设计截骨角度，并追加 10° 作为伸髋代偿的补充，如胸椎同时存在活动度，将其过伸过屈位的差值同样补充入截骨角度（对于 AS 患者而言，由于脊柱强直，无需考虑此角度）。

此法基于 FBI 法而设计，其脊柱股骨角实际为 FBI 法中的 C7 TA（CT translation）与 FOA（femoral obliquity angle）的综合，不同之处在于其将所有存在屈膝代偿的患者均追加 10° 作为补充伸髋的代偿。尽管如此，该法同样低估了伸髋在矢状面平衡中的代偿能力。

（6）Van Royen 等将骨盆的旋转情况考虑到截骨矫形的设计方案中，其将反映骨盆位置性参数骶骨倾斜角（sacral slope，SS）设定为 40°，在此基础上，以 SVA=7.5 cm 作为矢状面矫形重建标准。以截骨椎体前缘作为旋转中心，将 C7 重置于骶骨后上缘前方 7.5 cm 处。Van Royen 等在此基础上设计了专门的计算及软件用于临床。

此方法同样注重骨盆-脊柱序列整体的矢状面重建，并通过纠正骨盆的旋转状态来弥补下肢的代偿，而事实上，骨盆的代偿恰反映了整个下肢的代偿情况总和（髋、膝），当骨盆调整至中立位状态时，髋、膝关节均可恢复至正常状态，直接纠正骨盆的旋转比分别纠正髋关节的代偿和膝关节的代偿更为简单方便。

（7）Song 等证实肺门可近似作为强直性脊柱炎胸腰段后凸畸形的躯干重心，并以此代替 C7 作为矢状位重建的影像学标志。其首先通过骨盆形态学

参数 PI 预测理论 PT（tPT=0.37×PI−7），并由此确定骨盆中立位线，再将肺门重置于骨盆中立位线上。

此方法同样着眼于骨盆 - 脊柱序列的整体矢状面重建，与 Van Royen 方法的不同之处在于：①其不再将 C7 作为重建影像学标记；②其通过骨盆参数间的相关性预测不同患者的骨盆中立位状态，更为个性化。

（二）双节段截骨角度计算

Zheng 等在 Song 的单节段截骨角度计算方法的基础上提出了双节段截骨不同截骨位置的截骨角度的计算方法。测量术前 PI，利用公式 tPT =0.37×PI−7 得出 tPT 值，通过 tPT 做一直线，此线定义为该患者骨盆中立位线；将靠尾端的截骨椎体皮质前缘中点定义为 RP1，靠近头端的截骨椎体皮质前缘中点定义为 RP2，以 RP1 为旋转中心，RP1-RP2 为半径逆时针画圆，定义新的 RP2 点为 O 点。角 O-RP1-RP2 为靠近尾端的截骨椎体拟采取的截骨角度。再以 O 点为中心，PR2-HP（HP 为肺门）为半径画圆，与 HA-HP' 相交于 HP' 点。靠近头端的截骨椎体的截骨角度为角 HP'-O-RP2-HP 减去角 O-RP1-RP2。其中靠近尾端的截骨椎体拟采取的截骨角度由术者决定。

（刘　超　宋　凯　张雪松）

参考文献

[1] Van Royen B J, De Gast A. Lumbar osteotomy for correction of thoracolumbar kyphotic deformity in ankylosing spondylitis. A structured review of three methods of treatment[J]. Ann Rheum Dis, 1999, 58(7): 399-406.

[2] Kim K T, Suk K S, Cho Y J, et al. Clinical outcome results of pedicle subtraction osteotomy in ankylosing spondylitis with kyphotic deformity[J]. Spine, 2002, 27(6): 612-618.

[3] Bridwell K H, Lewis S J, Lenke LG, et al. Pedicle subtraction osteotomy for the treatment fixed sagittal imbalance[J]. J Bone Joint Surg Am, 2003, 85(3): 454-463.

[4] Liu C, Yu W, Zheng G, et al. The safe correction angle of osteotomy at T12 and L1 for ankylosing spondylitis kyphosis patients with 2-level osteotomy[J]. Clin Spine Surg, 30(7): 942-947.

[5] Smith-Petersen M N, Larson C B, Aufranc O E. Osteotomy of the spine for correction of flexion deformity in rheumatoid arthritis[J]. J Bone Joint Surg, 1945, 27 : 1-11.

[6] Kim K T, Lee S H, Suk K S, et al. Outcome of pedicle subtraction osteotomies for fixed sagittal imbalance of multiple etiologies: a retrospective review of 140 patients[J]. Spine, 2012, 37(19): 1667-1675.

[7] Kawahara N, Tomita K, Baba H, et al. Closing-opening wedge osteotomy to correct angular kyphotic deformity by a single posterior approach[J]. Spine, 2001, 26(4): 391-402.

[8] Wang Y, Zhang Y G, Mao K Y, et al. Transpedicular bivertebrae wedge osteotomy and discectomy in lumbar spine for severe ankylosing spondylitis[J]. J Spinal Disord Tech, 2010, 23(3): 186-191.

[9] 王岩, 毛克亚, 张永刚, 等. 双椎体截骨术矫正重度强直性脊柱炎后凸畸形 [J]. 中国脊柱脊髓杂志, 2009, 19(2): 108-112.

[10] 李利, 史亚民, 侯树勋, 等. 全脊椎截骨联合椎板 V 形截骨在治疗强性脊柱炎后凸畸形中的应用 [J]. 中国骨与关节杂志, 2008, 7(5): 257-260.

[11] Chen I H, Chien J T, Yu T C. Transpedicular wedge osteotomy for correction of thoracolumbar kyphosis in ankylosing spondylitis: experience with 78 patients[J]. Spine, 2001, 26(16): E354-360.

[12] Kiaer T, Gehchen M. Transpedicular closed wedge osteotomy in ankylosing spondylitis: results of surgical treatment and prospective outcome analysis[J]. Eur Spine J, 2010, 19(1): 57-64.

[13] Brox J I, Helle A. Functional outcome after lumbar closing wedge osteotomy in ankylosing spondylitis[J]. Int Orthop, 2009, 33(4): 1049-1053.

[14] Zheng G, Song K, Yao Z, et al. How to calculate the exact angle for two-level osteotomy in ankylosing spondylitis?[J]. Spine, 2016, 41(17): 1046-1052.

[15] Suk K S, Kim K T, Lee S H et al. Significance of chin brow vertical angle in correction of kyphotic deformity of ankylosing spondylitis patients[J]. Spine, 2003, 28(17): 2001-2005.

[16] Song K, Su X, Zhang Y, et al. Optimal chin-brow vertical angle for sagittal visual fields in ankylosing spondylitis kyphosis[J]. Eur Spine J, 2016, 25(8): 2596-2604.

[17] 郑国权, 张永刚, 王岩, 等. 强直性脊柱炎后凸畸形的 301 分型 [J]. 中国脊柱脊髓杂志, 2015, 25(9): 769-774.

[18] Zheng G, Song K, Zhang Y, et al. Two-level spinal osteotomy for severe thoracolumbar kyphosis in ankylosing spondylitis. Experience with 48 patients[J]. Spine, 2014, 39(13): 1055-1058.

[19] 肖联平, 江毅, 刘智, 等. 强直性脊柱炎后凸畸形的外科治疗 [J]. 中国脊柱脊髓杂志, 2004, l4(9): 527-530.

[20] Van Royen B J, De Gast A. Lumbar osteotomy for correction

of thoracolumbar kyphotic deformity in ankylosing spondylitis. A structured review of three methods of treatment[J]. Ann Rheum Dis, 1999, 58(7): 399-406.

[21] Ondra S L L, Marzouk S, Koski T. Mathematical calculation of pedicle subtraction osteotomy size to allow precision correction of fixed sagittal deformity[J]. Spine, 2006, 31(25): 973-979.

[22] Yang B P, Ondra S L. A method for calculation the exact angle required during pedicle subtraction osteotomy for fixed sagittal deformity: comparison with the trigonometric method[J]. Neurosurgery, 2006, 59(4): 458-463.

[23] Min K, Hahn F, Leonardi M. Lumbar spinal osteotomy for kyphosis in ankylosing spondylitis: The significance of the whole body kyphosis angle[J]. J Spinal Disord Tech, 2007, 20(2): 149-153.

[24] Le Huec J C, Leijssen P, Duarte M, et al. Thoracolumbar imbalance analysis for osteotomy planification using a new method: FBI technique[J]. Eur Spine J, 2011, 20 (5): 669-680.

[25] Lamartina C, Berjano P, Petruzzi M, et al. Criteria to restore the sagittal balance in deformity and degenerative spondylolisthesis[J]. Eur Spine, 2012, 21(1): 27-31.

[26] Van Royen B J, Gast A D, Smit T H. Deformity planning for sagittal plane corrective osteotomies of the spine in ankylosing spondylitis[J]. Eur Spine J, 2000, 9(6): 492-498.

[27] Van Royen B J, Scheerder F J, Jansen E. ASKyphoplan: a program for deformity planning in ankylosing spondylitis[J]. Eur Spine J, 2007, 16(9): 1445-1449.

[28] Song K, Zheng G, Zhang Y, et al. A new method for calculating the exact angle required for spinal osteotomy[J]. Spine, 2013, 38(10): 616-620.

第 11 章
强直性脊柱炎胸腰段后凸矫形
手术内固定范围的选择

一、近端固定椎的选择

强直性脊柱炎（ankylosing spondylitis，AS）是脊柱关节炎的一种类型，通常发生于年轻成人，发病高峰期为 20~30 岁，不同研究中 AS 的患病率估计值为 0~1.4%。主要临床表现为腰背痛和进行性脊柱强直的中轴骨慢性炎症性疾病，同时也可累及髋关节、肩关节和周围其他关节。AS 晚期易出现僵硬固定性的脊柱畸形，典型的畸形表现为胸后凸增大，腰前凸减小、消失或变为后凸，胸腰段后凸及头颈前倾，部分患者有颌胸畸形。由于 AS 患者整个脊柱强直，不能代偿躯体重心前移，下肢为了维持矢状面的平衡，往往采取屈踝关节、屈膝关节、过伸髋关节的姿势。当髋关节受累严重时，这种姿势代偿度也非常有限。

矢状面失衡时，AS 患者的整个躯体生物力学改变，易发生肌肉疲劳、活动受限、疼痛等，继而导致患者站立、平卧、平视及行走困难，严重影响患者的生活质量，部分患者甚至有呼吸和消化功能受累。此外，较差的外观形象对于患者的心理也有较大影响。对于该类患者而言，脊柱矫形手术往往是唯一有效的解决办法。通过手术恢复患者正常的脊柱序列，一方面改善患者的外观，另一方面可以恢复患者平视功能，同时可以部分改善患者的消化和呼吸功能。

目前常用于 AS 后凸畸形的手术方式包括 Smith-Peterson 截骨和经椎弓根截骨（pedicle subtraction osteotomy，PSO）。近些年文献报道的 PSO 治疗 AS 后凸畸形的研究较多，治疗效果令人满意，但对于内固定范围的选择尚未见诸报道，临床应用中存在争议和选择混乱。

近端固定椎（upper instrumented vertebra，UIV）的选择决定近端固定节段，对于其他脊柱畸形患者来说，合适的 UIV 选择可以防止出现交界性后凸（proximal junctional kyphosis，PJK）。对于脊柱僵硬的 AS 后凸畸形患者而言，UIV 应如何选择，UIV 的选择是否会影响矫形程度和固定融合，是否影响 PJK 的发生及是否影响患者术后的生活质量是本研究的目的。

（一）资料方法

回顾性分析 2010 年 1 月至 2013 年 5 月于笔者所在医院行手术矫形的 AS 后凸畸形患者。纳入标准：①采用单节段或双节段 PSO 矫形，椎弓根螺钉内固定的 AS 胸腰段脊柱后凸畸形的患者；②随访 2 年及 2 年以上；③截骨椎分布于 T11~L4。

排除标准：①术前冠状面脊柱侧凸大于 10°；②曾接受过脊柱手术；③术前脊柱存在病理性骨折或假关节。

共有 123 例患者入选，其中男性 110 例，女性

13 例；年龄 21~56 岁，平均 36.1 岁；随访 24~60 个月，平均 29.3 个月。

　　所有入组患者根据近端截骨椎（proximal osteotomied vertebra，POV）和 UIV 的位置关系被分为：A 组（*n*=64）UIV 为 POV 头侧第 3 个椎体，B 组（*n*=59）UIV 为 POV 头侧第 4 个椎体或更头侧椎体，比较两组间患者术前及末次随访时的影像学参数和临床资料。同时，根据 UIV 是否跨过后凸顶椎（apical vertebra，AV），将患者分为 AV 组（*n*=34）与 Non-AV 组（*n*=89），比较两组患者术前及末次随访时的影像学参数及临床资料。

　　影像学参数包括：①全脊柱后凸角（global kyphosis，GK）：脊柱倾斜最大的上端椎体的上终板与倾斜最大的下端椎体的下终板所成夹角；②胸后凸角（thoracic kyphosis，TK）：T5 上终板与 T12 下终板所成夹角；③胸腰段后凸角（thoracolumbar kyphosis，TLK）：T10 椎体上终板及 L2 椎体下终板所成夹角；④腰前凸角（lumbar lordosis，LL）：L1 上终板与 S1 上终板所成夹角，正值表示腰椎后凸，负值表示腰椎前凸；⑤矢状面偏移（sagittal vertical axis，SVA）：C7 铅垂线与 S1 后上角之间的距离，正值表示 C7 铅垂线位于 S1 后上角前方，负值表示 C7 铅垂线位于 S1 后上角后方。

　　AV 定义为位于 T1 与 S1 上终板连线背侧，且与该连线距离最大的椎体（图 11-1A）。所有影像参数测量工作由一名骨科医生实施，并由其他两名骨科医生进行重复，三位医生测得的平均值用于最终数据分析。影像学参数的测量中，长度测量精确度为 0.1 mm，角度测量精确度为 0.1°。

　　临床资料包括患者年龄、性别、椎体固定数量、术中失血量、手术时间、Oswestry 功能障碍指数（Oswestry disability index，ODI 评分）、胸背部疼痛或异物突出感发生情况、末次随访近端交界性后凸（proximal junctional kyphosis，PJK）及内固定失败发生率、其他并发症发生情况。此外，临床资料还包括不同组患者中末次随访时主诉胸背部异物感或疼痛不适的患者比例。PJK 定义为近端交界角（UIV 下终板与 UIV 头侧第 2 个椎体上终板夹角，图 11-1B）增加 10° 或 10° 以上。

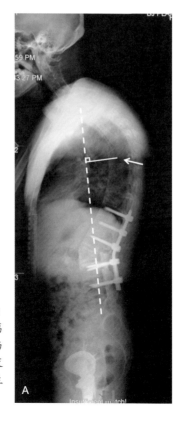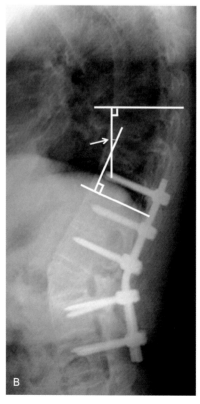

图 11-1　后凸顶椎定位方法及近端－交界角图示
A. 连接 T1 与 S1 上终板的连线后方，与该线距离最大的椎体为后凸顶椎；B. UIV 下终板的垂线与 UIV 头侧第 2 个椎体上终板垂线的夹角为近端交界角，当此角增大超过 10° 及以上时，认为发生近端交界性后凸

（二）研究结果

123 例患者中，69 例行单节段 PSO 截骨，54 例行双节段 PSO 截骨。单节段 PSO 截骨椎体或双节段 PSO 的 POV 位于 T11 者有 2 例，T12 有 16 例，L1 有 35 例，L2 有 43 例，L3 有 24 例，L4 有 3 例。UIV 位于 T7 者 1 例，T8 者 4 例，T9 者 25 例，T10 者 53 例，T11 者 27 例，T12 者 13 例，截骨椎体及 UIV 的位置分布见表 11-1。UIV 与 POV 的位置关系中，UIV 位于头侧 3 个椎体的有 64 例，4 个椎体 46 例，5 个椎体 10 例，6 个椎体 3 例，见表 11-2。

影像学参数的测量中，长度测量精确度为 0.1 mm，角度测量精确度为 0.1°。长度测量的平均误差为 1.6 mm（0~4.0 mm），角度测量的平均误差为 3.3°（0~5.5°）。

平均手术时间 6.2 小时，平均出血量 2 112 mL，伤口浅层感染 7 例（5.7%），未发生深部感染，腰骶部压疮 15 例（12.2%）；术中发生硬膜撕裂 8 例（6.5%）。末次随访时，有 35 例患者（28.5%）诉胸背部有异物突出感或疼痛。随访期间内有 3 例（2.4%）患者出现 PJK。所有患者均未发生远端交

表 11-1　不同截骨椎和近端固定椎病例数量

POV＼UIV	T7	T8	T9	T10	T11	T12	总计
L2	0	1	6	20	15	0	42
L3	0	0	2	1	9	12	24
L4	0	0	0	0	2	1	3
T11+L2	0	1	0	0	0	0	1
T11+L3	0	1	0	0	0	0	1
T12+L2	1	6	6	0	0	0	13
T12+L3	0	1	2	0	0	0	3
L1+L3	0	0	9	26	0	0	35
L2+L4	0	0	0	0	1	0	1
总计	1	4	25	53	27	13	123

表 11-2　不同近端固定椎与近端截骨椎患者数量

POV＼UIV	POV-3	POV-4	POV-5	POV-6	总计
T11	2	0	0	0	2
T12	8	7	1	0	16
L1	26	9	0	0	35
L2	16	20	6	1	43
L3	12	9	1	2	24
L4	0	1	2	0	3
总计	64	46	10	3	123

注：POV - 数字，代表该椎体为 POV 头侧第几个椎体。

界区内固定失败、拔钉、断棒及神经系统损伤等并发症。末次随访与术后即刻的影像资料显示，未发生矫形的明显丢失。

64 例患者的 UIV 位于 POV 头侧 3 个椎体（A组），其余 59 例患者的 UIV 位于 POV 头侧 4 个或更多椎体（B 组）。两组患者平均年龄和性别组成无明显差异（P>0.05），A 组的手术时间（5.3±1.2）小时显著短于 B 组（7.2±1.9）小时（P<0.05），A 组的平均固定节段（8.2±1.4）个明显多于 B 组（7.6±1.0）个（P<0.05）。UIV 跨过 AV 的患者比例，A 组（5/64）明显低于 B 组（29/59）（P<0.05）；两组患者的 GK、TK、TLK、LL、PT 和 SVA 术前值、末次随访值及改变程度差异无统计学意义（P>0.05）。A 组与 B 组患者的 ODI 评分术前值、末次随访及改善程度均无明显差异（P>0.05）。末次随访时，A 组患者出现胸背部疼痛或异物突出感的比例明显低于 B 组患者（P=0.001）。末次随访时，PJK 发生率两组间无明显差异（P>0.05）。

123 例患者中，34 例患者的 UIV 位于 AV 或 AV 头侧（AV 组），89 例患者的 UIV 位于 AV 尾侧（Non-AV 组）。AV 组与 Non-AV 组患者的平均年龄、性别组成、固定节段、术中失血量及手术时间均无明显差异（P>0.05）。两组患者的 GK、TK、TLK、LL、PT 和 SVA 术前值、末次随访值及改变程度差异无统计学意义（P>0.05）。两组患者的 ODI 评分术前值、末次随访值及改善程度均无明显差异（P>0.05）。末次随访时 PJK 发生率两组间没有明显差异（P>0.05）。相较于 Non-AV 组，AV 组的患者在末次随访时诉胸背部异物突出感或疼痛的比例明显较高（P<0.001）。

（三）结论

当 POV 附近有骨折或假关节时，UIV 要跨过骨折处，当术中发现有其他近端螺钉松动，或术者在置钉时感觉螺钉把持力不足时要植入更多的螺钉。如果没有此类情况，UIV 应根据脊柱截骨位置进行选择。

笔者的研究显示 UIV 位于 POV 头侧 3 个（图 11-2A）或更多的椎体时（图 11-2B、C），其矢状

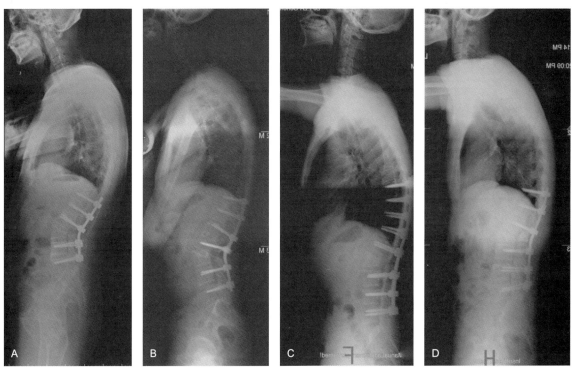

图 11-2　选择不同 UIV 的患者实例

A. 截骨椎体位于 L3，UIV 位于 T12（L3 头侧 3 个椎体）；B. 截骨椎体位于 L3，UIV 位于 T11（L3 头侧 4 个椎体）；C. 截骨椎体位于 L2，UIV 位于 T9，跨过后凸顶椎 T10；D. 截骨椎体位于 L2，UIV 位于 T11，未跨过后凸顶椎 T10

面矫正程度并无差异。与其他脊柱畸形不同，AS后凸患者由于脊柱后柱的完全融合，前柱不同程度的融合，未行截骨的节段对于后凸的改善几乎没有任何的贡献，因此，非截骨节段弯棒时要完全按照原来的后凸形态。在 AS 后凸畸形中，矫形程度主要受截骨角度、截骨部位和截骨数量的影响，椎弓根螺钉内固定系统仅在骨性融合发生前起到临时维持脊柱相对位置的作用。

AS 患者尽管有椎体骨质疏松，但韧带骨化以及过度成骨会形成厚而坚硬的骨皮质区，增强了螺钉的把持力；其次，只要术中没有医源性破坏，近端固定椎体本身与其邻近椎体之间的融合是稳固的。POV 头侧连续 3 对椎弓根螺钉内固定的患者未出现内固定松动或矫形丢失的患者。临床疗效的评估采用 ODI 评分量表，尽管术后功能评分相比术前均有所改善，但选择不同 UIV 的患者之间没有差异。所以，从内固定的把持力及维持矫形的角度看，近端截骨平面以上的 3 对椎弓根螺钉应该足以保持其稳固性及矫形程度，选择更多的椎体是不必要的。因此，我们建议胸腰段脊柱后凸的 AS 患者行 PSO 截骨时，固定 POV 头侧 3 个椎体即可。近端固定更多的椎体时，固定节段和手术时间显著增加，从手术安全及经济方面考虑，对患者也是不利的。

另外，UIV 止于 AV 或 AV 头侧椎体时（图 11-2D），患者出现胸背部疼痛或异物突出感的比例显著增加。患者出现此种不适主要有两方面原因：一方面，由于疾病本身原因或后凸造成的消化功能障碍，AS 患者营养较差，皮下脂肪较薄；另一方面，由于目前椎弓根螺钉技术的限制，钉尾的切迹较高。后凸顶椎区的骨性结构与皮肤距离小于其他节段，当内固定止于后凸顶椎及以上时，钉尾与皮肤的距离更小；钉尾突出严重者，肉眼可见明显的突起（图 11-3）。因此，患者诉胸背部疼痛或异物突出感，在平卧位时尤为明显，甚至影响患者睡眠。

AS 胸腰段后凸矫形时，单节段 PSO 往往选择在无脊髓走行的 L2、L3 椎体水平；双节段 PSO 截骨时，远端截骨椎一般选择在 L2、L3 水平以恢

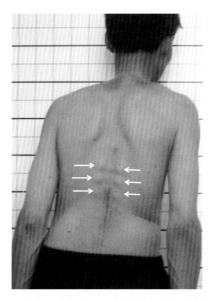

图 11-3　内固定切迹较高，肉眼可见钉尾突出于皮肤表面

复腰前凸，POV 多位于 T11~L1 以矫正胸腰段后凸。总体而言，该类患者的近端截骨椎体多位于 T11~L3，UIV 往往选择在中胸椎或下胸椎。而矫形后的后凸顶点多位于中胸椎或以上。所以，近端固定 3 个节段时，大部分患者可以避免固定至 AV，从而一定程度上减少出现胸背部的不适感。

综上所述，PSO 矫正 AS 胸腰段后凸畸形，当 POV 位于胸腰段或腰段时，近端固定节段选择在近端截骨节段头侧 3 个椎体可取得较好的矫形和固定融合效果。近端固定至后凸顶椎时会增加患者的胸背部不适。

二、远端固定椎的选择

远端固定椎（lowest instrumented vertebra，LIV）的选择决定远端固定节段，对于其他脊柱畸形的患者来说，减少固定节段可以保留更多的脊柱活动度，降低置钉风险及减少手术花费。对于脊柱僵硬的 AS 患者而言，减少固定节段虽不能保留更多的脊柱活动度，但在降低手术风险及花费方面仍有一定益处。

（一）资料方法

与 UIV 选择的研究病例相同。纳入标准：①采

用单节段或双节段 PSO 矫形的 AS 胸腰段脊柱后凸畸形的患者；②随访 2 年或 2 年以上；③远端截骨椎位于 L2、L3 或 L4，且 LIV 位于 L4~S1。

排除标准：①术前冠状面脊柱侧凸大于 10°；②曾接受过脊柱手术；③脊柱存在病理性骨折或假关节。

共有 123 例患者入选，其中男性 110 例，女性 13 例；年龄 21~56 岁，平均 36.1 岁；随访 24~60 个月，平均 29.3 个月。

所有入组患者根据远端截骨椎（osteotomied vertebra，OV）和 LIV 的位置关系被分为：OV+2 组（n=68），LIV 为 OV 尾侧第 2 个椎体（图 11-4A）；OV+3 组（n=53），LIV 为 OV 尾侧第 3 个椎体（图 11-4B）；OV+4 组（n=2），LIV 为 OV 尾侧第 4 个椎体。由于 OV+4 组病例数较少，我们仅比较前两组间患者术前及术后末次随访时的影像学参数及临床资料。另外，根据 LIV 是否为 S1，将患者分为两组：S1 组（n=18）及 Non-S1 组（LIV 位于 L5 或 L5 以上，n=105），比较两组间术前及术后末次随访时的影像学参数及临床资料（图 11-5）。

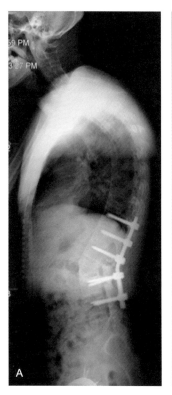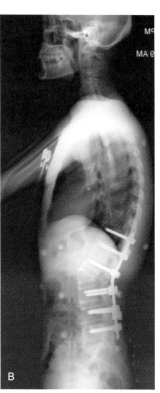

图 11-4　于 L2 行经椎弓根截骨的两例患者侧位脊柱全长 X 线片
A. LIV 选择至 L4；B. LIV 选择至 L5

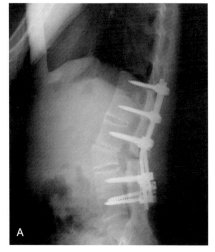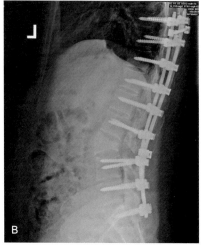

图 11-5　于 L3 行经椎弓根截骨的两例患者侧位脊柱全长 X 线片
A. LIV 选择至 L5；B. LIV 选择至 S1

（二）研究结果

123 例患者中，69 例行单节段 PSO 截骨，54 例行双节段 PSO 截骨。单节段 PSO 或双节段 PSO 远端截骨椎位于 L2 者有 56 例，位于 L3 者有 63 例，其余 4 例患者位于 L4。LIV 位于 L4 者 13 例，位于 L5 者 92 例，位于 S1 者 18 例。OV 及 LIV 的位置分布见表 11-3。OV 与 LIV 的位置关系中，LIV 位于远端 OV 尾侧 2 个椎体的有 68 例，3 个椎体的有 53 例，4 个椎体的有 2 例，见表 11-4。

平均手术时间 6.2 小时，平均出血量 2 112 mL，伤口浅层感染 7 例（5.7%），未发生深部感染，腰骶部压疮 15 例（12.2%）；术中发生硬膜撕裂 8 例（6.5%）。随访期间内有 3 例（2.4%）患者出现 PJK。所有患者均未发生远端交界区内固定失败、拔钉、断棒及神经系统损伤等并发症。末次随访与术后即刻的影像资料显示，未发生矫形的明显丢失。

OV+2 与 OV+3 两组患者平均年龄和性别组成无明显差异（$P>0.05$），OV+3 组平均固定节段（8.2 ± 1.4）个，显著多于 OV+2 组（7.6 ± 1.0）个（$P<0.05$）。两组患者的 GK、TLK、LL 和 SVA 术前值、末次随访值及改变程度差异无统计学意义（$P>0.05$）。OV+2 组与 OV+3 组患者的 ODI 评分术前、末次随访及改善程度均无明显差异（$P>0.05$）。末次随访时，PJK 发生率两组间无明显差异（$P>0.05$）。

S1 组与 Non-S1 组，两组患者的平均年龄、术中失血量及手术时间无明显差异（$P>0.05$）。S1 组平均固定节段（8.6 ± 1.5）个，明显多于 Non-S1 组（7.7 ± 1.2）个（$P<0.05$）。两组患者的 GK、TLK、LL 和 SVA 术前值、末次随访值及改变程度差异无统计学意义（$P>0.05$）。S1 组与 Non-S1 组

表 11-3　不同截骨椎及远端融合椎患者例数

截骨椎	远端固定至 L4	远端固定至 L5	远端固定至 S1	合计
L2	10	30	2	42
L3	0	17	7	24
L4	0	0	3	3
T11+L2	0	1	0	1
T11+L3	0	1	0	1
T12+L2	3	10	0	13
T12+L3	0	2	1	3
L1+L3	0	31	4	35
L2+L4	0	0	1	1
合计	13	92	18	123

表 11-4　远端截骨椎和固定椎不同位置关系患者例数

远端截骨椎	LIV=OV+2	LIV=OV+3	LIV=OV+4	合计
L2	13	41	2	56
L3	51	12	0	63
L4	4	0	0	4
合计	68	53	2	123

患者的 ODI 评分术前值及改善程度均无明显差异（$P>0.05$），而末次随访时 Non-S1 组患者的 ODI 评分明显优于 S1 组（$P<0.05$）。末次随访时 PJK 发生率两组间没有明显差异（$P>0.05$）。相较于 Non-S1 组，S1 组的患者压疮发生率及末次随访时腰骶部的 VAS 评分明显较高（$P<0.05$）。

（三）结论

LIV 应根据脊柱截骨节段进行选择。我们的研究显示 LIV 位于远端截骨椎尾侧 2 个或 2 个椎体时，其矢状面矫正程度并无差异。这是合理的，因为矫形程度主要受截骨角度大小和截骨椎体数量的影响。OV+2 组患者中也未出现内固定失败或远端畸形进展。临床疗效的评估采用 ODI 评分量表，尽管术后功能评分相比术前均有所改善，但不同 LIV 的位置之间没有差异。所以，截骨平面以下的 2 对椎弓根螺钉应该足以保持其稳固性及矫形程度，选择 OV+3 作为 LIV 是不必要的。因此，我们建议胸腰段脊柱后凸的 AS 患者行 PSO 截骨时，将 OV+2 作为最佳的 LIV 选择。理由如下：①腰前凸重建后，螺钉与椎体交界面的应力主要为压应力而非张应力，图 11-6 显示了椎弓根螺钉与骨面的应力构成。②远端固定椎体本身与其下一位椎体之间的融合是稳固的，无一例患者发生过交界区的畸形或骨折。AS 患者尽管椎体骨质疏松，但韧带骨化以及过度成骨会形成厚而坚硬的骨皮质区，增强了螺钉的把持力。

本研究中无论远端固定是否选择至 S1，矫形及固定的效果都是满意的。然而，在随访的过程中，固定节段至 S1 的患者更易发生压疮，并且腰骶部疼痛更加严重。尽管两组术前 ODI 评分无明显差异，但固定至 S1 的患者末次随访时功能评分较差，这可能也与患者的腰骶部疼痛有关。因此，大多数 AS 胸腰段后凸畸形患者进行 PSO 截骨治疗时，S1 并不是理想的 LIV。原因如下：① S1 的螺钉钉尾较为表浅，切迹较高，容易导致压疮发生、腰骶部疼痛以及体表突起物。② L5、S1 之间的融合稳固，一般不会发生交界区的畸形或骨折。③ S1 螺钉置入相对其他螺钉较为困难。根据笔者的经验，由于

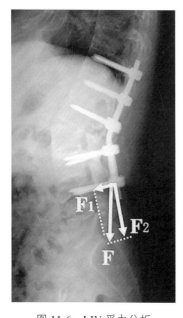

图 11-6　LIV 受力分析
作用于 LIV 的合力（F）可分解为顺螺钉方向的压应力（F_1）和垂直螺钉方向的剪切力（F_2）

骶髂关节融合导致 S1 部分被髂骨遮挡，S1 螺钉的进钉点显露和置入都更加困难。因此，仅在某些特殊情况下需要将固定节段延长至 S1，例如 S1 以上的螺钉把持力不足或 L4 水平存在隐匿性骨折。否则，我们不建议固定至 S1。

对于截骨位置的选择，由于 AS 患者脊柱僵硬，髋轴在整个躯干活动中起到重要的铰链作用。理论上，截骨位置与髋轴距离越短，对矢状面平衡的影响越大。为得到最大的矫正率和安全性，von Royen 建议应在下腰椎进行截骨矫形。然而，根据本研究结果，在 L4 进行 PSO 截骨固定至 S1，可导致较高的并发症发生率。因此，从内固定的角度考虑，胸腰段后凸畸形选择在 L3 或 L3 以上水平进行 PSO 截骨更加合理。

此外，胸腰段或腰段是 AS 脊柱后凸常见部位。考虑到 L2、L3 椎体水平椎管内已无脊髓走行，为避免脊髓损伤，笔者建议在胸腰段选择 L2 作为截骨平面，在腰段选择 L3 作为截骨平面。当后凸畸形较重且需要进行双节段 PSO 截骨时，根据患者畸形的特点，建议首先在 L3 进行 PSO 截骨，而后在 T12 或 L1 再行 PSO 截骨。

（姚子明　黄　鹏　王　征）

参考文献

[1] Lawrence R C, Helmick C G, Arnett F C, et al. Estimates of the prevalence of arthritis and selected musculoskeletal disorders in the United States[J]. Arthritis Rheum, 1998, 41: 778.

[2] Khan M A. HLA-B27 and its subtypes in world populations[J]. Curr Opin Rheumatol, 1995, 7: 263.

[3] Braun J, Bollow M, Remlinger G, et al. Prevalence of spondylarthropathies in HLA-B27 positive and negative blood donors[J]. Arthritis Rheum, 1998, 41: 58.

[4] Ng S C, Liao Z, Yu D T, et al. Epidemiology of spondyloarthritis in the People's Republic of China: review of the literature and commentary[J]. Semin Arthritis Rheum, 2007, 37: 39.

[5] Helmick C G, Felson D T, Lawrence R C, et al. Estimates of the prevalence of arthritis and other rheumatic conditions in the United States. Part I[J]. Arthritis Rheum, 2008, 58: 15.

[6] Thomasen E. Vertebral osteotomy for correction of kyphosis in ankylosing spondylitis[J]. Clin Orthop Relat Res, 1985, 194: 142-152.

[7] Kim K T, Suk K S, Cho Y J, et al. Clinical outcome results of pedicle subtraction osteotomy in ankylosing spondylitis with kyphotic deformity[J]. Spine, 2002, 27: 612-618.

[8] Qian B P, Wang X H, Qiu Y, et al. The influence of closing-opening wedge osteotomy on sagittal balance in thoracolumbar kyphosis secondary to ankylosing spondylitis: a comparison with closing wedge osteotomy[J]. Spine, 2012, 37(16): 1415-1423.

[9] Kim K T, Lee S H, Suk K S, et al. Outcome of pedicle subtraction osteotomies for fixed sagittal imbalance of multiple etiologies: a retrospective review of 140 patients [J]. Spine, 2012, 37(19): 1667-1675.

[10] Zheng G Q, Song K, Zhang Y G, et al. Two-level spinal osteotomy for severe thoracolumbar kyphosis in ankylosing spondylitis. Experience with 48 patients [J]. Spine, 2014, 39(13): 1055-1058.

[11] Wang Y, Bunger C E, Zhang Y, et al. Lowest instrumented vertebra selection in Lenke 3C and 6C scoliosis: what if we choose lumbar apical vertebra as distal fusion end?[J]. European Spine Journal, 2012;21(6): 1053-1061.

[12] Wang Y, Bunger C E, Zhang Y, et al. Lowest instrumented vertebra selection for Lenke 5C scoliosis: a minimum 2-year radiographical follow-up[J]. Spine, 2013, 38(14): E894-900.

[13] van Royen B J, Slot G H. Closing-wedge posterior osteotomy for ankylosing spondylitis. Partial corporectomy and transpedicular fixation in 22 cases[J]. The Journal of Bone and Joint Surgery (British Volume), 1995, 77(1): 117-121.

第 12 章
强直性脊柱炎合并 Andersson 病变

强直性脊柱炎（ankylosing spondylitis，AS）是一种慢性炎性疾病，主要影响脊柱和骶髂关节，引起疼痛、僵硬和进行性胸腰椎后凸畸形。在疾病晚期，AS 表现为脊柱椎间纤维环、前纵韧带、椎间小关节、棘间韧带和黄韧带的进行骨化，同时，由于伴随的骨量丢失，脊柱脆性增加，容易发生骨折。比较微小的外力便可能引发经椎体、经椎间或二者兼备的脊柱骨折，称为 Andersson 病变。Andersson 病变可产生局部进行性疼痛及脊柱后凸畸形，从而导致姿势异常、矢状位失平衡和神经功能损伤。Andersson 于 1937 年最早提出 Andersson 病变的概念。据文献报道，该疾病在 AS 患者中的发病率为 1.5%~28%。

当 Andersson 病变产生症状且保守治疗无效时，通常将手术内固定融合术作为首选的治疗方式。手术的目的是恢复脊柱稳定性、椎管减压、促进骨折端愈合、解除神经压迫并恢复强直脊柱的矢状位平衡。学者们提出了多种治疗 Andersson 病变的手术方法，包括后路融合术、前路融合术以及前后路联合手术。

一、Andersson 病变的病因

自 1937 年 Andersson 首次描述 AS 患者并发 Andersson 病变以来，学者们提出了多种可能引发该病的致病因素，包括感染、炎症、外伤和力学因素。与此同时，对该病的称呼也大多各不相同，包括"Andersson 病变""椎体椎间盘损伤""椎体损伤""破坏性椎体病变""椎体椎间盘炎""椎间盘炎""无菌性椎间盘炎""假性关节病"或"压力性骨折"等，这也间接地反映出该病的真实病因仍存在争议。

1972 年，Cawley 首次将 Andersson 病变分为局部性病变和广泛性病变。根据确切位置进一步将局部性病变细分为：椎体或骨性终板病变、椎体软骨终板病变。广泛性病变仅出现在脊柱完全强直的患者中，并同时包括涉及椎体或骨性终板病变和椎体软骨终板病变。局部性病变往往发生在 AS 的早期，因此，局部性病变的发病被认为以炎症机制为主。Park 等将 Andersson 病变分为炎症性和创伤性两种类型。炎症性的 Andersson 病变常常是多灶性的，同时也通常是 AS 疾病自然进展的一部分。创伤性 Andersson 病变通常是单发病灶，且 AS 病史较长、合并有创伤史及创伤后脊柱骨折端不愈合。Bron 等根据影像学表现将 Andersson 病变分为 3 类：局部病变、广泛性病变伴后柱骨折、广泛性病变不伴后柱骨折。无论导致 Andersson 病变的确切病因是什么，机械性因素都会导致损伤部位的不愈合并引发假关节的形成。

二、Andersson 病变的影像学表现

（一）X 线片检查

常规 X 线检查通常是影像学检查的首选。病变发生的部位可以依靠 X 线片中最下方肋骨的位置来确定。X 线片上 Andersson 病变的典型表现是溶骨性破坏，伴有周围反应性硬化和骨赘形成，以及可能伴有后柱骨折（图 12-1）。Fang 分析了 40 例 Andersson 病变的影像学数据，发现其中 37 例为经椎间盘骨折未愈合、3 例为经椎体骨折未愈合，共有 34 例出现后柱骨折。Dihlmann 认为，X 线片上，1 个或 2 个相邻椎体间出现不同程度的椎间盘间隙变窄、受影响的脊柱节段的后凸畸形以及附近椎体骨松质反应性硬化是区分 Andersson 病变和炎性脊椎盘炎的主要特征。

（二）计算机断层扫描成像

在观察病变范围时，计算机断层扫描（CT）优于常规 X 线片，尤其是通过矢状面重建，CT 可以清楚地显示后柱骨折和小关节未融合（图 12-2）。Chan 等对比了 18 例患者共 22 处 Andersson 病变的 CT 扫描与常规 X 线片的结果，22 处病灶中，有 17 处只在 CT 扫描上可以观察到，但在常规 X 线检查中无法有效识别。与 X 线片相比，CT 扫描更容易辨别病灶的细节，如不规则的椎体椎间盘溶骨性改变伴反应性硬化、真空现象和椎旁组织肿胀等。Zhang 等在回顾性研究中发现继发于小关节周围骨赘形成的椎管狭窄表现。

（三）磁共振成像

磁共振成像（MRI）被认为是检测 Andersson 病变且无放射性副作用的最灵敏的成像方法。邻近椎体中炎性 Andersson 病变的 MRI 信号强度可能会因炎症病程长短而不同。创伤性的 Andersson 病变通常表现为毗邻终板的 T1 和 T2 加权图像上的低信号（提示硬化性改变），或混合信号（在 T1 加权图像上呈低信号并在 T2 加权图像上呈高信号）（图 12-3）。MRI 可用于区分 Andersson 病变与感染性疾病或肿瘤性疾病。与临床表现相结合时，对硬膜、韧带和软组织异常的辨别会更加准确。椎管狭窄主要继发于骨赘形成、黄韧带肥厚和小关节增生。此外，在 MRI 图像上可以清晰地辨别早期后柱破坏性改变。

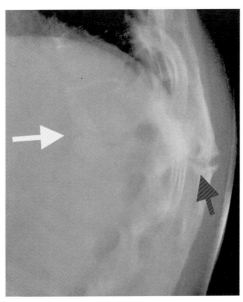

图 12-1 Andersson 病变的 X 线片

示 T12-L1 水平出现 Andersson 病变、椎间盘破坏、椎体溶骨性及反应性硬化（黄色箭头）、后柱骨折（红色箭头）

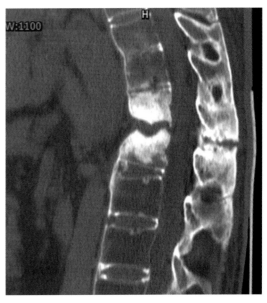

图 12-2 Andersson 病变的 CT 矢状面重建图像

示椎间盘间隙增宽、毗邻椎体的骨溶解及硬化反应性改变、后柱骨折

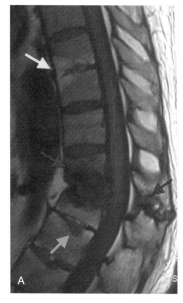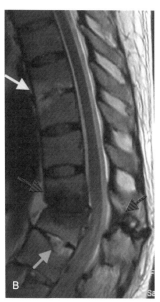

图 12-3　Andersson 病变的 MRI T1 加权（A）和 T2 加权（B）矢状位 MRI 图像

红色箭头：T12-L1 水平外伤性 Andersson 病变伴有后柱骨折、椎管狭窄；黄色箭头：T9-T10 水平的陈旧性炎性 Andersson 病变，伴有骨髓反应性脂肪变性；绿色箭头：L1-L2 水平的急性炎性 Andersson 病变

三、治疗

（一）保守治疗

Andersson 病变的首要治疗原则是保持局部稳定。通常对该病的保守治疗会首先采用药物、石膏固定或支具固定。但是，并没有证据表明药物可以有效治疗症状性 Andersson 病变，包括非甾体类抗炎药、英夫利昔单抗、依那西普、阿达木单抗和抗肿瘤坏死因子 α。而对于石膏固定和支具固定，Shen 等提出，对于发生在上胸椎的 Andersson 病变，胸骨复合体可以作为"第 4 柱"提供可靠的稳定性以防止后凸畸形的发生。由于颈椎和胸腰椎的活动度高，因此对颈椎和胸腰椎 Andersson 病变的治疗并不总是有效。在没有通过手术获得牢固固定的情况下，任何在病变处的微小活动都可能会阻碍病变愈合，无论是支具外固定还是 Halo 支架，均无法消除这种微小活动。

（二）手术策略

手术内固定和融合术被认为是治疗发生症状的 Andersson 病变的主要治疗方法，可以纠正胸腰椎后凸畸形，恢复脊柱稳定性和矢状位平衡，减压椎管，缓解顽固性疼痛和神经压迫，同时促进病变处的骨融合。学者们提出了许多可以治疗 Andersson

病变的外科手术技术，包括通过前路、后路或前后路联合的方法进行器械固定或非器械固定。但是，到目前为止，仍然没有确定哪种术式是最理想的选择。

在既往的研究中，Fang 等建议实施前路融合手术，因为前路融合手术可以直接从前方显露椎体间的病变区域，可以彻底清理及修复病变区域并获得理想的生物力学固定。但是，前路融合手术无法有效完成整体后凸畸形的矫正。Chang 等报道了 30 例后路入路的前方张开楔形截骨术，最终获得了平均 38° 的畸形矫正以及病变区域的骨融合。Chen 等采用前路和后路联合的手术方法治疗晚期 AS 并发 Andersson 病变及脊柱后凸畸形，实现了有效融合并获得了良好的临床效果。但是，无论是一期还是分期完成前路后路联合手术，这种联合入路的方法都会导致更多的手术失血和更长的手术时间，进而可能导致更高的手术风险。

笔者采用了一期经椎弓根及椎间盘截骨手术技术，并在所有患者中均获得了满意的治疗效果（图 12-4）。与针对其他疾病开展的截骨手术或不伴有 Andersson 病变的 AS 截骨手术不同，截骨部位的选择受到 Andersson 病变部位的限制，需要通过局部的截骨处理有效实现充分的后凸矫正。在经椎弓根及椎间盘截骨手术中，将 cage 放置在椎体前柱

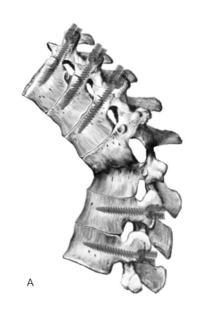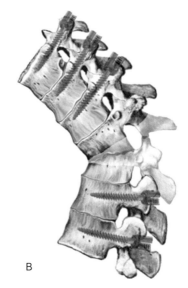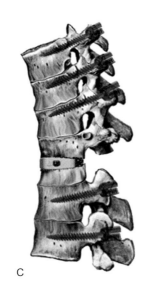

图 12-4 经椎弓根及椎间盘截骨术

A. 强直性脊柱的 Andersson 病变区域；B. 切除病变区域尾侧椎体椎弓根、反应性硬化骨质、椎间盘和间盘头尾侧终板；C. 置入装有自体骨移植物的 cage，完成畸形矫正并实现骨与骨坚固融合

并使之起到铰链点的作用，将预弯的内固定棒安装在截骨区头侧和尾侧的椎弓根螺钉上以增强截骨部位的稳定性，并通过头尾侧缓慢加压的方式实现畸形矫正。与传统的闭合楔形截骨手术（PSO 手术）相比，手术过程中截骨区域更稳定，矫形角度更容易调整。

在手术过程中，需要切除病变区域头尾侧终板及周围的反应性硬化骨质，以暴露正常的骨松质表面。通过将自体骨和 cage 置入截骨区域并完成畸形矫正，最终获得堪比置入自体髂骨的骨与骨牢固融合。尽管 PSO 技术可以应用于角状后凸患者的畸形矫正，截骨区域高度的过度短缩可能会导致极严重的手术并发症，比如硬膜和脊髓褶皱等。与

PSO 技术相比，经椎弓根及椎间盘截骨术可以保留更多的椎体骨质，并且通过置入 cage，可以在实现对严重脊柱后凸畸形更大的矫正效果的同时，有效维持截骨区域高度，避免潜在的脊髓屈曲、褶皱的手术风险。

四、临床病例

【病例 1】 患者女性，47 岁。患有 AS 合并 Andersson 病变（图 12-5）。主诉"严重背部疼痛 2 年余"，且口服止痛药物效果差。

【病例 2】 患者男性，51 岁，在轻度外伤后一年半出现严重的背部疼痛（图 12-6）。

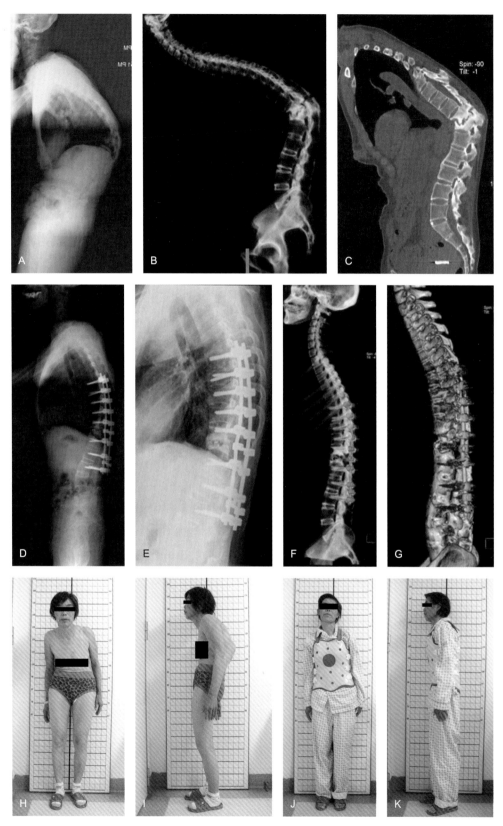

图 12-5　病例 1：AS 合并 Andersson 病变

A~D. 术前 X 线片显示胸腰椎显著后凸畸形，整体后凸为 101°，T11/T12 水平局部后凸为 65°；CT 矢状面重建图像显示 3 柱骨折，伴有不规则的椎体溶骨性及反应性硬化改变；E. 在 T11/T12 进行经椎弓根和椎间盘截骨手术，术后即刻后凸畸形矫正为 11°；F、G. 术后 3.5 年随访 X 线检查显示矫形角度无丢失，CT 三维重建显示截骨区域获得牢固骨性融合；H~L. 外观像显示患者背部畸形获得明显改善

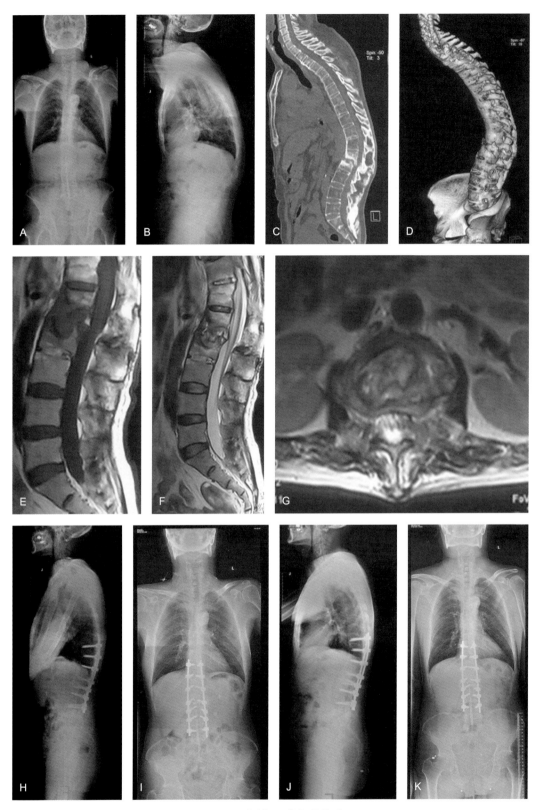

图 12-6　病例 2：背部外伤后

A、B. 术前 X 线片显示胸腰段脊柱轻度后凸，整体后凸为 54°，L1/L2 水平局部后凸为 31°；C、D. CT 矢状面重建图像显示 3 柱骨折，伴有不规则的椎体溶骨性及反应性硬化改变；胸腰椎脊柱 MRI 矢状位图像显示病变头尾侧终板均在 T1 加权 (E) 和 T2 加权 (F、G) 图像呈低信号改变（提示硬化性改变），且毗邻椎体的呈混合信号改变（T1 加权图像呈低信号，T2 加权图像呈高信号）；H、I. 在 L1/L2 行经椎弓根及椎间盘截骨手术，术后即刻后凸校正为 2°；J、K. 术后 1.5 年 X 线检查显示矫正角度无丢失

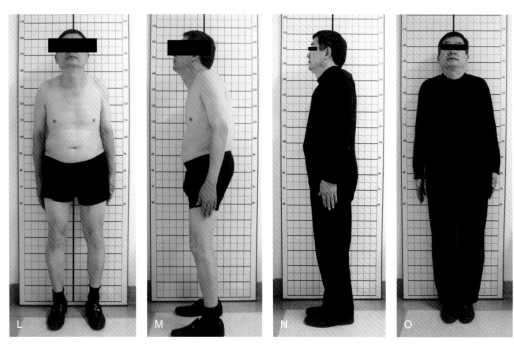

图 12-6（续）
L~O. 外观像显示患者背部畸形获得明显改善

（王　尧　毛克亚　张雪松）

参考文献

[1] Feldtkeller E, Vosse D, Geusens P, et al. Prevalence and annual incidence of vertebral fractures in patients with ankylosing spondylitis[J]. Rheumatology International, 26(3), 2006: 234-239.

[2] Zhang X, Wang Y, Wu B, et al. Treatment of Andersson lesion-complicating ankylosing spondylitis via transpedicular subtraction and disc resection osteotomy, a retrospective study[J]. European Spine Journal, 2016, 25(8): 2587-2595.

[3] Qian B P, Qiu Y, Wang B, et al. Pedicle subtraction osteotomy through pseudarthrosis to correct thoracolumbar kyphotic deformity in advanced ankylosing spondylitis[J]. European Spine Journal, 2012, 21(4): 711-718.

[4] Qiao M, Qian B P, Qiu Y, et al. Radiologic and pathological investigation of pseudarthrosis in ankylosing spondylitis: Distinguishing between inflammatory and traumatic etiology[J]. The Journal of Rheumatology, 2019, 46(3): 259-265.

[5] Bron J L, de Vries M K, Snieders M N, et al. Discovertebral (Andersson) lesions of the spine in ankylosing spondylitis revisited[J]. Clinical Rheumatology, 2009, 28(8): 883-892.

[6] Van Royen B J, Kastelijns R C, Noske D P, et al. Transpedicular wedge resection osteotomy for the treatment of a kyphotic Andersson lesion-complicating ankylosing spondylitis[J]. European Spine Journal, 2006, 15(2): 246-252.

[7] Kim K T, Lee S H, Suk K S, et al. Spinal pseudarthrosis in advanced ankylosing spondylitis with sagittal plane deformity: clinical characteristics and outcome analysis[J]. Spine, 2007, 32(15): 1641-1647.

[8] Park Y S, Kim J H, Ryu J A, et al. The Andersson lesion in ankylosing spondylitis: distinguishing between the inflammatory and traumatic subtypes[J]The Journal Of Bone And Joint Surgery (British Volume), 2011, 93(7): 961-966.

[9] Sakaura H, Hosono N, Mukai Y, et al. Yoshikawa, Paraparesis due to exacerbation of preexisting spinal pseudoarthrosis following infliximab therapy for advanced ankylosing spondylitis[J]. The Spine Journal, 2006, 6(3): 325-329.

[10] Wang G, Sun J, Jiang Z, et al. The surgical treatment of Andersson lesions associated with ankylosing spondylitis[J]. Orthopedics, 2011, 34(7): e302-306.

[11] Chang K W, Tu M Y, Huang H H, et al. Posterior correction and fixation without anterior fusion for pseudoarthrosis with kyphotic deformity in ankylosing spondylitis[J]. Spine, 2006, 31(13): E408-413.

[12] Zheng G Q, Song K, Zhang Y G, et al. Two-level spinal osteotomy for severe thoracolumbar kyphosis in ankylosing spondylitis. Experience with 48 patients[J]. Spine, 2014, 39(13): 1055-1058.

第13章
Surgimap Spine 指导强直性脊柱炎后凸畸形截骨矫形术前计划

　　为了达到最佳的治疗效果，任何手术都需要精确的术前计划。强直性脊柱炎（ankylosing spondylitis，AS）脊柱后凸畸形患者的主要手术目的是恢复脊柱力线、患者的水平视线和矢状面平衡。一些研究已经证明，恢复矢状面平衡对提高患者术后生活质量有很大帮助，可以通过健康相关生活质量（HRQoL）评分量化评估。所以，为了提高临床疗效，我们要尽量恢复患者脊柱力线。

　　术前准备不足可能导致矫行不足或过度矫正。据 Schwab 等报道，在接受腰椎经椎弓根截骨术（pedicle subtraction osteotomy，PSO）的患者中，23% 的患者术后脊柱力线恢复不佳。在另外一项研究中，22% 的胸椎 PSO 手术患者，术后脊柱－骨盆整体参数处于失衡状态。矫形失败不仅会导致术后疗效不佳，还会带来严重的并发症，例如假关节和断棒，而这些并发症往往需要进行翻修手术。Smith 等研究发现，有 8.6% 的成人畸形矫形术患者和 15.6% 的 PSO 患者会出现内固定棒断裂，其主要原因是矢状面力线恢复不良。设计合理的手术计划是降低相应手术并发症的必要前提。

一、术前计划

　　文献报道了一些依靠数学公式推算和图形演绎来指导术前计划的方法。Van 等报道了一项利用生物力学分析来指导脊柱矢状面截骨截形的方法。该方法可以准确测量脊柱矢状轴（sagittal vertical axis，SVA）而不用考虑下肢的位置。其充分考虑了下肢对脊柱矢状位平衡的补偿机制。该方法主要包括两个基本步骤：第一，患者放松站立，膝关节伸直，拍摄包括 C7 和骶骨终板角（sacral endplate angle，SEA）在内的标准全脊柱站立侧位片；第二，在 X 线片上以骶骨终板后缘为坐标原点构建坐标系，旋转图像，使骶骨终板角达到 40°。

　　2008 年，Roy 等开发了一个生物力学和数学程序，使用该程序来指导 AS 脊柱后凸畸形矢状面矫正截骨术术前计划。在计划过程中，根据 SVA、SEA 和下巴－眉毛－垂直角（CBVA）确定矢状平衡。所有患者均接受 L4 的闭合楔形截骨术（closing wedge osteotomies，CWO）治疗，术后矢状位平衡和不能抬头直视的问题得到改善。虽然所有的矢状面参数都有明显的改善，但是术后的结果和分析参数的预测值并不完全匹配。

　　然而，大多数的术前计划方法没有准确地评估整体矢状面平衡，而且忽略了骨盆参数的影响，特别是骨盆入射角（PI）和骨盆倾斜角（PT），会导致术后矫正不足。而且，目前临床中应用的方法都相对复杂。Surgimap Spine（Nemaris 公司，纽约，美国）是一个免费的能帮助医生进行术前计划的计算机软件，越来越受到脊柱外科医生的欢迎。它以文献中报道的知识为基础，通过对脊柱参数进行测量和模拟手术过程，为脊柱截骨手术术前计划提供参考。本章将介绍 Surgimap Spine 在 AS 脊柱后凸畸形患者术前计划制订中的应用。

二、术前矢状位参数的测量

Surgimap 是可以测量冠状面和矢状面参数的专用工具。首先需要导入包括整个脊柱和骨盆在内的前后位和侧位全长脊柱 X 线片。对于 AS 患者，主要的矢状位参数包括矢状垂直轴（SVA）、腰椎前凸角（LL）、骨盆入射角（pelvic incidence，PI）、骨盆倾斜角（pelvic tilt，PT）、骶骨倾斜角（sacral slope，SS）等（图 13-1）。SVA 指的是骶骨后上缘与 C7 铅垂线的距离，如果 C7 铅垂线在骶骨后上缘的前方则将距离定义为正值，如果在骶骨后上缘的后方则定义为负值。利用 Surgimap 测量 SVA 只需要确定 C7 的中心和 S1 的后上角。注意，在测量

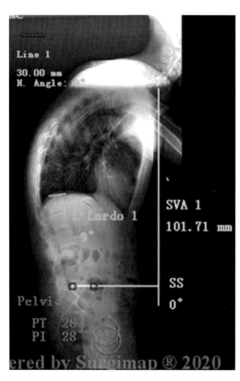

图 13-1　AS 患者术前矢状位参数测量

SVA 的测量：首先确定 C7 的中心和 S1 的后上角，然后进行长度校正；骨盆参数的测量：PT、PI 的测量只需要确定骶骨终板和 2 个股骨头的位置系统；LL 的测量：选择"LLordo"测量工具按键，然后确定 S1 上终板和 L1 上终板

长度之前，必须进行长度校准。外科医生应该在图像上画一条线，然后定义线的实际长度。骨盆参数：PT、PI，确定骶骨终板和 2 个股骨头的位置系统可自动计算。当测量 LL 时，需要确定 S1 上终板和 L1 上终板，图像显示出现一个弧度，表示测量的 LL 角度。

三、模拟截骨过程

模拟截骨过程的第一步是确定截骨位置，一般需要考虑以下因素：尽可能降低神经损伤的同时获得更大的截骨角度，既要使手术区域的结构稳定，又要尽可能多地保留可活动节段。目前，PSO 和脊柱去骨松质截骨术（vertebral column decancellation，VCD）是最常用于 AS 脊柱后凸畸形矫正的两种截骨方法。众所周知，PSO 是一种闭合性楔形截骨术，所以在 Surgimap 里选择"楔形截骨术"按键。模拟楔形切除的部分由三个点、两条线决定。前点位于椎体前皮质，另外两个点是椎弓根与椎体连接的上下两点。比例设置为 50:50 平分。点击"应用截骨"后，软件直接对图像进行变换：移除楔形部分，闭合后柱（图 13-2）。与 PSO 不同，VCD 技术是 Y 形截骨术，而不是 V 形截骨术。VCD 的铰链位于前柱和中柱的交界处。后柱闭合的同时，前柱张开。因此，在软件中模拟截骨时，楔形切除术的前点也选在前柱和中柱的连接处（图 13-3）。值得注意的是，对于 VCD 技术来说，关键问题是如何在术中确定与模拟时的选择楔形切除术的前点在同一位置。我们一般在影像片子上测量模拟的前点到椎弓根之间的长度，术中将球探置入椎弓根，通过 C 臂透视确定球探的深度来确定截骨前点的位置。

四、根据模拟截骨术后脊柱力线恢复情况选择合适的术式

模拟截骨术完成后，影像图形直接发生相应的变化。然后，需要重新测量术后关键的矢状面参数，

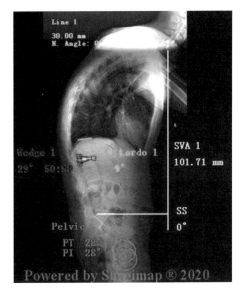
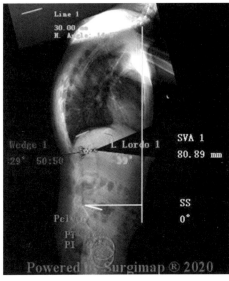

图 13-2　模拟 AS 患者进行 PSO 截骨过程

首先术前测量并分析矢状面参数；截骨水平选择在 L2，采用"楔形截骨"工具，前点位于椎体前皮质；模拟截骨术后显示 X 线图像及参数情况

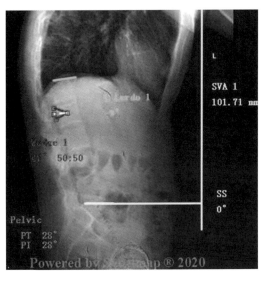
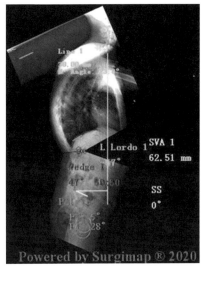

图 13-3　模拟 AS 患者进行 VCD 截骨过程

测量并分析术前矢状面参数；截骨平面选择在 L2，采用"楔形截骨"工具，前点选择前、中柱交界处；模拟截骨后显示影像及参数情况

包括 SVA、LL、PT、PI、SS，确定该截骨方式是否满足个体需要。一般根据 Schwab 等报道的数据评价矫形是否成功（SVA<50 mm，PT<20 mm，PI-LL<10°）。如果单节段 PSO 或 VCD 不足以治疗严重的后凸畸形，建议采用双节段截骨术。

五、讨论

好的手术计划需要精确和全面的矢状线参数评估。Surgimap 不仅可以测量整体和局部的关键参数，而且还考虑了身体用于维持躯干平衡的代偿机制以及脊柱骨盆参数的影响。作为一种几何方法，Surgimap 允许外科医生在脊柱的任何位置进行数据测量，且可在术前 X 线上模拟手术操作，从而评估可能的术后结果。这种新颖的方法还可以预览截骨术后效果，为外科医生评估所需的矫正量并确定其潜在效果提供帮助。而且，Surgimap 是一种公开免费的软件，非常容易学习和使用。对脊柱外科医生来说，它是一种有效而实用的工具。Surgimap 准确评估术后矢状位力线的效果已被证明是极好的。2014 年，Yunus Atici 等评估利用 Surgimap 指导脊柱双节段 PSO 截骨术的效果，得出结论：计算机软件（Surgimap）由于无法估计出血量和脊髓可能的屈曲变形，可能不能作为脊柱截骨畸形的术前计划辅助方法。然而，脊柱畸形术前计划的主要目的是通过分析脊柱冠状面和矢状面线参数，预估手术截骨的效果，以便为患者提供最佳手术方式。所以笔者认为：Surgimap 在术前和术后脊柱参数测量，并模拟截骨术方面可以很好地指导术前计划。而出血量和脊髓屈曲受许多因素的影响，包括患者凝血功能、手术时间以及外科医生的经验和技能。因此，用现有的方法很难预测出血量和并发症。该软件的另一个缺点是无法评估未手术节段可能发生的参数变化。而对于 AS 患者，所有脊柱都是融合固定的，因此其他节段活动度几乎可以忽略。根据笔者的经验，所有患者在手术后都取得了满意的影像和临床效果。

六、结论

Surgimap 软件为 AS 脊柱后凸畸形患者的矫治提供了一种可靠、实用的方法来帮助医生进行术前计划，为脊柱骨盆参数的评估、模拟分析截骨术提供了一种简便的方法。医生应根据患者个体情况选择合适的手术策略。

（胡文浩　胡凡琦　张雪松）

参考文献

[1] Smith J S, Klineberg EO, Schwab F J, et al. Change in classification grade by the schwab-srs adult spinal deformity classification and impact on health-related quality of life measures: Prospective analysis of operative and nonoperative treatment[J]. Spine, 2012, 12: 1663.

[2] Blondel B, Schwab F, Ungar B, et al. Impact of magnitude and percentage of global sagittal plane correction on health-related quality of life at 2-years follow-up[J]. Neurosurgery, 2012, 71: 341.

[3] Schwab F J, Patel A, Shaffrey C I, et al. Sagittal realignment failures following pedicle subtraction osteotomy surgery: are we doing enough?[J]. Clinical Article, 2012, 16: 539-546.

[4] Lafage V, Smith J S, Bess S, et al. Sagittal spino-pelvic alignment failures following three column thoracic osteotomy for adult spinal deformity[J]. European Spine Journal, 2012, 21: 698-704.

[5] Smith J S, Shaffrey C I, Ames C P, et al. Assessment of symptomatic rod fracture after posterior instrumented fusion for adult spinal deformity[J]. Neurosurgery, 2012, 71: 862-867.

[6] Boulay C, Tardieu C, Hecquet J, et al. Sagittal alignment of spine and pelvis regulated by pelvic incidence: standard values and prediction of lordosis[J]. European Spine Journal, 2006, 15: 415-422.

[7] Kim Y J, Bridwell K H, Lenke L G, et al. An analysis of sagittal spinal alignment following long adult lumbar instrumentation and fusion to L5 or S1: can we predict ideal lumbar lordosis?[J]. Spine, 2006, 31: 2343.

[8] Schwab F, Lafage V, Patel A, et al. Sagittal plane considerations and the pelvis in the adult patient[J]. Spine, 2009, 34: 1828.

[9] Lafage V, Schwab F, Vira S, et al. Spino-pelvic parameters after surgery can be predicted: a preliminary formula and validation of standing alignment[J]. Spine, 2011, 36: 1037.

[10] Berjano P, Langella F, Ismael M F, et al. Successful correction of sagittal imbalance can be calculated on the basis of pelvic incidence and age[J]. European Spine Journal, 2014, 23: 587-596.

[11] Pigge R R, Scheerder F J, Smit T H, et al. Effectiveness of preoperative planning in the restoration of balance and view in ankylosing spondylitis[J]. Neurosurgical Focus, 2008, 24: E7.

[12] Ondra S L, Marzouk S, Koski T, et al. Mathematical calculation of pedicle subtraction osteotomy size to allow precision correction of fixed sagittal deformity[J]. Spine, 2006, 31: E973.

[13] Van Royen B J, De G A, Smit T H. Deformity planning for sagittal plane corrective osteotomies of the spine in ankylosing spondylitis[J]. European Spine Journal, 2000, 9: 492.

[14] Le H J, Leijssen P, Duarte M, et al. Thoracolumbar imbalance analysis for osteotomy planification using a new method: FBI technique[J]. European Spine Journal, 2011, 20 Suppl 5: 669.

[15] Akbar M, Terran J, Ames C P, et al. Use of Surgimap Spine in Sagittal Plane Analysis, Osteotomy Planning, and Correction Calculation[J]. Neurosurgery Clinics of North America, 2013, 24: 163.

[16] Hu WH, Wang Y. Osteotomy Techniques for Spinal Deformity[J]. 中华医学杂志（英文版）, 2016, 129: 2639.

[17] Legaye J, Duval-Beaupère G, Hecquet J, et al. Pelvic incidence: a fundamental pelvic parameter for three-dimensional regulation of spinal sagittal curves[J]. European Spine Journal, 1998, 7: 99-103.

[18] Schwab F, Patel A, Ungar B, et al. Adult spinal deformity-postoperative standing imbalance: how much can you tolerate? An overview of key parameters in assessing alignment and planning corrective surgery[J]. Spine, 2010, 35: 2224.

[19] Langella F, Villafañe J H, Damilano M, et al. Predictive accuracy of surgimaptm surgical planning for sagittal imbalance: A cohort study[J]. Spine, 2017, 42: E1297.

[20] Atici Y, Akman Y E, Balioglu M B, et al. Two level pedicle subtraction osteotomies for the treatment of severe fixed sagittal plane deformity: computer software-assisted preoperative planning and assessing[J]. European Spine Journal, 2015: 1-10.

第 14 章
脊柱截骨与关节置换的临床考量

强直性脊柱炎（ankylosing spondylitis，AS）是一种慢性炎症性疾病，主要累及骶髂关节、脊柱、髋，偶尔累及膝关节。18.5%~20% 的 AS 患者的影像学证据表明发生了脊柱融合，30%~50% AS 患者有髋关节受累，而这其中有 90% 的患者会出现双髋关节强直。髋关节受累程度从部分屈曲挛缩到完全强直，其通常处于丧失功能的屈曲位。个别患者也可能畸形融合在外展或内收位。畸形融合在什么位置，与患者部分功能丢失时最常采用的姿势与功能体位有关。

髋关节融合、腰椎前凸丢失以及颈椎与胸椎后凸畸形的进展，导致了 AS 患者典型的代偿性"驼背弯腰"姿势，造成严重的残疾。如果脊柱后凸畸形与髋关节屈曲型强直畸形同时存在，常常导致患者前胸贴近大腿前方，严重的甚至出现"折刀"畸形。由于脊柱畸形和关节活动丢失同时存在，可发生协同叠加作用，除导致胸腹内部脏器功能障碍外，还可合并严重的髋屈肌挛缩，也会显著损害该病晚期患者的步行能力。对这类患者，由于脊柱畸形与髋关节畸形的叠加影响，生活质量将受到严重限制，包括衣食住行等所有日常生活功能。

对于此类患者，手术干预常常是最直接的客观要求，实施手术的目的是减轻疼痛，改善功能，提高生活质量，甚至维持基本的日常生活功能。脊柱截骨矫形术和全髋关节置换术（THR）是最为常见

的外科干预措施。

因此，对于髋关节受累的脊柱矢状面畸形患者，脊柱 – 髋关节的关系在病情评估与围手术期管理中显得至关重要。脊柱畸形合并双髋受累的 AS 患者，通常需要先后进行这两种手术，而针对脊柱与髋关节的手术顺序策略方面仍然存在争议。争议的原因是不同手术顺序可能会导致不同的临床效果。不管是脊柱截骨矫形还是髋关节置换，前序手术后，脊柱骨盆的力线都可能发生改变。脊柱骨盆位置发生改变，必然对后续手术方案产生影响，因此后续手术需要根据前序手术后的变化进行相应的调整，甚至彻底改变既定手术方案。

关于髋关节手术和脊柱截骨手术谁先谁后的问题一直争论不休。一些作者指出，行脊柱截骨矫形术之前，应该对髋部的畸形进行矫正。Lee 等于 1963 年首次提出在行脊柱截骨矫形术前实施 THR。他们的理由是，改善的髋部的正常活动范围和整体疼痛的缓解，有助于对重度屈髋畸形患者的残余脊柱畸形进行更准确的评估。在矫正髋部畸形后，也可以更好地评估脊柱畸形引起相关功能失代偿的机制、矫形手术的必要性以及具体的截骨术式方案等。另一些作者则持不同观点，Kubiak 等证实，对于严重脊柱畸形患者在实施 THA 之前应先行矫正脊柱截骨矫形术，以降低人工关节脱位的风险。Tang 等运用体外 3D 模型模拟显示，当 AS 患者站

立时,骨盆处于相对后倾的状态。如果按解剖位置入人工髋臼,假体前脱位的风险会升高。另外,他们在 2007 年对这项技术进行了更新,并开始使用计算机三维断层扫描进行三维重建,对所描述的骨盆后倾进行动态演示。

事实上,该问题一直存在争议的本身就说明,没有哪一种方案绝对更佳。选择其中之一就意味必须放弃另外一种方案。不管是哪一种方案,在具体实施中都会面临不同的挑战。笔者的前期临床实践经验和研究也证实这一点。手术顺序方案应视患者的具体情况而定。在制订手术计划前,应考虑以下几个方面。

(1) 脊柱畸形和髋关节融合同时并存的 AS 患者,如果先期行 THR,具有假体脱位的潜在风险(图 14-1),尤其是在 THR 术后早期。将脊柱和髋的畸形视为一个整体十分重要,不应该将两者片面地分别处理。对 AS 患者而言,随着时间推移,由病情进展引起的后凸畸形可能导致上身重心向前下方转移。关节融合后,患者无法通过伸髋进行代偿,仅能通过屈膝,甚至屈曲踝关节等下肢关节的静态活动来部分完成少量日常活动。如果在脊柱矫形术前进行了 THR 手术,并且关节正常活动范围得到恢复,那么一旦患者恢复直立姿势,髋关节可能会过度伸展,这也解释了脱位风险增加的原因。Tang 等也认为,对于 AS 累及双髋的患者,由于髋关节置换术后髋关节相对过伸,将髋臼假体以常规

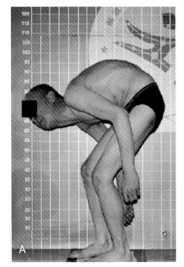
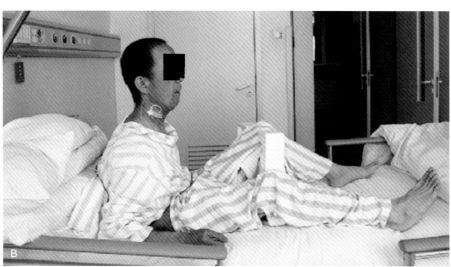
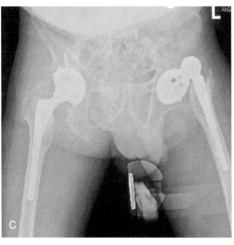
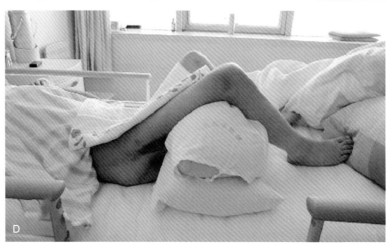

图 14-1　脊柱畸形和双髋融合的 AS 患者先做关节置换,术后出现假体脱位

A. 术前外观照显示严重脊柱畸形与髋关节畸形导致患者日常生活功能障碍;B. 髋关节置换后仍不能平卧;C. 脊柱畸形状态下髋关节脱位;D. 关节置换 2 周后行脊柱截骨矫形手术,患者可以平卧

角度放置时，髋关节更容易发生前脱位。可以说，不论是正常髋关节还是置换术后的髋关节，保持脊柱和骨盆的动态平衡，对于维持最佳的整体平衡和关节正常活动范围是必要的。因此，脊柱－骨盆连接代偿能力的丢失，可能会影响手术整体效果，并增加 THA 术后并发症的风险。

（2）如果伴有脊柱畸形的 AS 患者首先接受THA（图 14-2），术者通常难以确定放置髋臼假体的具体位置。髋臼假体的定位可通过在术中计算骨盆参数，或根据骨盆前平面、参考术中导航来实现。然而，这些静态测量值可能与站、坐等功能位置上实际的髋臼前倾角度缺乏关联性。此外，由于坐位和站立位的正常测量值差异很大，并且骨盆前平面与其他脊柱骨盆参数缺乏关联性，因此其直接相关性及有效性在一些文献中受到质疑。如我们所知，脊柱骨盆关系不匹配的患者，术前的骨盆倾斜角增加，相应地，髋臼假体前倾角过大的发生率很高。Bhan 等发现，前倾角过大可能会导致一些术中的困难，包括假体颈或大转子的后撞击导致的前方不稳定，以及髋臼放置困难、髋关节复位困难，或两者兼有。Buckland 等证实，全髋关节置换术后进行脊柱的矢状序列矫正，会导致髋臼前倾角减小，对其稳定性可能产生影响。Sato 等建议放置髋臼假体时减小前倾；然而，在骨盆后倾改善后，这可能会致髋臼假体前倾不足，导致脊柱矫形术后假体后脱位的发生。Phan 等提出，脊柱僵硬且不平

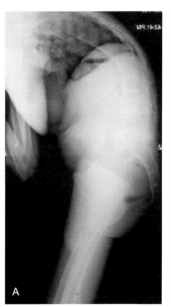
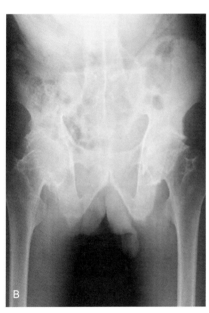
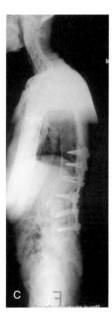

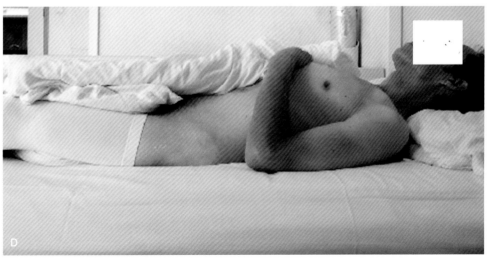

图 14-2 脊柱畸形和双髋融合的 AS 患者先做脊柱截骨矫形，后做关节置换
A. 脊柱侧位 X 线片显示严重脊柱后凸畸形；B. 骨盆正位片显示双髋关节融合畸形；C. 脊柱侧位 X 线片显示先脊柱截骨手术后，矢状面失平衡情况得到纠正；D. 脊柱矫形后，脊柱骨盆力线发生改变，再做关节置换不管是手术体位，还是臼杯的安放都容易很多

衡的患者，在没有达到脊柱平衡的情况下行 THA、再接受脊柱外科手术，如果术后出现髋关节假体撞击和不稳定，则需要对髋臼组件进行翻修，以适应脊柱重新排列后随之改变倾斜位置的骨盆。因此，对于脊柱有僵直性失衡的 AS 患者，应对脊柱矫形手术结果的可能情况进行预测，以指导髋臼假体的放置。

（3）笔者及一些国际同行前期研究显示，可以根据骨盆参数 PI（一种骨盆的解剖学参数）计算所需的脊柱截骨角度，而该角度与髋臼前倾角关联较小。在脊柱截骨矫形术后，脊柱和骨盆之间达到相对正常的序列关系，这也许有助于放置髋臼假体时的定位。Song 和 Van Royen 研发了一种结合生物力学、数理几何学的方法，用于 AS 患者脊柱矢状面截骨矫形术的截骨节段、角度等相关测量及设计。Van Royen 还开发了一种基于计算机的应用程序用于分析，以及实现矢状面矫正计划的可视化。笔者提供了一种方法，根据术前 PI（解剖参数不变）计算理想的术后骨盆倾斜度（PT）——理论 PT（tPT），然后与髋轴共同确定术后的铅垂线位置，至此，躯干重心回到铅垂线上所需的角度即为计划的脊柱截骨角度。故此，理论上计算脊柱手术所需截骨度数可以独立于关节情况。但实际上，不管是脊柱截骨，还是 THR，其术后可能未必能完全达到理想状态，因此后续手术必须根据前序手术进行匹配妥协。比如 THR 术后髋关节活动范围达不到理想状态，那么脊柱手术在截骨度数上也必须有所减少或者不再行脊柱截骨，避免出现新的不匹配问题。脊柱矫形后的重新代偿，到底骨盆前旋到什么程度，并非完全是一一对应关系，根本不可能量化，功能位与解剖位之间的模糊地带如何界定臼杯位置，很难做出合理的判断，这决定了先行关节手术的必然性（图 14-3）。

（4）不管是脊柱截骨手术还是关节置换手术，术后都需要一定的功能锻炼，以更大限度改善术后功能，提高生活质量，但两者所需的功能锻炼是不一样的。脊柱截骨术后不需要手术局部的功能锻炼，相反需要局部佩戴支具制动。换句话说，局部属于"静态"。而关节置换术后需要一定的关节活动，以维持关节活动度，局部属于"动态"。长时间得不到有效的功能锻炼，关节活动范围会明显缩小。先做脊柱手术，脊柱骨盆力线发生改变。在此基础上，THR 术后可以很快得到更安全有效的功能康复锻炼，THR 的围手术期管理将可以更安全地进行。而如果 THR 在先，由于脊柱畸形的存在，锻炼时往往关节活动度不够，导致脊柱手术后关节功能仍然欠佳。但如果双髋关节已经完全融合的患者，当脊柱后凸获得矫正，躯干与大腿之间被拉开，身体重心位置发生改变，在关节置换之前生活质量会变得更差，因为脊柱术后，无法如术前重心低时通过整个身体摆动活动来维持少量的行走功能。当然这种困难是短期的，从长远看，随着 THR 的实施，生活质量将获得很大提高。先 THR 的弊端也是显而易见的，不管是功能锻炼还是实际手术操作，困难远大于脊柱骨盆位置发生改变之后。关节功能往往是此类患者两个手术都做了之后的功能状态的瓶颈。怎么创造良好的功能锻炼环境，也就显得尤为重要。当然，如果由于经济、身体或其他社会因素，两个手术只能做其中之一，单纯关节置换比单纯脊柱截骨术后可获得更多的功能改善。因为髋关节是躯干和下肢的铰链中心，而且是动态过程，而脊柱矫形之后是一个静态过程，静态调节能力远低于动态调节（图 14-4）。

（5）对于有严重后凸畸形的 AS 患者，先行 THR 时，术中也可能发生脊柱并发症，甚至是截瘫。Danish 等报道，两名 AS 患者先接受了 THR，由于手术体位的原因，在术中出现胸椎剪切性骨折，并导致急性外伤性截瘫，可想而知，此类损伤常发生在病床转移和跌倒时。这种情况可能的机制是完全丧失活动性的僵直脊柱过度伸展。可以想象，上、下半身的受力情况，以僵直脊柱的头、尾段部分作为力臂。这种剪切性骨折的位置最常见于椎间隙并累及后方结构，很少发生于椎体本身（VB）。脊柱僵直、骨质疏松的存在会增加椎体骨折及并发脊髓损伤的风险。因此，先对脊柱畸形进行矫正，则可以相对安全地进行 THR 的术前和术

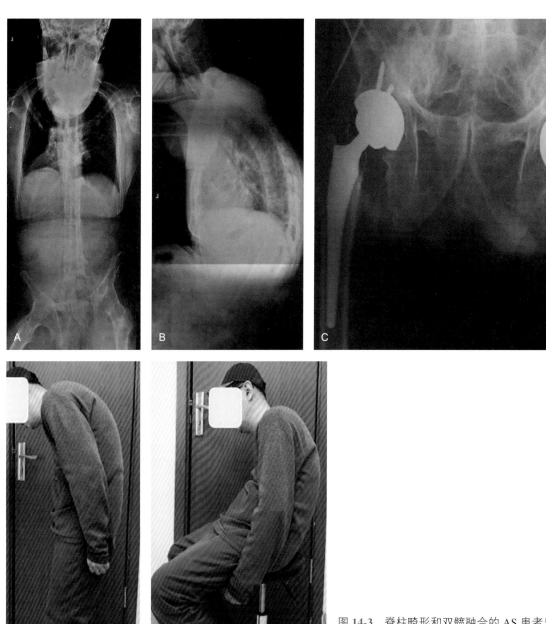

图 14-3　脊柱畸形和双髋融合的 AS 患者只做关节置换

A、B. X 线正侧位片显示脊柱后凸畸形与双髋融合同时存在；C. 先行双髋关节置换手术；D. 关节置换后，外观显示后凸仍明显；E. 由于髋关节术后功能锻炼欠佳，坐位显示髋关节屈曲范围受限，如行脊柱截骨，将不能坐较低的凳子，故决定不再行脊柱截骨是一个现实的选择

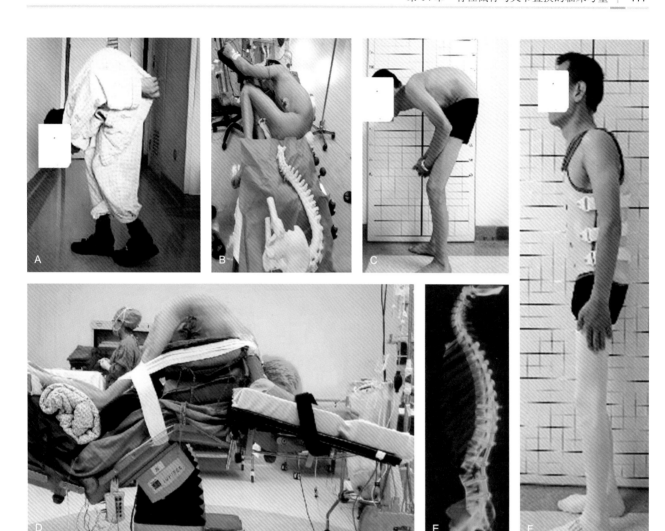

图 14-4　脊柱畸形和双髋融合的 AS 患者先行关节置换，后做脊柱截骨矫形

A. 手术之前的照片显示，患者无法直立；B. 由于畸形非常严重，无法常规手术体位完成脊柱手术，因此在进行截骨术之前进行了双侧 THR；C. THR 之后，有效增加胸部和大腿之间的距离；D. THR 后可以完成脊柱截骨手术的体位摆放；E. 术后 CT 三维重建显示双节段 VCD 截骨后重建脊柱序列良好；F. 患者在脊柱术后可以很自然直立，矢状面失平衡得到很好纠正

后管理。

　　事实上，上述分析是基于脊柱截骨手术和关节手术都可以优先完成。对于严重的脊柱关节都严重受累的患者，如"折刀"畸形，由于严重的脊柱后凸畸形和髋关节屈曲挛缩，以至于无法进行术中合适的体位摆放，先行脊柱截骨矫形术存在困难。除了麻醉气管插管难度较大外，手术体位也是不得不考虑的问题。一般情况下，在实施脊柱截骨矫形术时，患者保持俯卧以进行手术。"折刀"畸形患者的头部、躯干几乎完全与大腿接触，且处于强直状态，因此无法实现常规的俯卧位，无法达到常规脊柱手术的体位摆放要求。对于这类患者，有以下三种可能的治疗方案。

　　第一种方案：选择先行 THR，然后进行脊柱截骨矫形术，因为可以在侧卧位进行全髋关节置换术。在 THR 后，可改善髋关节的正常活动范围，从而在二期手术中实现在手术床上的俯卧位。在此类情形下，术者应清楚先行 THR 可能增加手术间期假体脱位的风险，并告知患者及家属。对于手术本身，尤为重要的是，在行脊柱矫形之前实施全髋关节置换术时，对于放置髋臼假体的倾斜角度和位置，要将下一步脊柱矫形对骨盆倾斜的影响充分考虑在内。而且，评估骨盆与腰椎的匹配关系也很重要，以防止二期手术前发生脱位。手术后的功能锻炼直接影响最终的手术效果。如果关节置换之后能进行有效功能锻炼，在进行脊柱手术之前维持足够的关节活动范围对远期效果至关重要（图14-5）。

第二种方案：首先进行股骨颈切除术，将躯干与大腿之间的距离拉大，可以获得脊柱截骨所需的俯卧位，然后再进行脊柱截骨矫形术，而 THR 将最后实施。股骨颈切除术的目的是改变关节强直的状态，以改善髋关节的正常活动范围。此后，患者便可以实现俯卧位进行脊柱手术。这种治疗方案的优势在于可以确保在 THR 之前进行脊柱截骨矫形手术，从而实现更全面的手术设计。然而，在股骨颈切除术后的早期阶段，患者舒适度更低，如股骨断端撞击也可出现髋部疼痛等情况，并且由于不能站立或行走，脊柱截骨矫形术后的康复治疗也更为

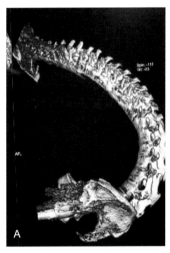

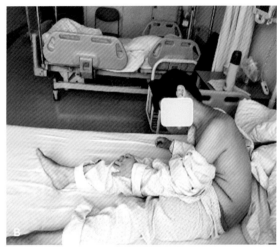

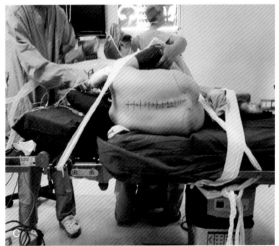

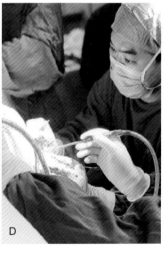

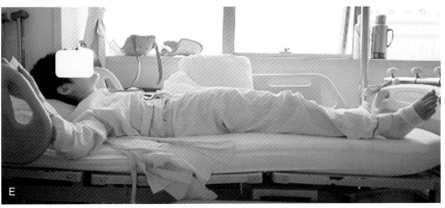

图 14-5 AS 患者先做关节置换，后做脊柱截骨矫形，因为关节活动度差采用侧卧位脊柱手术

A. 术前 CT 三维重建显示脊柱和髋关节均畸形融合；B. 关节置换术后，脊柱畸形的存在仍然严重影响日常生活功能，不能平卧；C. 由于患者身材比较瘦小，畸形严重，不能俯卧位完成脊柱手术，改用侧卧手术；D. 术中图片显示侧卧位脊柱矫形手术；E. 脊柱矫形后，患者可以平卧，日常生活功能得到改善

不便，在脊柱完成矫形后，需要尽可能短时间完成关节置换手术。

第三种方案：在麻醉和护理的合理配合前提下，如果主刀的经验和临床外科技术储备足够，可以采用侧卧位先进行脊柱畸形的矫正手术。侧卧位手术优点是解决了手术体位的问题，但与大多数脊柱外科手术习惯微有些区别，操作难度略大。台上主刀完成截骨时，需要台下助手配合，从腹侧远近两端向背侧复位，而主刀通过钉棒系统向腹侧复位。复位过程可以循序渐进，不强调一次完成，因为侧卧位没有重力因素在复位中的影响，可根据截骨时截骨部位位移情况逐步矫形。

综上所述，脊柱截骨手术和关节手术都可以优先完成的患者，先脊柱手术，后关节手术，可以获得更好的远期效果。当两个手术都能顺利实施，如果前序手术出现不理想的状态，那么后续手术必须根据前序手术的功能状态进行相应调整。AS 患者关节置换后关节活动范围也不可能完全达到正常状态，前期先行关节置换后行脊柱手术的患者，关节功能差的还可以通过关节松解来改善，说明关节的补救功能空间还是很大的。对于先行脊柱手术调整

好脊柱骨盆力线后再行关节置换的患者，其关节功能很少出现活动范围太小的情况。改变了脊柱骨盆的力线，也不需要关节过多的补救。相反，先关节后脊柱手术，如果关节功能欠佳而不得已在脊柱上面做妥协，除非在行后续脊柱手术同时，增加关节松解翻修手术。而对于严重的"折刀"畸形患者，多数情况下建议 THR 之后进行脊柱截骨矫形术，因为患者的畸形程度严重到其体位无法摆放至俯卧位。值得注意的是，在 THR 与脊柱截骨矫形术实施前的手术间期，即使脊柱－骨盆的矢状面畸形得到改善，双侧髋关节也不可能获得较好的功能锻炼，需要在身体和经济方面都具备的前提下，尽快完成后续手术，以获得最佳远期效果。侧卧位下先施行脊柱截骨矫形方案，需要在特定的医院和有经验的医生才能选择。而股骨颈切断术－脊柱矫形术－关节置换术方案，在特定的前提下，也是一种选择，确保"折刀"畸形最终完成矫形，但无疑增加了手术次数、患者痛苦和经济负担。没有哪一种手术方案绝对完美，医生选择自己熟悉的方案可能才是最好的方法。

（郑国权　王　岩）

参考文献

[1] Braun J, Sieper J. Ankylosing spondylitis[J]. Lancet, 2007, 369: 1379-1390.

[2] Dagfinrud H, Mengshoel A M, Hagen K B, et al. Health status of patients with ankylosing spondylitis: a comparison with the general population[J]. Ann Rheum Dis, 2004, 63: 1605-1610.

[3] Weinstein P R, Karpman R R, Gall E P, et al. Spinal cord injury, spinal fracture, and spinal stenosis in ankylosing spondylitis[J]. J Neurosurg, 1982, 57: 609-616.

[4] Chen H A, Chen C H, Liao H T, et al. Factors associated with radiographic spinal involvement and hip involvement in ankylosing spondylitis[J]. Semin Arthritis Rheum, 2011, 40(6): 552-558.

[5] Joshi A B, Markovic L, Hardinge K, et al. Total hip arthroplasty in ankylosing spondylitis: an analysis of 181 hips[J]. J Arthroplasty, 2002, 17: 427-433.

[6] Kubiak E N, Moskovich R, Errico T J, et al. Orthopaedic management of ankylosing spondylitis[J]. J Am Acad Orthop Surg, 2005, 13(4): 267.

[7] Walker L G, Sledge C B. Total hip arthroplasty in ankylosing spondylitis[J]. Journal of Rheumatology, 1991, 29(6): 198-204.

[8] Brinker M R, Rosenberg A G, Kull L, et al. Primary noncemented total hip arthroplasty in patients with ankylosing spondylitis: Clinical and radiographic results at an average follow-up period of 6 years[J]. J Arthroplasty, 1996, 11: 802-812.

[9] Iorio R, Healy W L. Heterotopic ossi-fication after hip and knee arthroplasty: Risk factors, prevention, and treatment[J]. J Am Acad Orthop Surg, 2002, 10: 409-416.

[10] Li J, Xu W D, Xu L, et al. Hip resurfacing arthroplasty for ankylosing spondylitis[J]. J Arthroplasty, 2009, 24: 1285-1291.

[11] Joshi A B, Markovic L, Hardinge K, et al. Total hip arthroplasty in ankylosing spondylitis: an analysis of 181 hips[J]. J Arthroplasty, 2002, 17: 427-433.

[12] Sweeney S, Gupta R, Taylor G, et al. Total hip arthroplasty in ankylosing spondylitis: outcome in 340 patients[J]. J Rheumatol, 28, 2001: 1862-1866.

[13] Gerscovich E O, Greenspan A, Montesano P X. Treatment of kyphotic deformity in ankylosing spondylitis[J]. Orthopedics, 1994, 17: 335-342.

[14] McMaster M J. A technique for lumbar spinal osteotomy in

ankylosing spondylitis[J]. J Bone Joint Surg Br, 1985, 67: 204-210.

[15] Hehne H J, Zielke K, Bohm H. Polysegmental lumbar osteotomies and transpedicled fixation for correction of long-curved kyphotic deformity in ankylosing spondylitis: report on 177 cases[J]. Clin Orthop, 1990, 258: 49-55.

[16] Kilgus D J, Namba R S, Gorek J E, et al. Total hip replacement for patients who have ankylosing spondylitis: the importance of formation of heterotopic bone and of the durability of fixation of cemented components[J]. J Bone Joint Surg, 1990, 72A: 834.

[17] McMaster M J. Osteotomy of the cervical spine in ankylosing spondylitis[J]. J Bone Joint Surg Br, 1997, 79: 197-203.

[18] Weale A E, Marsh C H, Yeoman P M. Secure fixation of lumbar osteotomy. Surgical experience with 50 patients[J]. Clin Orthop Relat Res, 1995, 321: 216-222.

[19] Bisla R S, Ranawat C S, Inglis A E. Total hip replacement in patients with ankylosing spondylitis with involvement of the hip[J]. J Bone Joint Surg Am, 1976, 58: 233-238.

[20] Camargo F P, Cordeiro E N, Napoli M M. Corrective osteotomy of the spine in ankylosing spondylitis: experience with 66 cases[J]. Clin Orthop Relat Res, 1986, 208: 157-167.

[21] Lee M L. Orthopaedic problems in ankylosing spondylitis[J]. Rheumatism, 1963, 19: 79-82.

[22] Mahesh B H, Jayaswal A, Bhan S. Fracture dislocation of the spine after total hip arthroplasty in a patient with ankylosing spondylitis with early pseudoarthrosis[J]. Spine Journal, 2008, 8(3): 529-533.

[23] Kubiak E N, Moskovich R, Errico T J, et al. Orthopaedic management of ankylosing spondylitis. [J]. Journal of the American Academy of Orthopaedic Surgeons, 2005, 13(4): 267.

[24] Tang W M, Chiu K Y. Primary total hip arthroplasty in patients with ankylosing spondylitis[J]. J Arthroplasty, 2000, 15: 52-58.

[25] Tang W M, Chiu K Y, Kwan M F. Sagittal pelvic mal-rotation and positioning of the acetabular component in total hip arthroplasty: Three-dimensional computer model analysis[J]. J Orthop Res, 2007, 25: 766-771.

[26] Lazennec J Y, Brusson A, Rousseau M A. Lumbar-pelvic-femoral balance on sitting and standing lateral radiographs[J]. Orthop Traumatol Surg Res, 2013, 99 (Suppl): S87-S103.

[27] Buckland A J, Vigdorchik J, Schwab F J, et al. Acetabular anteversion changes due to spinal deformity correction: bridging the gap between hip and spine surgeons[J]. Journal of Bone & Joint Surgery (American Volume), 2015, 97(23): 1913.

[28] Rousseau M A, Lazennec J Y, Boyer P, et al. Optimization of total hip arthroplasty implantation: is the anterior pelvic plane concept valid[J]? J Arthroplasty, 2009, 24(1): 22-26.

[29] Eddine T A, Migaud H, Chantelot C, et al. Variations of pelvic anteversion in the lying and standing positions: analysis of 24 control subjects and implications for CT measurement of position of a prosthetic cup[J]. Surg Radiol Anat, 2001, 23(2): 105-110.

[30] Bhan S, Eachempati K K, Malhotra R. Primary cementless total hip arthroplasty for bony ankylosis in patients with ankylosing spondylitis[J]. J Arthroplasty, 2008, 23: 859-866.

[31] Sato T, Nakashima Y, Matsushita A, et al. Effects of posterior pelvic tilt on anterior instability in total hip arthroplasty: a parametric experimental modeling evaluation[J]. Clin Biomech (Bristol, Avon), 2013, 28(2): 178-181.

[32] Phan D, Bederman S S, Schwarzkopf R. The influence of sagittal spinal deformity on anteversion of the acetabular component in total hip arthroplasty[J]. Bone & Joint Journal, 2015, 97-B(8): 1017.

[33] Song K, Zheng G, Zhang Y, et al. A new method for calculating the exact angle required for spinal osteotomy[J]. Spine (Phila Pa 1976), 2013, 38: E616-620.

[34] Van Royen B J, De Gast A, Smit T H. Deformity planning for sagittal plane corrective osteotomies of the spine in ankylosing spondylitis[J]. Eur Spine J, 2000, 9: 492-498.

[35] Van Royen B J, Scheerder F J, Jansen E. ASKypho plan: a program for deformity planning in ankylosing spondylitis[J]. Eur Spine J, 2007, 16: 1445-1459.

[36] Vialle R, Levassor N, Rillardon L et, al. radiographic analysis of the sagittal alignment and balance of the spine in asymptomatic subjects[J]. J Bone Joint Surg Am, 2005, 87: 260-267.

[37] Danish S F, Wilden J A, Sschuster J. Iatrogenic paraplegia in 2 morbidly obese patients with ankylosing spondylitis undergoing total hip arthroplasty: Report of 2 cases[J]. J Neuro Surg Spine, 2008, 8: 80-83.

[38] Fox M W, Onofrio B M, Kilgore J E. Neurological complications of ankylosing spondylitis[J]. J Neurosurg, 1993, 78: 871-878.

[39] Hitchon P W, From A M, Brenton M D, et al. Fractures of the thoracolumbar spine complicating ankylosing spondylitis[J]. J Neurosurg, 2002, 97(2 Suppl): 218-222.

[40] Murray G C, Persellin R H. Cervical fracture complicating ankylosing spondylitis: a report of eight cases and review of the literature[J]. Am J Med, 1981, 70: 1033-1040.

[41] Trent G, Armstrong G, O'Neil J. Thoracolumbar fractures in ankylosing spondylitis. High-risk injuries[J]. Clin Orthop Relat Res, 1988, 227: 61-66.

[42] Ticó N, Ramon S, Garcia-Ortun F, et al. Traumatic spinal cord injury complicating ankylosing spondylitis[J]. Spinal Cord, 1998, 36: 349-352.

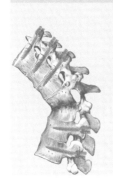

第 15 章
强直性脊柱炎髋关节受累

尽管强直性脊柱炎（ankylosing spondylitis，AS）多起病于中轴骨，且以累及脊柱和骶髂关节最常见，但病变发展累及四肢关节者也很多见，有些 AS 患者甚至直接起病于外周关节。AS 累及外周关节者有 25%~50% 累及髋关节，且 50%~90% 发生于双侧，可导致患者关节强直以及关节功能的丧失。早年认为本病患者男多于女，约为 10∶1，但近年来，普遍认为 AS 发病率在性别上无大的差异。男性患者更多表现为进行性的脊柱和髋关节病变，女性常以外周关节受累多见，且临床症状一般较轻，易被忽略或误诊。AS 发病年龄越早，病情越严重，加之髋关节活动的丢失和经常性的、严重的疼痛，因此可导致明显的残疾。

一、基本病理改变

AS 所侵犯的中轴关节改变主要是由于腱端炎，而 AS 髋关节改变包含着腱端炎及滑膜炎两种病理改变。诱发纤维化或者骨化而使股骨头逐步增大。跟 RA（部分研究者倾向于认同破骨多于成骨而表现出骨吸收）相比而言，AS 则成骨多于破骨而表现出骨赘增生明显。

由于 AS 会导致脊柱僵硬融合，出现后凸畸形，身体躯干重心发生下移及前移，引发矢状面正失衡，机体为代偿后凸畸形，会通过骨盆后倾、后旋骨盆和膝关节屈曲等改变来实现。而当髋关节出现强直时，尤其是出现骨性强直者，这种代偿即失效，为避痛而出现各种不同形式的髋关节畸形，伴或不伴有严重的脊柱畸形。髋关节强直会相应导致其周围肌肉出现废用性萎缩，且随病情的发展而更加重，除此之外，AS 患者还可能出现膝关节处于屈曲畸形状态、骨质疏松等情况。

二、临床表现

典型的 AS 临床表现为反复发作的臀部或下腰背疼痛或发僵，尤以卧久或坐久时明显，翻身困难，晨起或久坐起立时腰部发僵明显，但活动后减轻。髋关节受累时在早期表现出来的症状很容易被忽略，可出现髋关节间歇性疼痛。有的患者感臀髋部剧痛，偶尔向周边放射。疾病早期疼痛多在一侧呈间断性，数月后疼痛多在双侧呈持续性。部分患者为避痛而常处于某种体位，导致最终在该体位强直。髋关节活动功能逐渐丧失。除了髋关节本身症状和畸形外，脊柱也出现不同程度、不同节段的后凸畸形。

三、影像学特征

关节间隙局限性狭窄为 AS 髋关节受累时最早、

最常见的异常影像学征象，在 X 线骨盆平片上为关节间隙狭窄，随着病程的延长和病情加重，关节间隙从狭窄逐渐转为模糊，部分出现间隙消失，骨小梁穿过间隙而强直。部分患者未出现间隙消失、强直征象，而是表现为髋臼骨质破坏、髋臼内陷。

骨盆由于后倾而出现小骨盆环变扁、闭孔增高等征象。

AS 髋关节周围骨质多为骨质疏松，在早、中期，骨质疏松在 X 线片上主要表现为局灶性或散在的筛孔样、小片状骨小梁稀疏区，其周围常常伴有增粗的骨小梁、环形或条状的硬化骨髓质。后期，骨小梁增粗、稀疏或缺失，骨髓质内见斑片状或囊状低密度影，以及索条状、斑片状和环形高密度影。在 AS 病变过程中，活动期与静止期不断交替，骨髓质处于反复破坏和修复的状态，骨质疏松与骨质硬化并存，增粗、硬化的骨小梁以及囊变区的硬化环起到强有力的支撑作用，故 AS 髋关节骨质疏松虽然很常见，股骨头塌陷却很少见。在股骨，由于骨质疏松、骨皮质变薄，髓腔常呈 Dorr B 或 C 型，髓腔形态呈烟囱型（图 15-1）。

Bath AS 髋关节 X 线指数（Bath Ankylosing Spondylitis Radiology Hip Index，BASRI-hip）根据 AS 患者髋关节影像学的改变分为 0~5 级，0 级正常，5 级髋关节病变最严重（表 15-1）。Bath AS 髋

表 15-1　Bath AS 髋关节 X 线指数

分期	描　述
0	正常　无改变
1	可疑　可疑的局灶性的关节间隙变窄
2	轻度　明确的关节间隙变窄但周向的关节间隙大于 2 mm
3	中度　关节间隙变窄且周向的关节间隙小于 2 mm，或骨与骨之间贴合的距离小于 2 cm
4	重度　畸形或骨与骨之间贴合的距离大于 2 cm 或需进行人工全髋关节置换

关节 X 线指数 2 级以上定义为髋关节受累。

四、人工全髋关节置换术重建髋关节功能

人工全髋关节置换术已经成为治疗终末期髋关节疾病的最佳治疗手段。该技术经过半个多世纪的发展，无论从手术技术、假体设计、假体材料以及制造工艺等方面均渐趋成熟。AS 导致的髋关节病变是终末期髋关节病变中最为复杂的疾病之一。因此，手术技术具有很大的挑战性，需要从关节解剖特征本身、髋关节周围肌肉韧带功能，以及髋关节相邻的脊柱和膝关节的功能状态等全面考虑。手术目标是缓解髋关节疼痛，最大限度地恢复髋关节的功能，从而使患者最大程度地恢复日常生活能力。

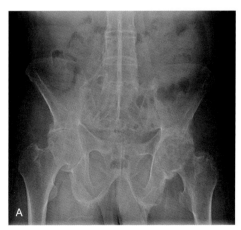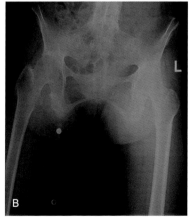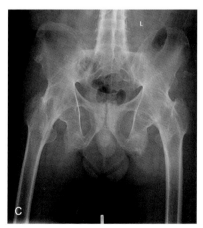

图 15-1　强直性脊柱炎髋关节受累患者不同阶段的 X 线片表现

骨盆呈后倾征象，小骨盆环变扁，闭孔横形椭圆变为纵向椭圆。髋关节周围骨质疏松。A. 髋关节间隙变窄，髋臼轻度内陷；B. 髋关节间隙显著狭窄并模糊，临床查体示双侧髋关节均无任何活动度，表现为纤维强直征象；C. 双侧髋关节间隙消失，代之的是骨小梁贯穿股骨头和髋臼

1. 手术适应证

对于其他髋关节疾病引起的关节病变者，常常是当关节受到明显破坏，引起严重的功能障碍和疼痛时才考虑进行人工全髋关节置换手术。而对于 AS 患者来说，对手术时机的把握可能有些区别。特别是很年轻的 AS 患者，病变进程发展很快，对关节本身以及周围肌腱、韧带的侵犯也非常明显，在短时期内即可引起严重的功能障碍和畸形，明显增加了关节置换手术的复杂性和降低了手术的效果。因此对这类患者需要更早、更积极地进行关节置换手术，以促进功能改善和病痛的解除，可避免软组织的废用性萎缩加重而影响术后髋关节功能的恢复，而且能提高病人的生活质量。若延缓手术时间，由于不手术而导致髋关节会比较长时间地处于非功能位的状态，关节强直严重、肌肉萎缩厉害和明显骨质疏松使手术更加复杂化，同时对术后的功能恢复产生负面影响。当出现关节强直时，术后的恢复就更差。因此，掌握合适的手术时机，对于 AS 患者髋关节症状的解除、功能的恢复非常有益。

所以强直性脊柱炎累及髋关节行人工全髋关节置换术的手术适应证包括：X 线片显示髋关节存在程度较为严重的骨质破坏；通过正规的保守治疗效果欠佳，疼痛严重，反复发作，难以耐受；髋关节的活动功能受到限制，如出现髋关节强直、屈曲畸形，影响日常生活的需要。病变进展较快，疼痛症状明显且骨骼已发育成熟的年轻患者。ESR 升高，病变处于活动期不是手术禁忌证。

2. 手术禁忌证

近期有全身或局部感染、术前髋外展肌缺失或严重纤维化、股四头肌肌力特差者是手术禁忌证。

五、手术前全身状况的评估和术前准备

大多 AS 患者病程长，一般情况较差，多器官受累，往往伴有贫血和营养不良，因而术前需要做好多学科的、充分的手术耐受评估，检查患者除骨骼系统以外的病变，包括营养状况评估、自身免疫评估、重要脏器功能评估、麻醉气道的评估等。邀请相关科室帮助制订相应的处理方案，调整患者身体状态到最佳水平，保证手术安全。

对于使用免疫抑制剂和激素的患者，笔者的经验为术前停免疫抑制剂 2 周；激素等药物可以照常使用，围手术期进行替代疗法，即手术当日术前给予甲泼尼龙（甲强龙）40 mg 静脉滴注，手术中给予甲泼尼龙 40 mg 静滴，术后持续给予甲泼尼龙静滴 3 日，随后改回到患者手术前口服激素的方案。

有别于其他拟行髋关节置换患者，AS 患者的髋关节往往存在不同程度的骨质破坏、畸形甚至关节融合、骨质疏松等特征，因此需要仔细评估受累髋关节的病变特征，合理地选择关节假体以及充分地准备手术工具，制订详尽的手术计划，以确保手术的顺利实施。除了髋关节本身病情的评估与准备外，全面评估脊柱、骶髂关节以及骨盆的状态对成功实施髋关节置换手术同样非常关键。

需要检查脊柱全长正侧位片、动力位以及骨盆、股骨的 X 线片，与脊柱外科医生一起评估脊柱、骶髂关节以及骨盆的畸形状态和程度，并确定是否需要脊柱矫形手术以及畸形矫正的程度。进而判断脊柱骨盆残留畸形对髋关节置换，尤其是髋臼杯植入角度的影响及处理方法（详见后面章节阐述）。

对 AS 患者进行麻醉可能是非常棘手的问题。因为多数患者脊柱骨化强直无法进行椎管内麻醉，多选择全麻。但由于颈椎也经常出现骨化强直，传统方法经口咽气管插管对于 AS 患者可能非常困难并容易出现颈椎骨折。所以术前需判断患者颈椎活动度，颈椎强直患者插管时要轻柔，避免暴力后伸颈部，防止医源性颈椎骨折及脊髓损伤。此时需要有经验的麻醉医生进行喉镜下经鼻插管（图 15-2）。

AS 患者由于存在强直畸形，包括髋关节和脊柱不同节段，所以给摆放标准的体位带来困难。对于脊柱畸形不明显者，尚能摆放标准的侧卧位进行后入路关节置换术。当脊柱出现严重的后凸畸形时，如果将骨盆摆放于相对标准侧位时，头颈及上半部躯干可能就要悬出手术床而无法稳定固定，因此，在这种情况下，需要先将患者头颈、躯干和四

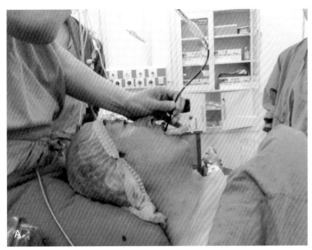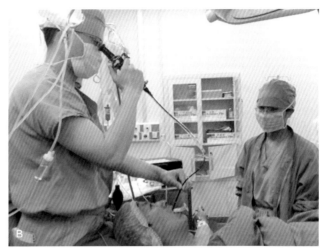

图 15-2　手术麻醉
硬膜外麻醉困难。颈椎强直患者纤维支气管镜辅助插管，全身麻醉

肢尽可能稳定、安全地固定于手术床，然后评估骨盆及下腰段的位置，通过外部辅助装置来帮助手术中进行骨盆及下腰段的参考定位。

对于髋关节强直的患者，尤其是内收位强直者而言，常规消毒和铺单可能困难，此时需要扩大消毒范围，同时需要助手通过屈伸膝关节来方便消毒大腿内侧的区域以及相应地铺无菌巾单。在消毒、铺单时，助手把持患者下肢时需要保持警惕，以免为了方便消毒铺单而过度外展下肢时出现骨折。

六、人工全髋关节置换术的假体选择

AS 髋关节周围骨质往往较差，存在不同程度的骨质疏松，同时 AS 累及髋关节的病变发展过程中，常存在骨质吸收、破坏与骨质重建、修复并存或交替进行的情况，导致髋关节解剖结构存在变异，此时选择合适的假体以获得关节的解剖重建和可靠的初始稳定性尤为重要。随着设计理念和假体材料的不断发展进步，无论骨水泥固定性假体还是非骨水泥固定假体都有非常优良的假体类型选择。

1. 骨水泥型髋关节假体

（1）髋臼骨水泥假体：髋臼骨水泥假体为厚的聚乙烯帽，外表面有垂直和水平的沟槽以增加髋臼在骨水泥套内的稳定性，在塑料内埋入金属线以便

在术后 X 线片上判断假体的外翻和前倾。假体外表面有高 3 mm 的小突起，以保证形成 3 mm 厚连续的骨水泥套，避免臼底突入导致骨水泥套薄弱或中断。多数假体有防脱位高边设计。有的假体周缘有一圈突出的塑料边，可以在挤压时对骨水泥产生加压作用。尽管假体设计和骨水泥技术得到了改进，骨水泥固定髋臼假体的长期使用寿命并未得到实质性改进。目前高交联聚乙烯骨水泥臼杯匹配第四代陶瓷股骨头的假体开始应用，未来有望延长骨水泥髋臼假体的长期使用寿命。

（2）股骨骨水泥假体：股骨骨水泥假体大部分为钴铬合金，以增加假体的弹性模量，降低骨水泥套近端的压力；柄的横截面加宽且棱角圆润的设计可减小形变及防止锐角对骨水泥套的切割。当前流行的柄体设计是锥形滑动设计（taper slip type construct）和组合梁设计（composite beam philosophy）（图 15-3），前者以 Exeter 柄为代表，为光面无领的锥形柄。这种假体的表面与骨水泥没有结合，可以在骨水泥套中下沉，假体在下沉过程中将轴向应力转化为压力，下沉后可以再次获得稳定。后者以 Lubinus SP II 柄为代表，为有领、钴铬合金、解剖形、表面带沟槽、Matte 表面结构。这种假体的设计理念是以骨水泥和假体表面形成牢固的结合为目的，使假体与骨水泥成为一体，消除假体－骨水泥壳之间的微动。SP II 假体在欧洲长期

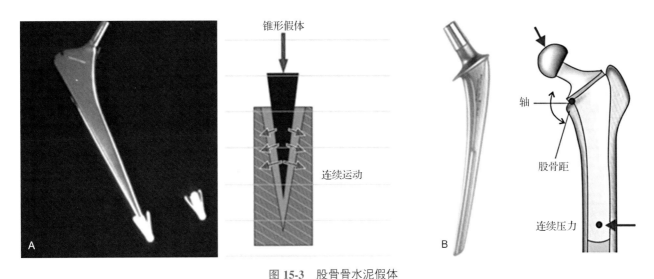

图 15-3　股骨骨水泥假体

A. Taper slip type construct 柄设计理念示意图；B. Composite beam type construct 股骨柄设计理念示意图

应用结果非常优秀，我科使用该假体近 20 年，临床结果证明了该假体良好的临床效果。

骨水泥假体用于 AS 患者具有较非骨水泥假体先天的优势：① AS 患者多伴有骨质疏松，骨质较差，一些患者达到重度骨质疏松程度，因此应用非骨水泥假体很难获得可靠的弹性压配，而骨水泥固定型假体可以获得即刻的固定。② AS 患者出现感染的风险较其他髋关节置换患者高，应用骨水泥固定假体时可混入抗生素以降低感染的发生风险。③ AS 患者的股骨髓腔往往呈烟囱状，多数非骨水泥型假体柄很难做到与之匹配。

2. 非骨水泥型髋关节假体　非骨水泥固定（生物固定）髋关节假体已成为目前主流的假体类型。根据最新统计，在美国约有 90% 的髋臼假体为生物型，中国大多数医生初次置换会选择非骨水泥髋，我科初次置换几乎都选择非骨水泥髋。

（1）髋臼假体：针对 AS 患者髋臼骨质特征，如何获得可靠的弹性压配固定以及长久的生物学固定是选择非骨水泥髋臼杯主要考虑的因素。随着金属材料的改进、设计工艺的提高，新一代多孔涂层半球形假体逐步成为主流，更粗糙的关节表面为假体植入提供了更可靠的初始稳定性，100~400 μm 之间的孔径以及达到 70% 的孔隙率更加有利于骨长入，为获得长久的生物固定提供基础。新一代多孔金属涂层与金属基体同样是整体的金属结构，具

有一定的强度，因此可以将涂层做得更厚，可达 1.5 mm。其优点包括：在保持臼杯强度的同时可以减少其弹性模量；增加骨长入的空间；增加假体表面粗糙度和摩擦力，增加假体植入时的稳定。基于上述多孔金属材料，各公司均开发了相应的多孔金属涂层髋臼假体。新一代臼杯更加适合 AS 等骨质条件较差者（图 15-4）。

（2）股骨假体：和非骨水泥髋臼假体一样，非骨水泥固定的股骨假体也需要考虑如何获得牢固的初始固定（初始稳定性）；如何获得牢固的骨结合（永久稳定性）；如何促进骨生长，避免应力遮挡、骨吸收和大腿痛等因素。对于 AS 而言，由于髓腔结构的变异以及骨质疏松，选择合适的股骨柄非常重要。

当前股骨柄的主流设计为锥形柄，通过 fit 和 fill/without fill 获得初始稳定。目前有多种 taper 设计可选择，锥形柄的优点包括：①能够更好地获得压配和初始稳定，锥形柄通过三点固定的方式获得稳定，由于锥形柄在内外侧与皮质紧密接触，因而固定的三点分别为：内侧股骨距（点 1）、外侧皮质（点 2）和假体远端（点 3）。②能够减少应力遮挡和骨吸收，应力遮挡是假体受力过多导致骨质受力过少的结果，采用钴铬合金制作或者形状设计为解剖形和柱形会增加应力遮挡作用，锥形柄通常采用钛合金制作、锥形设计减小假体横截面积、柄短

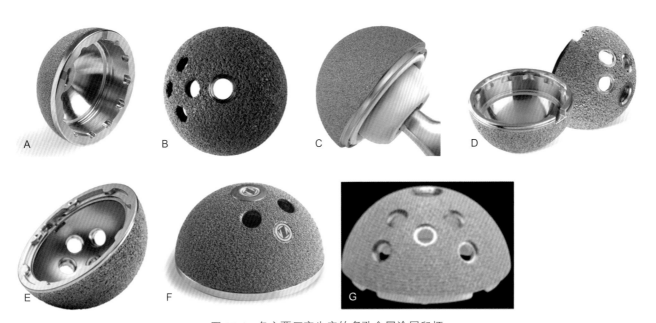

图 15-4 各主要厂家生产的多孔金属涂层臼杯

A. 捷迈 Continiuum；B. 邦美 Regenerex；C. 史塞克 Tritanium；D. 施乐辉 R3；E. 强生 Pinnacle gription

且骨长入部分局限在柄近端，这些设计因素都会减轻应力遮挡作用。③能够减少大腿痛的发生，早期非骨水泥固定假体大腿痛的发生率高达 40%，严重大腿痛的比例达 4%，非骨水泥固定假体大腿痛的发生与假体设计因素关系密切，如弹性模量高、型号大、固定至骨干、远端过度充填等，锥形柄在设计上能够尽量避免上述因素，采用低弹性模量的金属、减小横截面积、柄较短仅固定至干骺端等均可减少大腿痛的发生。④植入更方便：绝大多数锥形柄仅需要近端成形，不需要远端扩髓和骨干区匹配，因而手术操作更简便，时间更短。

七、临床分类与相应手术技术

AS 髋关节受累患者由于髋关节受累的程度不同，髋关节破坏程度、畸形特征也不一样，同时是否伴随脊柱畸形以及脊柱畸形的部位和严重程度都影响着髋关节置换的手术决策，因此，我们针对前述髋关节问题是否存在严重的脊柱畸形进行相应的分类（表 15-2），以便选择合适的手术技术和制订充分合理的术前计划。

1. Ⅰ型关节僵硬型

（1）特点：此种类型的 AS 髋关节受累者往往

表 15-2 髋关节受累分型

类型			特　点		
Ⅰ型	关节僵硬		关节间隙存在，常内陷	关节界面破坏	疼痛明显，活动受限
Ⅱ型	纤维强直	ⅡA（屈曲 <30°）	关节间隙模糊或狭窄	纤维连接	无活动度
		ⅡB（屈曲 >30°）			
Ⅲ型	骨性强直	ⅢA（屈曲 <30°）	关节间隙消失，骨小梁通过关节界面	骨性连接	无活动度
		ⅢB（屈曲 >30°）			
Ⅳ型	髋－脊柱联合畸形	ⅣA（颈胸段畸形）	髋关节病变之外伴有各种类型的脊柱或骶髂关节畸形		
		ⅣB（腰骶段畸形）			

表现为髋关节的疼痛，活动度逐渐减小，髋关节功能受限。X 线片显示髋关节间隙存在，但变窄；髋臼呈现不同程度的骨质破坏以及关节内陷，有时髋臼内陷突破 Koh 线。股骨侧髓腔形态基本正常，骨皮质多数仍属于 Dorr A 型。髋关节周围骨质存在不同程度的骨质疏松。骶髂关节呈骨性融合状态。脊柱往往存在不同程度的畸形，最常见的表现为腰椎前凸减小甚至消失。

（2）手术技术：不同的手术入路都可以完成该类型的关节置换手术，因此可以根据手术医师的喜好选择手术入路。我们常规应用后侧入路实施手术。

由于此种类型的 AS 髋关节受累者的髋关节尚存在活动度，下腰段脊柱畸形及骶髂关节一般不影响标准侧卧位的摆放，我们常规选择侧卧位。

常规后路显露关节腔后，对于重度关节内陷者或者髋臼后壁存在明显的骨赘增生者，我们首先看到的有可能不是股骨颈，而是髋臼后壁或后壁上的骨赘。此时可以屈伸髋关节检查，如果关节后方骨质随着髋关节屈伸运动而运动，则为股骨颈，如果固定不动，则来自髋臼侧。如果髋臼骨质覆盖股骨颈，需要去除髋臼后壁少量骨质露出股骨颈，然后脱位髋关节。如果暴力脱位可能会导致髋部骨折（图 15-5）。

（3）制备髋臼：由于髋臼存在不同程度的内陷，所以在髋臼锉磨锉髋臼时不能按照常规用小号髋臼锉加深髋臼，而是使用与骨性髋臼尺寸大小相似的髋臼锉磨锉髋臼骨床，使髋臼壁周缘与臼杯相匹配，而臼底由于内陷会形成空腔，可用股骨头自体颗粒骨（大小：0.8 cm×0.8 cm×0.8 cm）填充，使臼杯置于解剖旋转中心的位置（图 15-6）。

（4）臼杯植入角度的决策：由于强直性脊柱炎髋关节受累患者的脊柱腰骶段和骶髂关节也受到累及，由此影响骨盆的位置。当患者自然站立时，骨盆往往呈后倾位（retroversion，图 15-7），相应地，

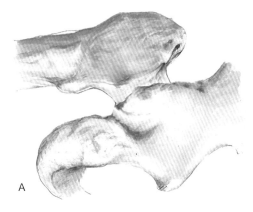
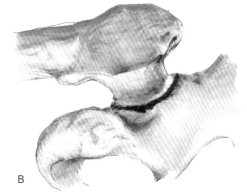

图 15-5　脱位髋关节
A. 后侧入路显露髋关节后方，可见部分股骨颈被髋臼后壁和增生的骨赘所覆盖，使脱位困难；B. 去除髋臼后壁骨赘及少许髋臼后壁，即可充分显露股骨颈，即可安全脱位

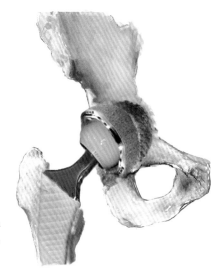

图 15-6　臼杯置于正常旋转中心位置，底部空腔由取自自体股骨头的颗粒骨填充压实

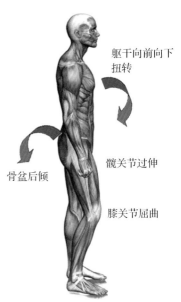
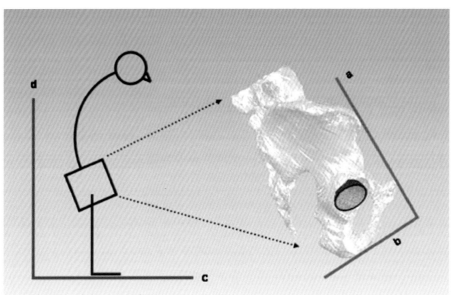

图 15-7　强直性脊柱炎躯干前倾使骨盆后倾，导致髋关节呈过伸状态

髋臼的角度也发生相应的变化，其变化的量可根据腰骶－骨盆相关参数的计算推导出来。

（5）脊柱－骨盆相关参数

● Pelvic incidence（PI）——骨盆入射角：骶骨终板中点与双侧股骨头中心连线中点所连直线与骶骨终板垂线形成的夹角，大小范围：55°±10.6°。

● Sacral slope（SS）——骶骨倾斜角：骶骨终板与水平线形成的夹角，大小范围：41°±8.4°。

● Pelvic tilt（PT）——骨盆倾斜角：骶骨终板中点与双侧股骨头中心连线中点所连直线与垂线形成的夹角，大小范围：13°±6°。

（6）自然站立时骨盆位置变化与髋臼角度变化的关系：骨盆后倾→SS↓，PT↑，髋臼前倾角（AA）↑；PT 值每改变 1°＝AA 值改变 0.6°；PT 值每改变 1°＝髋臼外展角改变 0.8°。所以，AA 改变值为：△ PT×0.6°；髋臼外展角改变值为：△ PT×0.8°。基于上述的变化关系，我们可以确定臼杯植入的理想前倾角度和外展角度。

臼杯可选择生物固定型臼杯或骨水泥臼杯，我们偏好应用生物固定型臼杯，最好选择新一代微孔涂层半球形臼杯，并使用螺钉固定。髋臼内衬可选择 delta 陶瓷内衬或高交联聚乙烯内衬。

股骨髓腔的制备与常规无异，可以选择生物固

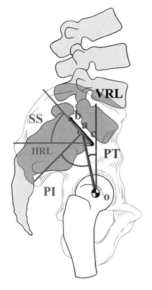

图 15-8　脊柱骨盆参数示意图

定型或骨水泥固定型股骨柄，我们偏好应用生物固定型股骨柄。由于强直性脊柱炎患者骨骼质量较差，所以在制备髓腔、植入假体、复位关节以及平衡髋关节周围软组织时注意避免假体周围骨折。

（7）典型病例：见图 15-9。

2. Ⅱ型纤维强直型

（1）特点：此类 AS 髋关节受累患者可以看作是一种中间类型，即受累髋关节之关节间隙变窄并被纤维结缔组织连接而无任何活动，使得患者髋

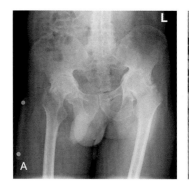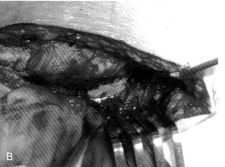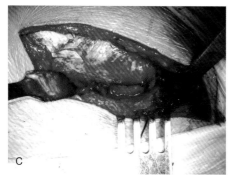

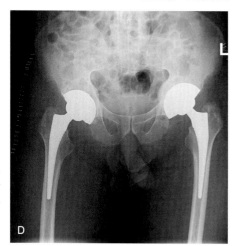

图 15-9　32 岁男性患者，AS 累及双髋

A. 髋臼均内陷，属 Ⅰ 型；B. 后侧入路显露髋关节后方，髋臼后壁及骨赘将大部分股骨颈覆盖，此时容易误认为股骨颈而强行脱位，最终导致骨折的风险增加；C. 去除髋臼后壁骨赘和少许后壁骨质后，显露出股骨颈，此时即可安全脱位髋关节；D. 全髋关节置换术后 X 线片，显示臼杯置于正常旋转中心，臼底空腔由自体颗粒骨（取自股骨头）充填

关节强直于某一体位，而无任何的关节活动度和功能。虽然患者髋关节由于关节强直而无明显疼痛，但关节功能丧失导致日常生活能力显著下降，尤其是髋关节强直于非功能位时。X 线片显示骨盆过伸位，受累髋关节的关节间隙明显变窄且模糊不清，髋关节位置异常，包括屈伸位异常和旋转位置的异常（图 15-10）。髋臼轻度内陷，但一般不超过 K 线。股骨侧髓腔形态往往呈烟囱型，骨皮质常为 Dorr B/C 型。髋关节周围存在明显的骨质疏松。根据髋关节矢状面畸形的不同分为 Ⅱ A（屈曲畸形 <30°）和 Ⅱ B（屈曲畸形 >30°）两种亚型。骶髂关节呈骨性融合状态。脊柱往往存在不同程度的畸形，常表现为腰椎前凸减小、消失，胸、腰段后凸畸形以及颈椎骨性强直等。

（2）手术技术：后侧入路及前外侧入路可以应对所有纤维强直性髋，而前侧入路则难以完成屈曲型纤维强直髋。我们常规应用后侧入路实施手术。

我们常规选择侧卧位，由于此种类型的 AS 髋关节受累者的髋关节强直，且强直于不同的体位，

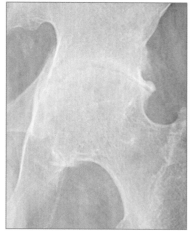

图 15-10　AS 髋关节受累 X 线片

显示关节间隙明显均匀性变窄，查体无任何活动度，属 Ⅱ 型，纤维强直型

同时脊柱也存在不同程度和不同节段的畸形，因此，标准侧卧位体位的摆放相对困难。因此，需要辅助装置帮助在术中准确定位骨盆及下腰段的位置。

常规后路显露关节腔后，充分暴露股骨颈、股骨转子区后方以及髋臼后壁，采用原位截骨技术进

行股骨颈截骨。

• 原位截骨技术：该技术主要适用于由于各种原因导致髋关节难以脱位的情况。具体技术包括充分暴露股骨颈、股骨转子区后方以及髋臼后壁，髋臼拉钩充分牵开切口后方的软组织，尤其是走行于切口后方的坐骨神经，然后靠近股骨转子区进行股骨颈截骨，防止截骨时伤及髋臼前壁。用摆锯截骨时，不必要完全截断，而是保留股骨颈前方一薄层骨皮质，然后手法折断，这样可以避免锯片伤及前方重要软组织结构。如果患者髋关节处于明显的外旋位强直体位，则后方操作空间很小，此时可以选择往复锯于大转子后上方进行股骨颈截骨，先截除一楔形骨块，给股骨屈曲内旋提供空间；然后屈曲内旋股骨，显露股骨颈，按照常规截除多余的股骨颈骨质（图15-11）。

（3）髋臼制备：我们经常难以在截骨区识别股骨头与髋臼之间的界限（图15-12），很难直接将股骨头从髋臼内去除，所以需要先经截骨面应用最小

号的髋臼锉进行磨锉，去除部分股骨头内骨质后，用骨凿或刮匙探查股骨头与髋臼的界面，然后去除所有的髋臼内股骨头骨质，完全显露骨性髋臼。使用与骨性髋臼初次相接近的髋臼锉磨锉髋臼，如果内陷明显，在臼底可以进行自体颗粒骨植骨。然后压配半球形生物微孔涂层臼杯，应用螺钉加强初始稳定。髋臼内衬可选择delta陶瓷内衬或高交联聚乙烯内衬。

股骨髓腔的形态常呈烟囱型，所以选择股骨柄假体时需要仔细评估髓腔特征，由于髋关节存在畸形，很难获得标准的AP位X线片以及标准侧位片，所以很难对股骨侧进行准确的模板测量。基于此，当我们在选择生物固定型股骨柄时，扁平锥形（flat tapered）或2D锥形设计可能是最佳的选择，其前后面是扁平的，不与股骨皮质接触，在内外侧平面呈楔形；通过内外侧与皮质锁定以及三点固定获得初始稳定。通常为无领设计，多为近端多孔涂层，涂层限于假体近端的1/3~5/8，假体内外

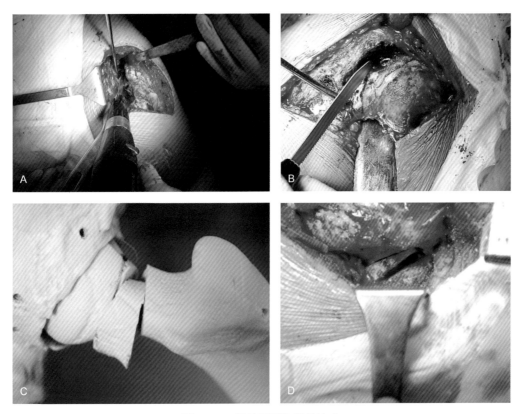

图15-11 股骨颈原位截骨技术

A、B. 采用往复锯截骨，减少对髋关节后方软组织结构的损伤；C、D. 采用二分截骨法先截除股骨颈部分骨块，取出后即可轻松前移股骨，充分显露髋臼

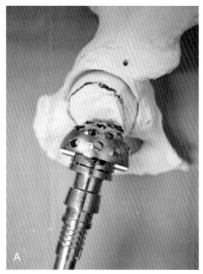
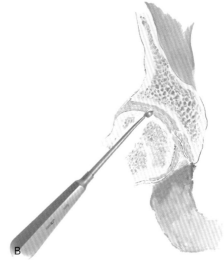

图 15-12　确认头－臼界面
首先应用小号髋臼锉直接磨锉头臼区，将大部分头内骨质去除后，用刮匙穿破头关节面（B），即达到头臼界面，以此为标记清除所有股骨头骨质。此时即可制备髋臼

侧尺寸随假体型号增加而增加，但前后尺寸通常不变，植入时仅需近端开口成形，不需远端扩髓。此类柄适合于 Dorr B 和 C 型髓腔。典型的假体包括：Taperloc（Biomet，Warsaw，IN）、Tri-Lock（Depuy，Warsaw，IN）、ML taper（Zimmer，Warsaw，IN）、Accolade（Stryker）等，Corail（Depuy，Warsaw，IN）和 LCU（LINK，German）等。这类 HA 全涂层的锥形柄，由于是骨松质压配型假体柄，非常适合于 Dorr B 和 C 型髓腔并骨质疏松明显者。由于 AS 患者骨骼质量较差，所以在制备髓腔、植入假体、复位关节以及平衡髋关节周围软组织时注意避免假体周围骨折。假体周围骨折最常见于粗隆区，往往在打压髓腔锉和植入假体柄时出现，有时需要在此区预绑钢丝以防止骨折出现。

软组织平衡技术：AS 不仅累及骨质，而且还累及肌腱、韧带等软组织，导致这些组织的弹性变差，尤其是在髋关节处于某一畸形体位时，即使置换关节后，由于软组织的挛缩、变韧而难以矫正畸形。这时需要对挛缩的软组织结构进行松解来矫正畸形。

屈曲挛缩畸形，我们把髋关节屈曲超过 30° 以上者定义为屈曲挛缩畸形。此时需对髋关节前方软组织进行松解以使髋关节能够完全伸直。引起髋关节屈曲挛缩的结构有前方的骨赘（股骨侧和髋臼侧）、前方髋关节囊、髂腰肌腱、阔筋膜张肌腱性

结构前侧半、前方股直肌内的挛缩条带等。所以在松解前方结构时，按照次序边松解边检查髋关节的伸直情况。在松解阔筋膜张肌腱性结构前侧半时，对于屈曲挛缩畸形不算严重者，可以行 pie crust 技术，而对于畸形重者，可直接横形断开直到肌性结构（图 15-13）。

伸直位畸形，我们把髋关节屈曲在 30° 以内者定义为伸直位畸形。此时需对髋关节后方软组织结构进行松解以使髋关节能够获得足够的屈曲。引起髋关节伸直位畸形的结构有髋关节周围骨赘（股骨侧和髋臼侧）、后方髋关节囊、髂腰肌腱、臀大肌腱在粗隆区止点、阔筋膜张肌腱性结构后侧半等。所以在松解后方结构时，按照次序边松解边检查髋关节的伸直情况。在松解阔筋膜张肌腱性结构后侧半时，可以行 pie crust 技术，而对于软组织挛缩严重者，可直接横形断开直到肌性结构（图 15-14）。

关节本身的紧张度也影响关节的活动度，对于这类患者，我们建议宁松勿紧的原则。

（4）典型病例：见图 15-15。

3. 骨性强直型

（1）特点：此类 AS 髋关节受累患者的髋关节间隙完全消失，股骨头与髋臼之间呈骨性融合状态。此类患者临床表现与纤维强直性相似，患者髋关节强直于某一体位，无任何的关节活动度和功能。髋关节无明显疼痛，但关节功能丧失导致日常

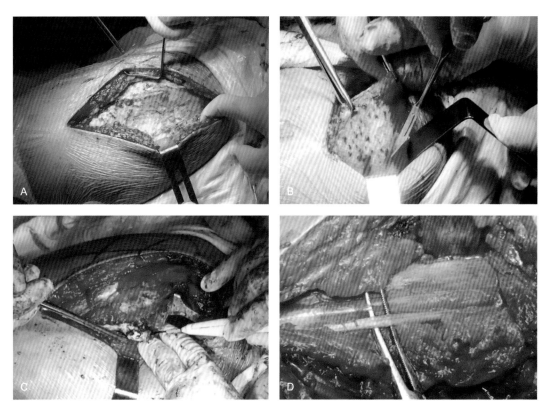

图 15-13　屈曲挛缩畸形的软组织松解 1

A. 术中显露阔筋膜张肌，见其广泛挛缩、腱膜化；B. 尖刀片对广泛挛缩、腱膜化的阔筋膜（前半部分）进行拉花，增加其延展性；C. 电刀松解髂腰肌于小转子止点；D. 显露肌束内的纤维挛缩带

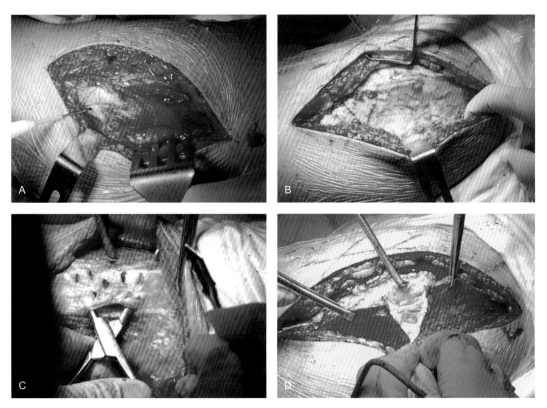

图 15-14　屈曲挛缩畸形的软组织松解 2

A. 术中显露阔筋膜张肌，见其广泛挛缩、腱膜化；B. 对阔筋膜张肌（后半部分）进行拉花；C. 对重度挛缩者进行阔筋膜张肌的后半部分进行横断；D. 松解止于股骨粗线的臀大肌止点

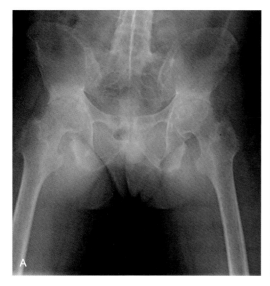
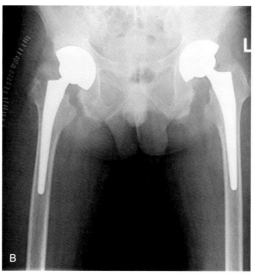

图 15-15　强直性脊柱炎累及双髋
A. X 线片显示双侧髋关节间隙明显变窄，临床表现为无任何活动度，所以属于纤维强直型；B. 术后
X 线片显示完全去除股骨头后，将臼杯植于髋臼骨质上

生活能力显著下降，尤其是髋关节强直于非功能位时。髋关节周围肌肉容易疲劳。X 线片显示骨盆过伸位，受累髋关节的关节间隙完全消失，并可见稀疏的骨小梁贯穿股骨头颈及髋臼。髋关节位置异常，包括屈伸位异常和旋转位置的异常。股骨侧髓腔形态多呈烟囱型，骨皮质常为 Dorr B/C 型，但也有 Dorr A 型者。髋关节周围存在明显的骨质疏松。根据髋关节矢状面畸形的不同分为 ⅡA（屈曲畸形 <30°）和 ⅡB（屈曲畸形 >30°）两种亚型。骶髂关节呈骨性融合状态。脊柱往往存在不同程度的畸形，常表现为腰椎前凸减小、消失，胸、腰段后凸畸形以及颈椎骨性强直等。CT 扫描显示髋关节骨性融合，股骨头与髋臼界面完全消失。但卵圆窝已然存在，这也是在术中寻找真臼的解剖定位标记点（图 15-16）。

（2）手术技术：后侧入路及前外侧入路可以应

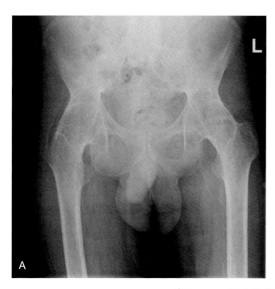
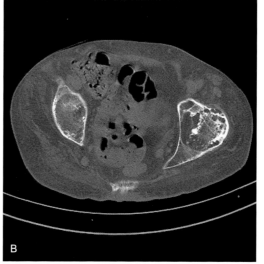

图 15-16　强直性脊柱炎患者的髋关节
A. X 线片显示关节间隙消失，骨小梁穿过头白为骨性强直；B. 同一患者的髋关节 CT 显示，骨性融合的髋关节仍清晰可见卵圆窝

对所有骨性强直性髋，而前侧入路则难以完成屈曲型骨性强直髋。我们常规应用后侧入路实施手术。

我们常规选择侧卧位，由于此种类型的 AS 髋关节受累者的髋关节强直，且强直于不同的体位，同时脊柱也存在不同程度和不同节段的畸形，因此，标准侧卧位体位的摆放相对困难。因此，需要辅助装置帮助在术中准确定位骨盆及下腰段的位置。

常规后路显露关节腔后，充分暴露股骨颈、股骨粗隆区后方以及髋臼后壁，采用原位截骨技术（见前述）进行股骨颈截骨。

（3）髋臼制备：由于股骨头颈与髋臼的界面完全骨性融合，不能、也不需要将股骨头颈完全去除。在制备髋臼时，先用最小号的髋臼锉在股骨颈截骨面沿股骨头颈的方向磨锉，形成初步的臼窝，然后在此臼窝的下方用骨凿或刮匙寻找骨质内的软性组织，在此处找到的软性组织即为髋臼卵圆窝内的软组织。以此为髋臼臼底的标记点进行磨锉髋臼，如果骨质较松，可在最后几锉行反向磨锉，通过压实骨松质扩大髋臼，增加髋臼的骨性支撑力。残留周缘的多余股骨颈可锯除，当然，可以保留部分股骨颈骨皮质作为髋臼缘的一部分以加强骨性髋臼对臼杯的支撑力和初始稳定性。使用压配半球形生物微孔涂层臼杯，应用螺钉加强初始稳定。髋臼内衬可选择 delta 陶瓷内衬或高交联聚乙烯内衬（图 15-17）。

股骨侧的假体选择与制备可参照纤维骨性强直部分章节。但对于少数 Dorr C 型股骨、骨皮质非常薄、骨质疏松明显的患者，可能骨水泥型假体柄是更合理的选择。应用第三代骨水泥技术进行假体植入，制备髓腔时应保留 2 mm 骨水泥壳的空间。同样，由于强直性脊柱炎患者骨骼质量较差，在制备髓腔、植入假体、复位关节以及平衡髋关节周围软组织时注意避免假体周围骨折。假体周围骨折最常见于转子区，往往在打压髓腔锉和植入假体柄时出现，有时需要在此区预绑钢丝以防止骨折出现。

针对屈曲位畸形以及伸直位畸形的软组织平衡技术可参见纤维骨性强直章节。

（4）典型病例：见图 15-18。

4. Ⅳ型——髋-脊柱联合畸形

（1）特点：此类 AS 髋关节受累患者在髋关节强直的基础上伴有严重的脊柱畸形。髋关节强直多为骨性，且多为双侧。脊柱畸形多为后突畸形，导致重心前移，身体失平衡，需要手术矫形。不同节段的脊柱畸形对全髋关节置换手术的影响也不同，越靠近腰骶段的脊柱畸形，对关节置换手术的影响越大，而胸段以上脊柱畸形则影响较小。因此根据脊柱畸形出现的部位将此类患者分为两个亚型，即 A 型为伴颈胸段重度畸形；B 型为腰骶段脊柱后突畸形（图 15-19）。

1）脊柱畸形失代偿对髋关节置换的影响：由于脊柱畸形导致身体重心偏离，超出髋关节过伸来代偿的限度，此时身体不能维持自然的站立平衡。此时，我们需要兼顾两条线，一条线为骨盆矢状面的轴线，即骨盆前平面（APP）在矢状面上的投影线；另一条线为脊柱矫形残留畸形后的重力线，两者之间的夹角（称之为 α 角）即为骨盆位置偏离重力线的角度，通过该角度可以计算出所要调整髋臼前倾角度的理论值。

根据前述的推导理论，理论髋臼前倾角为：$20°-α×0.6°$，理论髋臼外展角为：$40°-α×0.8°$。根据 lewineck 髋臼植入安全区前倾角为 $15°±10°$，外展角为 $40°±10°$。如果得到的理论值位于这个区间，则根据所得理论值进行臼杯植入；如果所得理论值超出了这个区间，则选择这个安全区间的高限（或低限）进行植入臼杯（图 15-20）。

2）脊柱矫形和全髋关节置换手术的先后顺序：对于 AS 同时存在髋关节强直和严重脊柱畸形患者，先做脊柱矫形还是先做髋关节置换手术一直存在争议。

早在 1963 年，Lee ML 就提出 THA 优先，通过首先改善髋关节活动范围和缓解关节疼痛可以对残留的脊柱畸形进行更精确的评估；而 Tang 等使用 stereolithographic model 显示 AS 患者站立位时骨盆处于过伸位，如果此时髋臼假体仍按解剖位放置，容易出现前脱位风险。综合以往的观点以及笔

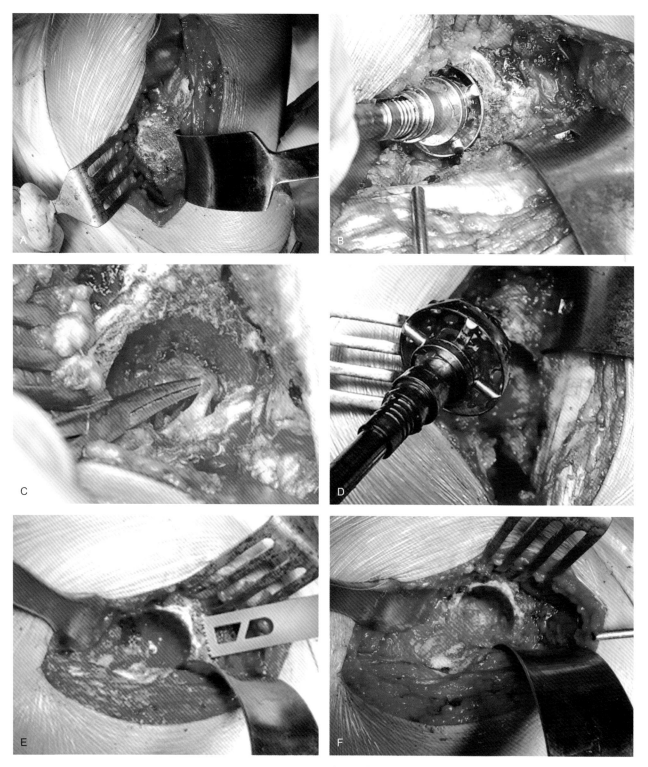

图 15-17　髋臼制备

A. 充分显露截除股骨颈后的髋臼区，可见本有的髋臼窝被股骨头和部分股骨颈填充；B. 用小号髋臼锉在股骨颈截骨面进行加深磨锉；C. 磨锉到一定深度后，可看到滑膜组织，即为髋臼底；D. 对于骨质疏松病例可以反转磨锉髋臼使疏松的髋臼骨质被压实；E. 多余的股骨颈皮质在髋臼磨锉完成后去除；F. 可以保留部分股骨颈皮质作为髋臼的一部分，支撑臼杯

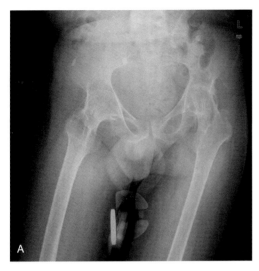
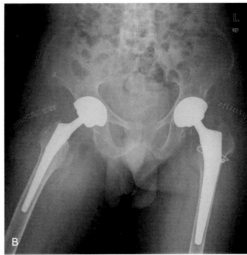

图 15-18 典型病例：强直性脊柱炎髋关节骨性强直病例

A. 术前 X 线片显示骨质疏松股骨呈"直筒型"，骨皮质很薄；

B. 术后 X 线片，左侧股骨于干骺端出现骨折，行钢丝捆绑固定

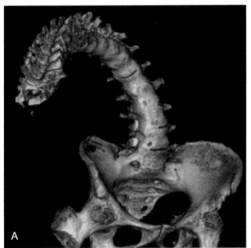
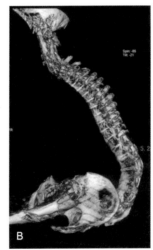
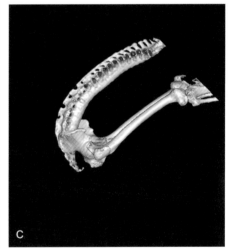

图 15-19 伴有髋－脊柱联合畸形的强直性脊柱炎患者
A. 为颈胸段重度畸形者；B. 为腰骶段畸形；C. 为腰骶段畸形同时累及骶髂关节

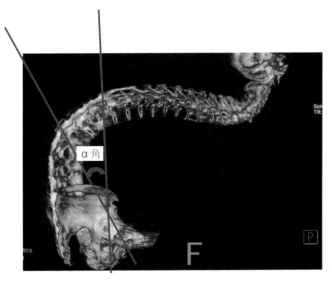

图 15-20 伴有明显脊柱畸形的髋关节强直 CT 三维重建显示骨盆偏离角 α 角

者的临床经验，笔者认为无论是脊柱矫形优先还是
THA 优先，都有各自的优势和不足。关节外科医
生的观点多为脊柱矫形优先，因为：

• 脊柱畸形尤其是下腰段的脊柱后凸畸形，明
显影响骨盆的正常位置，进而影响髋臼杯的植入决
策，如果 THA 优先，早期髋关节前脱位的风险相
应增加（图 15-21）。

• 脊柱矫形优先，可以方便关节外科医生对残
留脊柱畸形造成的髋关节影响做整体评估和计划。

• 脊柱矫形优先，可以在进行髋关节置换手术
前矫正脊柱畸形，这也方便手术中患者体位的摆放
和臼杯植入时的参考定位。相对正常的脊柱骨盆对
线有助于髋臼假体的准确定位，降低手术的难度和

风险。

（2）手术技术

极重度强直性脊柱炎髋－脊柱联合畸形患者由
于无法摆放脊柱矫形体位，所以只能选择先进行髋
关节置换手术。这种情况下，需要关节外科医生与
脊柱矫形医生联合制订详细的术前计划，预估脊柱
截骨的部位以及畸形矫正程度、残留脊柱畸形的部
位和度数、残留脊柱畸形对骨盆及髋臼位置的影响
以及处理决策。术中准确植入臼杯的方法如下。

1）术前设计：首先，需要对这类极重度 AS 患
者进行脊柱、下肢 CT 扫描及三维重建。然后对脊
柱截骨矫形手术进行设计，包括截骨部位、截骨矫
正的度数以及残留畸形的度数（图 15-22）。

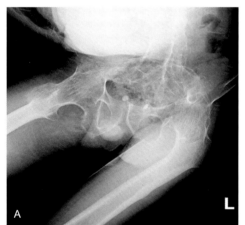
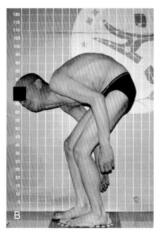
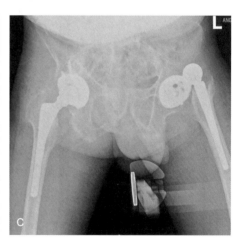
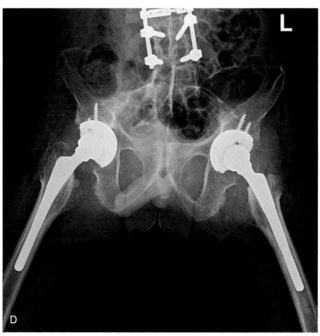

图 15-21　THA 优先，关节脱位风险增加
髋关节强直合并严重脊柱畸形者（A、B），THA 优先后出
现左侧髋关节脱位（C），在完成脊柱矫正后，再调整臼杯
角度后好转（D）

确定好脊柱畸形矫正的相关计划后，髋臼植入角度的设计同前述（图 15-23）。

2）术前准备：由于患者整个躯体处于非常明显的畸形状态，所以将躯体稳定地置于较窄的手术床上变得非常困难，无法实现标准侧卧位的摆放。

• 消毒和铺手术单：凡是可能影响铺无菌巾单的区域都要进行无菌消毒，以免造成污染。麻醉时常规准备纤维支气管镜经鼻腔进行气管插管。

• 骨盆和髋臼位置的识别：由于整个躯体畸形，无法摆放标准的体位，所以在术中很难找到骨盆及腰骶椎的准确位置和髋臼理想方向，所以需要辅助的装置来帮助术者准确定位骨盆的位置。

除了应用辅助导向装置外，术中透视对于检查臼杯植入的位置是否准确也是有必要的。

八、术中及术后并发症

（一）神经血管损伤

1. 坐骨神经损伤　AS 患者的坐骨神经常紧靠髋臼后壁以及股骨颈后方走行，在采用后侧入路行 THA 时容易伤及。特别是当髋关节强直需要原位截骨时，由于操作空间较小，摆锯很容易伤及坐骨神经。因此，需要更广泛地显露周围软组织，助手充分、仔细地牵开并保护坐骨神经，可以采用往复锯进行原位股骨颈截骨，减少摆锯的过大摆动伤及神经。当患者髋关节处于外展外旋位强直时，由于本身后方的操作空间极小，这时可在同一切口下显露股骨颈前方进行截骨；或者直接采用 hardging 入路进行 THA。

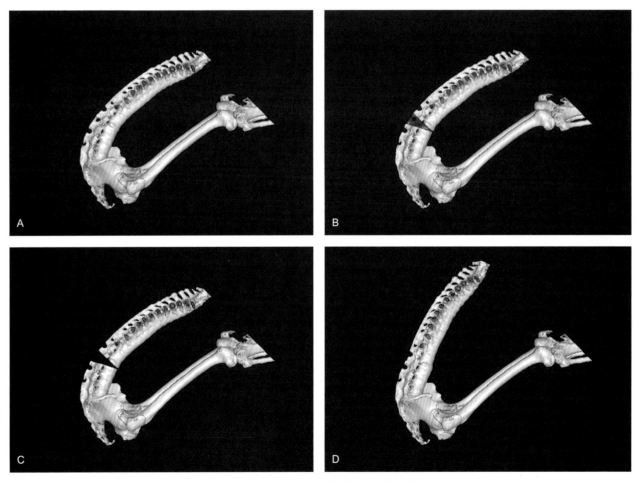

图 15-22　应用 CT 三维重建进行术前脊柱截骨矫正计划
A. 截骨前影像；B、C. 计划截除的骨和矫正角度；D. 脊柱矫正后的三维重建影像

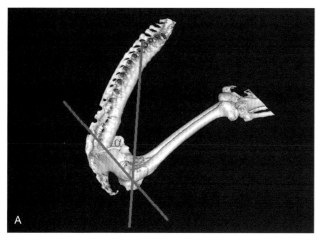
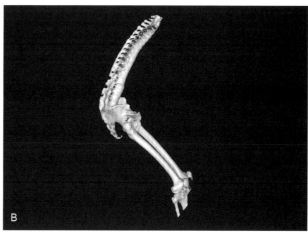

图 15-23 对髋关节进行术前计划
A. 术前状态；B. 手术后状态

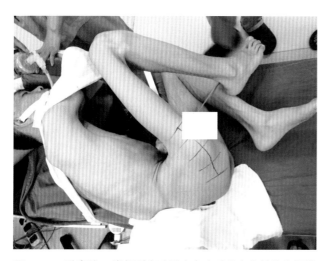

图 15-24 重度髋－脊柱联合畸形患者在手术台上的体位摆放

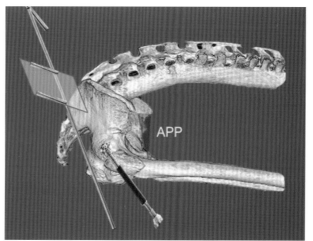

图 15-25 安装到手术床上的导向板
该导向板与骨盆前平面（APP）相平行，在手术中可以参考
该导向板进行准确的髋臼制备和臼杯植入

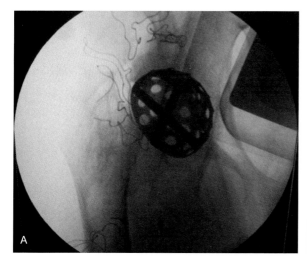
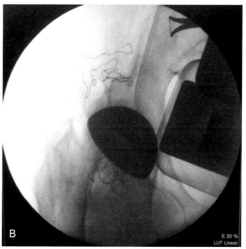

图 15-26 术中透视确定髋臼杯的位置和角度
A. 髋臼锉置于髋臼的透视位置；B. 植入臼杯后的透视位置

2. 股神经损伤　股神经的损伤常是在髋关节屈曲强直的患者中松解前方挛缩组织以及术后伸直髋关节时对前方软组织的过度牵拉造成的。由于股神经在腹股沟韧带以下即分成数支散开走行，所以，很少出现完全性股神经损伤者，多数表现为股四头肌肌力减弱及局部皮肤的感觉减退，这些损伤往往在数月后恢复。

3. 股动脉损伤　采用原位截骨时，如果前方组织保护不当或摆锯使用不当，也可造成前方的股神经、股血管直接损伤，笔者单位接收后方入路股骨颈原位截骨时损伤股动脉一例，经血管外科急会诊修复。因此在原位截骨时，股骨颈前方插入拉钩保护，并严格控制摆锯的方向、长度，良好的手感非常重要，一旦股骨颈前方皮质穿透，锯片可有阻力减小落空感或碰到金属拉钩的阻挡感。如果对是否截透没有把握，可留前方薄层皮质，更换骨刀截断。

（二）术中骨折

1. 颈椎骨折　颈椎骨折常发生在气管插管和搬动患者摆放体位时。颈椎骨性强直患者气管插管全麻时一定需麻醉医生仔细评估颈椎的骨骼状态，必要时行喉镜下经鼻插管。暴力后伸颈部可能导致严重的颈椎骨折、四肢瘫，甚至危及生命。在搬运患者及摆放体位时需要专人保护头颈部，避免躯干和头颈动作不协调时出现扭转骨折，我们常规为患者配戴颈托。

2. 髋臼骨折　髋臼骨折常发生在原位截骨时和植入臼杯时。当原位股骨颈截骨时，如果截骨的位置靠近髋臼侧，而且截骨方向出现误差时，则很容易造成髋臼前壁被截掉，导致明显的前壁骨缺损。因此在行股骨颈截骨时，胫骨部位应尽可能靠近粗隆区，截骨方向应平行于髋臼的开口平面。植入臼杯的过程是另一个髋臼骨折的风险时期，由于AS患者骨质较差，弹性变弱，在进行微孔涂层生物臼杯压配时，容易造成髋臼壁的裂纹骨折甚至爆裂骨折。所以需要充分了解所应用生物臼杯的特性以及患者骨质的特点，谨慎地进行臼杯植入。一旦出现

骨折，根据骨折位置、范围和对假体初始稳定性的影响进行相应的处理，包括无需处理骨折，延迟术后患肢负重时间、增加臼杯螺钉固定以及髋臼钢板固定等。

3. 股骨骨折　股骨侧骨折更容易发生，其可出现在手术准备过程、原位截骨、假体植入以及软组织松解等过程。术侧髋关节处于内收位或中立位强直、侧卧位进行下肢消毒和铺单时，助手容易过度将术侧下肢外展以便有更大空间进行操作，但这样强力外展会导致骨折发生，骨折多发生在股骨颈部位。尽管多数情况的该部位骨折对于股骨假体的植入和稳定影响不大，但仍应小心避免骨折的发生。

在进行股骨颈原位截骨时，有时会对锯入的深度评估错误，当前方还有相当骨质未截断时，强力旋转下肢可能导致此处劈裂骨折，并向股骨距及股骨干延伸，如果劈裂部位延伸较短，不影响假体固定可不予处理，而一旦出现了较大块的股骨距及股骨干劈裂，则可能需要进行相应的固定。由于存在骨质疏松、骨质变脆，或股骨近端发育异常，此时使用非骨水泥假体、扩髓或植入股骨柄时操作不当均可发生股骨近端或远端劈裂骨折，笔者单位一青年双髋骨性融合患者，双侧手术股骨扩髓时均发生了温哥华B型螺旋骨折，不得已采用接骨板及钛缆固定。在对髋关节软组织松解及畸形手法矫正时，如果过于暴力，也可能出现股骨部位的骨折。一旦发生骨折或者可疑骨折，需要术中透视，明确骨折的部位、范围以及对假体柄稳定性的影响，并制订出相应的骨折处理方案，可咨询创伤科医生帮助进行骨折的判断和骨折处理方案的制订。

（三）外展装置损伤

AS本身累及外展肌及其腱骨附着区，使其变得薄弱；同时长期的髋关节强直而丧失肌肉收缩运动导致其进一步萎缩。所以在手术过程中的牵拉、活动关节等动作均有可能伤及外展装置，甚至完全撕脱。外展装置是患者髋关节功能恢复的重要动力因素，所以需要格外注意避免损伤。一旦出现上述

损伤情况，需重建外展装置的连续性及稳定性，如外展肌腱缝合、大转子固定等。

（四）术后髋关节脱位

强直性脊柱炎容易造成假体位置不良及术后髋关节脱位的因素主要是脊柱－骨盆出现畸形而导致髋臼的功能位发生了变化，这种变化主要是骨盆后倾加大，髋臼的自然前倾变大，因此按解剖位置植入臼杯后容易导致髋臼的功能前倾加大而增加了前脱位的风险。另外，由于脊柱畸形的存在，特别是重度脊柱后凸畸形，造成术中无法按标准摆放体位，所以给术中准确地植入臼杯带来困难。所以如果患者存在需手术矫正的脊柱后凸畸形，建议先行脊柱矫正手术，恢复矢状面平衡。此时患者骨盆 SS/PT 固定，脊柱基本恢复正直状态，再行人工全髋关节置换术可参照此时的人体矢状功能位。

（五）异位骨化

AS 患者在 THA 术后出现异位骨化的发生率为 11%~43%，其相关的成因机制目前仍不明确。

Sochart 等研究显示，与其他疾病导致髋关节病变而选择 THA 的患者相比，AS 患者术后在出现异位骨化的情况方面并没有增加。

（六）人工关节感染

对于 AS 患者来说，感染风险增加的因素如下。

（1）长期行动不便缺乏运动、进食及营养状况不佳、体质差。

（2）长期服用药物，并可能仍服用激素或 TNF 抑制剂，对机体免疫有抑制作用。

（3）髋关节强直固定，增加了皮肤消毒的难度，铺巾时容易污染，尤其在髋关节内收位强直时。

（4）手术难度大，手术时间延长、出血多。

因此 AS 患者 THA 围手术期要重视患者营养状态，严重营养不良时需增加摄入，待营养状况改善后再行手术。术前要停用免疫抑制剂一周，激素的应用要遵循风湿科会诊意见。皮肤消毒避免遗漏，内收畸形患者要进行双下肢的完全消毒，这样铺巾时即便无菌巾接触到消毒的肢体也不会污染。要提高手术技艺及控制出血，避免手术时间过长、出血过多。

第16章
强直性脊柱炎后凸畸形外科手术基本技术

强直性脊柱炎（ankylosing spondylitis，AS）可导致典型的脊柱畸形，如正常的腰椎生理前凸变平、出现腰椎后凸或胸椎过度后凸。这种强直固定的矢状面畸形不仅会影响患者的行走能力，还会导致明显的疼痛，对人际交往、行走、驾车等正常活动及患者的心理造成严重影响。手术治疗是这类患者的合适选择。一旦考虑手术，功能障碍的程度是需要考量的重要因素，因为大多数患者都需要行脊柱截骨术来获得有效矫形，而这类手术对脊柱外科医生来说是一个巨大的挑战。

理论上，在畸形的顶椎截骨具有较好的矫形效果。大部分AS患者的后凸顶点位于胸椎和腰椎的交界处，因此在腰椎进行干预可以获得最好的整体矫形效果。后凸畸形的最佳治疗方法是腰椎前凸成形即腰椎截骨术，因为胸椎矫形受到肋椎关节强直的限制，且胸椎椎管相对更狭窄，因此与腰椎截骨在马尾周围操作相比，胸椎在脊髓附近的操作，使其围手术期受到损伤的风险更高。椎管较宽时，对损伤的耐受性更好。较低的水平截骨可以达到更好的矢状面序列，因为矫形度数相同时，越靠近尾端，其转轴越短，矢状面整体改善越大。

除截骨位置的选择外，截骨类型的选择也很重要。由于脊柱融合后患者长期自然生活体位的原因，AS脊柱畸形可能有些变化，但经典畸形仍然是后凸畸形，换句话说就是矢状面畸形。矫正矢状面畸形，可以通过三种手段获得：①前柱张开；②后柱短缩；③前两种兼而有之。基于此理念，有几种截骨术可以用于治疗AS后凸畸形，包含开张式（opening wedge osteotomy，OWO），也称为Smith-Petersen截骨术（Smith-Petersen osteotomy，SPO）；闭合式（closing wedge osteotomy，CWO），又称经椎弓根截骨术（pedicle subtraction osteotomy，PSO）；闭合-开张式，其代表为去骨松质截骨术（vertebral column decancellation，VCD）。

一、Smith-Petersen 截骨术

Smith-Petersen截骨术（Smith-Petersen osteotomy，SPO）是在1945年提出的、第一个被用于治疗AS后凸畸形的截骨技术。最初被用在L1、L2和L3水平进行单节段截骨，从而实现30°~40°的矫形。然而，由于前柱明显伸长，这项技术可能导致主动脉破裂等严重并发症。此后，多节段SPO的概念出现在AS治疗领域，通过在多节段切除关节突关节，达到充分、满意的矫形，重建符合生理曲度的前凸。但AS患者常常腰椎多椎间隙已完全融合，很难获得前柱的张开，目前单独运用SPO治疗AS后凸畸形的病例较少。

（一）适应证

SPO是一种前侧开张式截骨（OWO）技术，

需要将截骨层面的后方结构全部切除，包括椎板、黄韧带和小关节，然后通过截骨层面的椎间隙将前柱用力撑开（图 16-1）。因此，SPO 适用于 AS 所导致的小角度、长的、圆而平滑的胸腰段后凸畸形。在临床上，对于前柱未融合、未骨化的后凸畸形，SPO 具有独特的优势。

（二）手术技术

该技术包括在单节段或多个节段上，切除关节间的椎体后方结构，缩短后柱并通过椎间隙施加撑开力以延长前柱。术中，先用咬骨钳去除棘突，用高速磨钻或超声骨刀切除椎板边缘及滑膜关节，呈 V 形截骨槽；用 Krissen 咬骨钳切除黄韧带；在固定棒预弯并置入后，需要用加压钳将上下椎弓根螺钉进行加压短缩后柱，骨质疏松时，可用棘突间固定器以辅助加压获得前方张开。椎间盘切开后能够离断前纵韧带，使前柱形成单节段的椎间楔形张开（图 16-1）。一般情况下，多节段 SPO 不需要切开椎间盘（图 16-2）。然而，延长前柱可能增加腹部血管损伤、麻痹性肠梗阻、延迟愈合以及内固定断棒的风险。而对于多椎间隙尚未融合的患者，可以采用多节段 SPO，此时无需将椎间盘完全离断，单纯 V 形切除后方结构，通过后柱短缩，前柱多间隙张开即可获得一定矫形，通常每节段可以获得 10° 左右矫形。

二、经椎弓根截骨术

与 SPO 相比，经椎弓根截骨术（PSO）更为复杂，手术时间、失血量明显增加。然而，由于其原理为闭合椎体，而不是使椎间隙张开，这种技术可以避免突然的应力变化来实现矫形。因此，这项技术可以减少神经系统及血管并发症（主动脉破裂等）。这两种方法均有良好的临床效果，不仅能改善患者的生活质量，而且有较高的患者满意度。

（一）适应证

PSO 适用于伴有大角度或角状后凸的、SVA> 8 cm 的僵硬性矢状面畸形患者。然而，PSO 作为闭合式截骨术，使得中柱和后柱缩短，而这可能导致硬膜和脊髓短缩，有神经或脊髓损伤的严重危险。文献建议在非脊髓区域进行，并将矫形角度限制在 30°~40°。Von Royen 和 Slot 建议在下腰椎进行截骨，以最大限度地提高矫形效果和手术安全性。

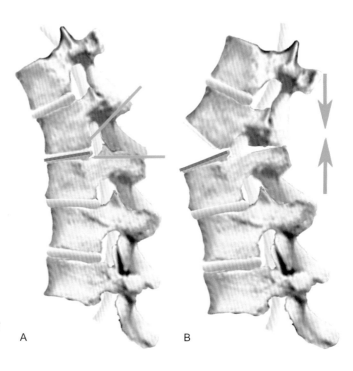

图 16-1　单节段 SPO 示意图
A. 矫形前先去除椎体后方结构；B. 矫形可以通过在单节段水平楔形张开来实现

A　　　　　　　　　B

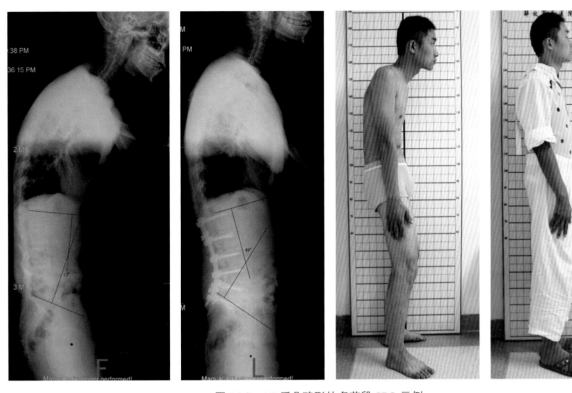

图 16-2　AS 后凸畸形的多节段 SPO 示例

一位 26 岁的男性 AS 胸腰段后凸畸形患者接受了 L1-L2、L2-L3、L3-L4、L4-L5 和 L5-S1 五个节段的 SPO。术前、术后外观及侧位 X 线片如图示。每节段矫形 7°，共矫形 36°。圆而平滑的弯曲畸形被矫正，并实现了稳定

（二）手术技术

PSO 包括后柱结构与椎弓根的楔形切除，并将椎体前部皮层作为铰链中心。常规暴露后，避开截骨的预定位置，将椎弓根螺钉置入头侧及尾侧。截骨手术开始时先切除所有的后方结构（韧带、棘突、椎板和小关节）；在基底处去除横突。定位椎弓根，经椎弓根取骨松质，并用刮匙开孔进入椎体。通过椎弓根孔用椎或者刮匙将椎体的骨松质去除或压实，使椎体后方构成 V 形缺损。一定要确保两侧取骨均匀，否则可能造成截骨部位的不对称闭合。在适当的骨松质去除后，椎体侧壁皮层、椎弓根下壁与出口神经根相邻，最后去除椎体后缘皮质层。硬膜囊以及被切除椎弓根上、下的出口根需要被提前松解。利用弯棒进行中柱、后柱截骨间隙的闭合，也可通过复位手术台进行闭合。然后闭合中、后柱骨截骨间隙，避免扩张前柱。在不对称截骨或加压操作时，有时会发生矢状位移位（sagittal translation，ST），可导致灾难性的硬膜损伤。因此，应行彻底的穹窿减压，并检查硬膜囊和神经根，确保没有损伤（图 16-3 和图 16-4）。

（三）小结

考虑到 PSO 的严重风险，需要对神经结构周围的各骨性结构进行切除，但也因此产生了神经损伤和暂时性失稳的潜在危险。此外，由于技术原理的限制，前柱的强直固定增加了后柱所需的缩短距离，在所需矫形程度相同时增加了神经损伤的风险。

三、去骨松质截骨术

通过对蛋壳技术、SPO、PSO、VCR 等多种截骨技术的总结，我们首次将一种改良的椎体切除术命名为脊柱去骨松质截骨术（VCD）。该技术利用各种截骨技术的优点，同时规避了相应的不足。

VCD 技术核心要义主要是基于以下认识：①脊

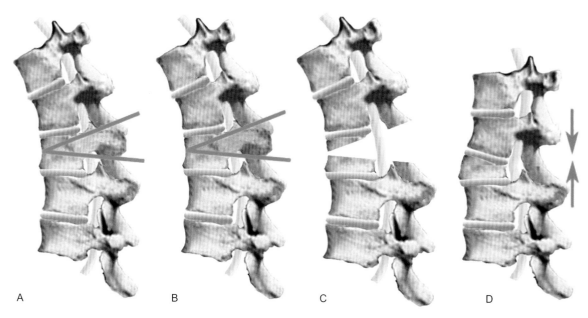

图 16-3　PSO 的示意图

A~C. PSO 包括后柱切除和椎弓根截骨；D. 椎体前方皮质作为转轴

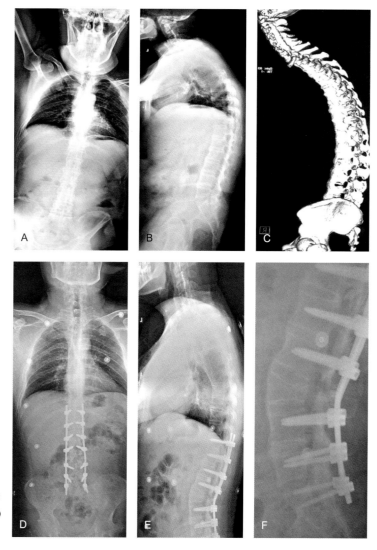

图 16-4　AS 后凸畸形的 PSO 示例

A、B. 术前正侧位 X 线片示腰椎前凸丢失，骨盆后旋；C.CT 三维重建显示脊柱完全融合；D~F. L3 PSO 后，腰椎前凸恢复，L3 椎体楔形变，后柱短缩

柱矢状面畸形的有效治疗可以通过前柱延长、后柱短缩或两者结合来实现。从理论上讲，铰链中心越靠背侧，脊髓需要缩短的长度就越短，矫形也就越安全。②为了减少脊髓或其他神经结构短缩造成的并发症，必须尽可能少地切除截骨椎体中柱。③脊柱矢状面序列重排的过程也是脊髓减压的过程。在矫形过程中，脊柱缩短可能导致脊髓向后位移，因此需要去除足够的后方结构以适应脊髓向后移位，避免出现新的压迫。④对变形的椎体进行有限的、精确的选择性去骨松质，有利于脊柱序列的重排。⑤截骨椎体前部皮质的骨质疏松化有助于前柱的开放和伸长，减少后柱所需的缩短长度，从而降低神经功能损伤的风险。⑥残余椎体骨可以替代 VCR 技术中描述的金属植骨网，作为"骨性 cage"，术后有更好的稳定性和更高的融合率。⑦手术顺序是从内到外（蛋壳法），而不是从外到内，这意味着在大多数情况下不干预节段血管，可以减少血管并发症的发生。⑧ PSO 技术中的铰链中心位于截骨部位的前纵韧带，矫形时截骨区域的过度收缩可能导致脊髓弯曲、扭结或潜在的损伤。而 VCD 是一种闭合－开口技术，其矫形的铰链中心可根据需要进行调节，与闭合－开张式截骨（COWO）的特点相同。

（一）适应证

VCD 早期的适应证局限于严重的角状后凸畸形，主要是对通过这项技术可以实现的矫形目标和操作复杂性之间的权衡。其实，后凸相对平滑的严重畸形患者和角状后凸患者一样，良好的预后取决于融合和减压的情况，而脊柱截骨术可以确保脊柱整体平衡的实现。因此，我们也建议使用 SPO 或 PSO 治疗矫形所需角度小于 40° 且原椎体高度近似正常的 AS 后凸畸形患者。如果矫形所需的角度远大于 40°，使用 VCD 技术则有其独特的优势。

（二）手术技术

所有手术均采用术中体感诱发电位进行神经监测。椎体前柱正常，后凸畸形呈圆角状，多在单

节段进行 VCD。探查截骨椎体的椎弓根，开始进行 VCD。然后用高速钻头或 V 形椎扩大椎弓根孔，直到该侧壁变软、在侧向压力下可坍缩。

将中柱骨松质用特殊器械压入 V 形的骨缺损部位，然后用小刮匙刮前柱骨松质至其呈一横线形。在 VCD 中，整个截骨间隙为 Y 形，而非 PSO 的 V 形。截骨椎体的前、中柱尽可能少地切除，以减少脊髓可能的短缩。对于矢状面合并冠状面畸形的患者，推荐进行不对称 VCD 截骨。

椎体去骨松质完成后，切除棘突、椎板、小关节和横突等后柱结构。两根预弯的内固定棒分别在头端和尾端的椎弓根螺钉固定。然后夹取移除椎弓根上、中、下壁，将椎体后壁向前推入截骨间隙。使用两个持棒器，持紧在颅头尾两端的内固定棒的未固定端，通过用力将上半身向腰椎手动复位，实现截骨椎前方皮质的折断，从而关闭后方的截骨间隙，离断前纵韧带，使得前柱楔形张开。

中柱闭合时旋转中心位于前柱，而前柱张开时旋转中心位于中柱。确认出口神经根游离，并经透视确认矫形符合术前设计后，将椎弓根螺钉固定锁紧。明胶海绵或液体明胶等止血剂可减少椎体和椎管内出血，有助于控制术中失血。

（三）临床病例

患者马某，40 岁，发现胸背部畸形伴疼痛 20 余年入院。患者于 20 年前无明显诱因出现髋膝关节和腰背部疼痛，在当地医院就诊，诊断为 AS，口服药物治疗，效果一般；在当地医院行髋关节滑膜切除术，效果欠佳。此后髋膝关节及腰背部疼痛逐渐加重，并出现髋膝关节屈曲畸形及胸腰部后凸畸形，畸形逐渐加重，不能行走及平视，影响日常生活，故于 2018 年 7 月在笔者所在医院关节科行双髋关节置换术。入院查体见患者严重脊柱后凸畸形，不能正常站立，需要屈膝、双手支撑大腿前方防止向前摔倒，行走困难。后凸畸形严重，导致不能正常平卧。CT 三维重建显示，脊柱和髋关节均畸形融合。脊柱侧位 X 线片显示胸腰段后凸明显，腰前凸丢失。髋关节置换术后脊柱正侧位片与髋关

节术前相比，骨盆可以前后旋转，能够完成正侧位 X 线片的影像学检查。完善相关检查后行 VCD 截骨。截骨槽成 Y 形而不是 V 形，通过同时延长前柱和缩短后柱来实现矢状面的矫形。由于未破坏椎体侧方血运，截骨槽可以获得很好的骨性融合（图 16-5~图 16-9）。

（四）术后管理

所有行 VCD 的患者均在手术部位置入闭式引流管，引流量在 <50 ml/24 h 后拔管，一般为术后 3~5 天。拔管后 48~72 小时内，患者被允许佩戴腰围下地活动。术后戴腰围 3 个月。所有患者在术前、术后即刻和术后第 3、6、12 个月及其后一年拍摄脊柱全长 X 线片复查（图 16-9）。

（五）结论

VCD 是多种脊柱外科技术的结合，是一种对技术要求较高的术式，由经验丰富的医师操作。与其他同类术式相比，该术式的并发症发生率是可以接受的。与 PSO 相比，VCD 截骨更像是 Y 形，而

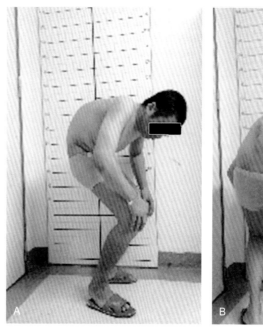
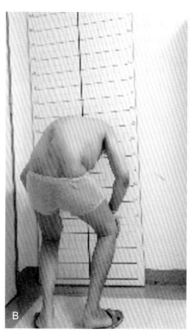
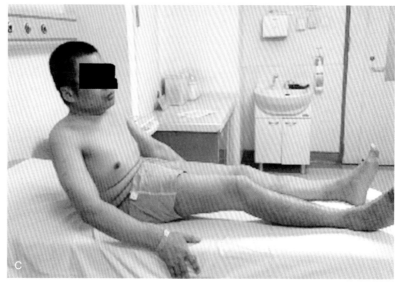

图 16-5　术前外观
A.侧位外观照显示患者不能正常站立，需要屈膝、双手支撑大腿前方防止向前摔倒；B.后面观显示严重后凸畸形；C.后凸畸形严重，患者不能平卧

不是 V 形。前柱的张开伸长减少了后柱为实现矫形所需的缩短距离，减少了硬膜压迫的风险，提高了矫形能力。VCD 是一种有针对性的局部切除技术，且残余骨质代替了 VCR 技术中的植骨网，充当"骨性 cage"，使患者术后有更好的稳定性，实现更好的骨性融合。

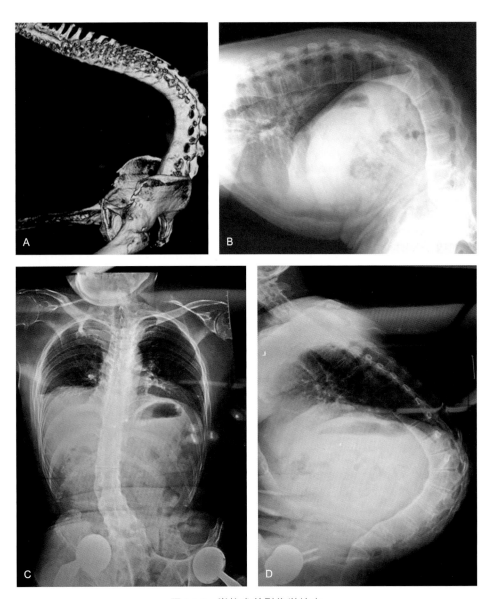

图 16-6　脊柱术前影像学检查

A. CT 三维重建显示脊柱和髋关节均畸形融合；B. 脊柱侧位 X 线片显示胸腰段后凸明显，腰前凸丢失；C、D. 髋关节置换术后脊柱正侧位片，与髋关节术前相比，骨盆可以前后旋转，能够完成正侧位 X 线片的影像学检查

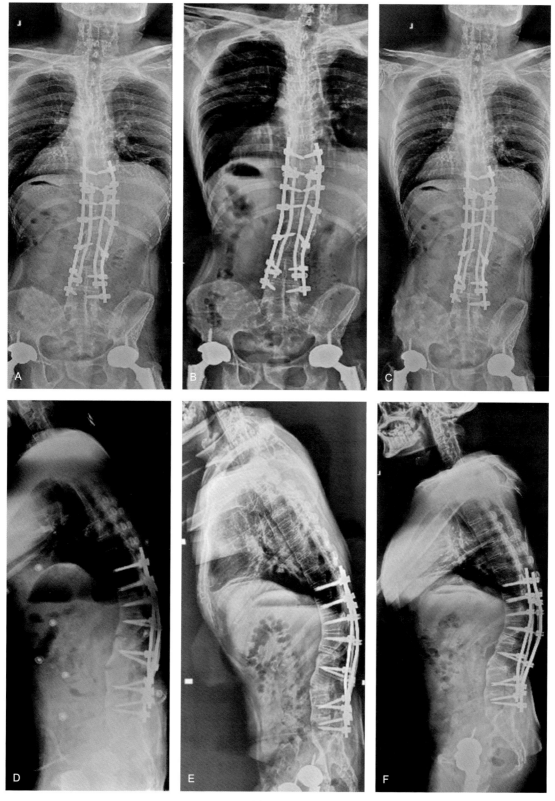

图 16-7　脊柱矫形术后 X 线片
A~C. 术后即刻、3 个月和 6 个月 X 线片正位像；D~F. 术后即刻、3 个月和 6 个月 X 线片正位像

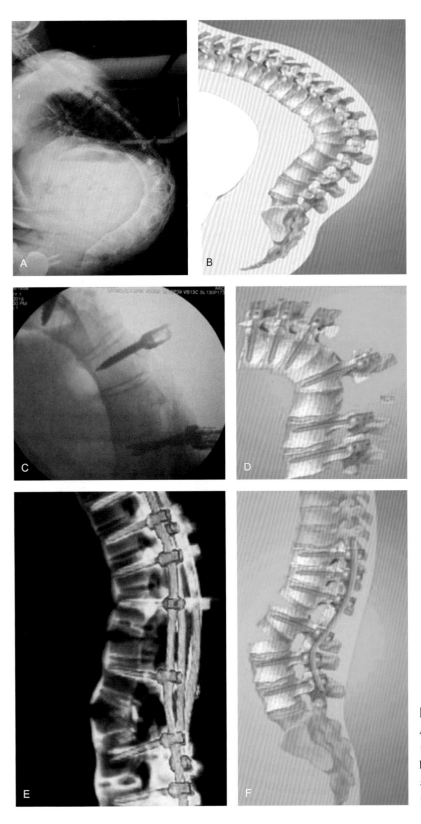

图 16-8 临床图片与 VCD 示意图

A、B. AS 的脊柱畸形是一种典型的圆角后凸畸形；C、D. 截骨前置入椎弓根螺钉；E、F. VCD 截骨后截骨槽成 Y 形而不是 V 形，通过同时延长前柱和缩短后柱来实现矢状面的矫形

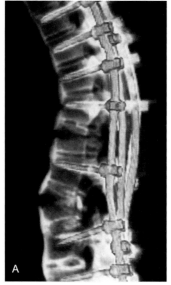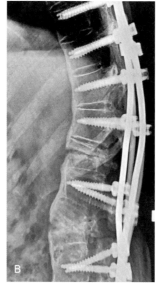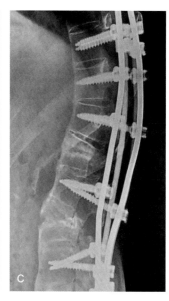

图 16-9　截骨部位影像学表现

A. 术后即刻显示截骨槽前方张开；B. 术后 3 个月显示截骨部位骨痂形成；C. 术后 6 个月明显骨性融合

（郑国权　陆　宁　王　岩）

参考文献

[1] Bridwell K H.Decision making regarding Smith-Petersen vs. pedicle subtraction osteotomy vs. vertebral column resection for spinal deformity[J]. Spine, 2006, 31: S171-S178.

[2] Simmons E H. Kyphotic deformity of the spine in ankylosing spondylitis[J]. Clin Orthop, 1977, 128: 65-77.

[3] Gerscovich E O, Greenspan A, Montesano P X. Treatment of kyphotic deformity in ankylosing spondylitis[J]. Orthopedics, 1994, 17: 335-342.

[4] McMaster M J. A technique for lumbar spinal osteotomy in ankylosing spondylitis[J]. J Bone Joint Surg Br, 1985, 67: 204-210.

[5] Hehne H J, Zielke K, Bohm H. Polysegmental lumbar osteotomies and transpedicled fixation for correction of long-curved kyphotic deformity in ankylosing spondylitis: report on 177 cases[J]. Clin Orthop, 1990, 258: 49-55.

[6] Bridwell K, Lewis S, Rinella A, et al. Pedicle subtraction osteotomy for the treatment of fixed sagittal imbalance. Surgical technique[J]. J Bone Joint Surg Am, 2004, 86: 44-49.

[7] Thiranont N, Netrawichien P.Transpedicular decancellation closed wedge vertebral osteotomy for treatment of fixed flexion deformity of spine in ankylosing spondylitis[J]. Spine, 1993, 18: 2517-2522.

[8] Smith-Petersen M N, Larson C B, Aufranc O E, et al. Osteotomy of the spine for correction of flexion deformity in rheumatoid arthritis[J]. J Bone Joint Surg Am, 1945, 27: 1-11.

[9] Chen I H, Chien J T, Yu T C. Transpedicular wedge osteotomy for correction of thoracolumbar kyphosis in ankylosing spondylitis: experience with 78 patients[J]. Spine (Phila Pa 1976), 2001, 26: E354-E360.

[10] Styblo K, Bossers G T, Slot G H. Osteotomy for kyphosis in ankylosing spondylitis[J]. Acta Orthop Scand, 1985, 4: 294-297.

[11] Zheng G Q, Song K, Zhang Y G, et al. Two-Level Spinal Osteotomy for Severe Thoracolumbar Kyphosis in Ankylosing Spondylitis. Wang Y, Lenke LG. Vertebral column decancellation for the management of sharp angular spinal deformity[J]. Eur Spine J, 2011, 20: 1703-1710.

[12] Liu H, Yang C, Zheng Z, et al. Comparison of Smith-Petersen osteotomy and pedicle subtraction osteotomy for the correction of thoracolumbar kyphotic deformity in ankylosing spondylitis[J]. Spine, 2015, 40: 570-579.

[13] Kawaharu H, Tomita K. Influence of acute shortening on the spinal cord: an experimental study[J]. Spine, 2005, 30: 613-620.

[14] Lehmer S M, Keppler L, Buscup R S, et al. Posterior transvertebral osteotomy for adult thoracolumbar kyphosis[J]. Spine, 1994, 19: 2060-2067.

[15] Gertzbein S D, Harris M B. Wedge osteotomy for the correction of posttraumatic kyphosis[J]. Spine, 1992, 17: 374-379.

[16] von Royen B J, Slot G M. Closing-wedge posterior osteotomy for ankylosing spondylitis[J]. J Bone Joint Surg Br, 1995, 77: 117-121.

[17] Boachie-Adjei O, Ferguson J I, Pigeon R G, et al. Transpedicular lumbar wedge resection osteotomy for fixed sagittal imbalance: surgical technique and early results[J]. Spine, 2006, 31: 485-492.

[18] Wang Y, Zhang Y, Zhang X, et al. A single posterior approach for multilevel modified vertebral column resection in adults with severe rigid congenital kyphoscoliosis: a retrospective study of 13 cases[J]. Eur Spine J, 2008, 17(3): 361-372.

[19] Wang Y, Lenke L G. Vertebral column decancellation for the management of sharp angular spinal deformity[J]. Eur Spine J, 2011, 20(10): 1703-1710.

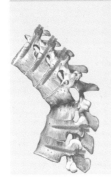

第 17 章
强直性脊柱炎颈椎截骨术

强直性脊柱炎（ankylosing spondylitis，AS）是一种炎症性疾病，患者关节会出现关节炎并受到侵蚀，之后会发生自体融合（强直）。AS 通常由骶髂关节炎初发之后影响到脊柱，随着发展累及腰椎及脊柱其他部分。胸腰椎后凸畸形是最常见的，会导致站立、行走、平视等困难。尽管胸腰椎后凸畸形最常见，但颈椎和（或）上胸椎也可受累。如果主要后凸畸形位于颈椎，加上常伴有髋关节强直，患者不能通过屈膝很好地代偿视野受限，下颌紧贴胸壁上，出现颌胸畸形。绝大多数患者无法平视前方。这些畸形患者除了平视的问题外，还会出现其他症状，包括咀嚼、说话或吞咽受限。大多数 AS 颈椎畸形是颈椎后凸畸形，颈椎过伸畸形相对少见，且多不需要外科干预，严重患者可能需要颈椎屈曲截骨手术矫正畸形。

笔者在临床中遇到过某些极特殊的病例，胸腰段后凸畸形很大，但颌眉角（chin-brow vertical angle，CBVA）增大幅度不大，甚至仍然在正常范围。究其原因在于人是直立动物，当存在严重胸腰段后凸畸形时，需要伸髋或屈膝（关节未融合）以获得相对的平视功能，而极少数人则通过过渡抬头，即颈椎过伸来获取平视功能。此类患者，矫正胸腰段后凸畸形必然会减小 CBVA 角度，甚至成为负值。由于颈椎已经强直融合，胸腰段矫正后颈椎过伸畸形带来的新的系列不适

将表现出来。这对截骨矫形设计提出了新的困难，整体治疗中必须考虑通过颈椎的屈曲截骨以纠正过伸畸形，目前文献中关于颈椎后凸截骨较多，而有关颈椎屈曲截骨的病例较少，且方法不统一。

颈胸交界处截骨被认为是唯一有效可行的治疗 AS 颈椎融合畸形的方法。当计划在颈胸段进行截骨矫正时，颌眉角是至关重要的参数。手术的目标主要是：恢复平视和矢状面平衡；改善功能；减少社会功能缺陷；并提供长期的矫正。治疗的一个关键点是不要过度校正患者的平视，因为这可导致患者无法看到他们前方的地面。

一、AS 颈椎后凸畸形的特点及手术适应证

AS 严重颈胸椎后凸畸形（cervicothoracic kyphosis，CTK）不多见。由于水平视线缺失、功能受限以及胸颌畸形，CTK 可导致严重的残疾。这种畸形的患者可能会出现吞咽困难、口腔摄入减少、颈部疼痛，以及由于脊髓在顶点被拉伸或神经孔狭窄所致无力的问题，并增加跌倒相关损伤风险。CTK 可引起反射亢进、双足感觉运动功能障碍和步态异常。严重的 CTK 可能导致步态失衡和四肢瘫痪。由于脊柱僵硬、矢状面失平衡和骨质疏松症，患者易发生病理性颈椎骨折。

手术适应证包括：①水平视线严重受限；②严重的颈部疼痛；③日常生活能力严重受限（例如吞咽和张口困难）；④发生神经功能损伤，病理征阳性；⑤患者有手术矫正的强烈心理需要以及接受手术风险的心理准备。

手术禁忌证包括：①同时患有其他严重的全身性疾病；②颈椎管狭窄；③老年患者。

二、截骨和内固定方式的选择

（一）C7–T1 SPO 伸展型截骨术（图 17-1）

1958 年，Urist 首先描述了一种伸展型截骨术，这对在颈胸交界处有症状的畸形矫正是最常用的手术方式。从最初提出伸展型截骨术以来，外科技术不断发展，并影响了放射学结果和临床结果。近年来，尽管关于手术方法改进的报道持续不断，但 C7–T1 伸展型截骨术仍然是 CTK 截骨术的标准手术方法之一。在 C7–T1 选择截骨的原因有以下三个：①此平面椎管较大，减小了由于截骨面闭合脊髓受压的风险；②该段 C8 神经根活动性比上位颈神经根大，即使在手术过程中 C8 神经根受损，对手部功能的影响也相对较小；③在椎动脉进入横突孔的下方进行截骨，椎动脉受损的风险降低。

从 C6 到 T1 充分剥离，在 C7 和 T1 进行广泛的减压。完全切除 C7 椎板和 C6 部分下椎板以及 T1 部分上椎板，以保证矫形过程中 C8 神经根不受压迫。整个过程都进行脊髓监测。矫正后进行唤醒试验。通过调整位置慢慢闭合截骨面，并矫正后凸畸形。手术后，正确使用 Halo-Vest 支架限制活动，直到截骨稳定并达到骨性融合。最近，许多外科医生更喜欢使用内固定而不是 Halo-Vest 支架。

C7–T1 SPO 伸展型截骨术的优点如下：①操作相对简单且安全；②单节段 SP 截骨角度可以在矢状面上很好地控制；③铰链轴位于中柱，脊髓皱缩短，截骨角度大；④适用于严重的矢状面畸形。

C7–T1 SPO 伸展型截骨术的缺点如下：①由于截骨接触面的面积小，术后易不稳定；②C8 神经根症状多；③前方椎间隙打开可导致截骨部位假性关节形成；④截骨后前柱开放还可能导致气管、食管和大血管的损伤。

（二）C7 经椎弓根截骨术（图 17-2）

C7 经椎弓根截骨（PSO）的角度基于术前设计。广泛暴露后（至少包括 C7 上、下 3 个椎体），

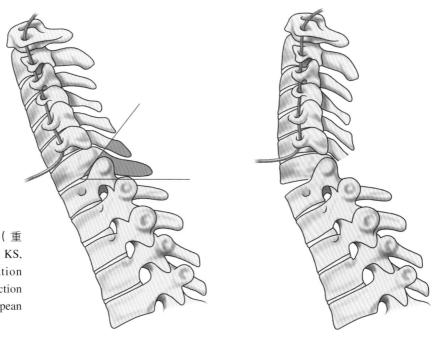

图 17-1　C7–T1 SPO 伸展型截骨术（重绘，经许可引自 Tokala DP, Lam KS, Freeman BJ, et al. C7 decancellisation closing wedge osteotomy for the correction of fixed cervico- thoracic kyphosis. European Spine Journal, 2007, 16(9):1471–1478）

进行颈椎侧块或椎弓根固定和胸椎椎弓根固定。然后切除完整的 C7 椎板和 C6 部分下半椎板以及 T1 部分上椎板，以确保显露椎弓根。首先，安装一侧椎弓根螺钉连接杆以进行临时固定。其次，在另一侧进行椎弓根截骨。然后，将少量骨松质推入到椎体前 1/4，当截骨面闭合时来保持前壁的连续性。最后，用相同的方法完成对侧。在经椎弓根截骨后，椎体形成"蛋壳"状。通过调整位置和加压内植物使 C7 压缩骨折。截骨面缓慢闭合，同时纠正后凸畸形。

C7 经椎弓根截骨的优点如下：①截骨接触面积大，可以防止脊椎滑脱和脊柱不稳；②可以减少前纵韧带和血管撕裂的风险；③铰链轴位于前柱；④适用于轻度矢状失平衡。

C7 经椎弓根截骨术的缺点如下：①手术复杂；②脊髓皱缩大，神经损伤的可能性较高；③由于解剖的原因，截骨角度有限。

（三）C7 屈曲截骨术

由于患者颈椎前凸较大，为过伸畸形，因此需要通过颈椎的屈曲截骨减小颈椎前凸，使患者恢复平视能力。颈椎后凸畸形截骨矫形技术已相对成熟，而对颈椎过伸截骨的报道则相对较少。

单纯后路经 C7 去骨松质楔形闭合截骨能够完成对颈椎或颈胸后凸畸形的矫形，但对于颈椎过伸畸形，需要屈曲截骨，如果单纯采用前路或后路均不能完成。单纯后路截骨难以短缩前柱，减小前凸，且无法保护脊柱前方软组织，如食管等。而通过后柱延长会增加神经损伤的风险。单纯前路手术虽然能短缩前柱及中柱，但由于后柱已经融合，这使复位过程难以完成。如果采用后－前或后－前－后的入路，那么在前路进行复位、闭合时无法监控脊髓的状态，使脊髓损伤风险增加。因此，在此病例中，笔者并没有采用文献报道的后－前或后－前－后入路，而是采用前－后－前联合入路进行颈椎屈曲截骨矫形（详见病例 3）。

第一步：前路手术在 C7 椎体行楔形截骨，且截骨面对应椎弓根，实际上截除的骨面更类似于梯形，相当于楔形的顶点位于椎弓根中点或者脊髓平面。同时，由于该患者颈椎完全融合，即使在前柱截骨后，后方结构仍然维持了颈椎的稳定性，保证了体位变换过程中的安全。此外，首先进行前路截骨，可以用纱布把食管和截骨椎隔离开，降低食管损伤风险。

第二步：后路手术完成后方椎板减压、经 C7 椎弓根截骨和复位过程。经 C7 椎弓根截骨，一方

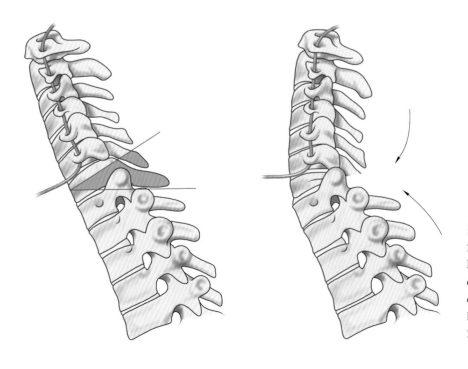

图 17-2　C7 椎弓根截骨术（重绘，经许可引自 Tokala DP, Lam KS, Freeman BJ, et al. C7 decancellisation closing wedge osteotomy for the correction of fixed cervico-thoracic kyphosis. European Spine Journal, 2007, 16(9):1471–1478）

面可以延续前方的楔形截骨，另一方面通过 C7 截骨可以使脊髓腹侧、背侧空间相通，避免椎体骨折，或去除其他潜在损伤脊髓的骨质。此外，整个复位过程中脊髓始终在直视下，可以一定程度上避免神经损伤的发生，而且在后路术者可以根据脊髓状态控制矫形的程度及进程。

第三步：再行前路钛板螺钉固定手术不仅可以增加 AS 患者颈椎稳定性，而且可以验证前方截骨面闭合情况，观察有无食管损伤情况。

术中操作要点及注意事项：①先前路操作过程中注意保护食管，为了避免矫形过程中、椎体前方闭合时损伤食管等脏器，可于 C7 椎体楔形截骨处用明胶海绵填塞，同时纱布临时隔离食管。② C7 椎体前方的楔形截骨时注意暂且保留后纵韧带，降低椎管内的静脉丛出血风险，以免影响手术进程。③后路手术时后方的减压一定要充分，尤其是对 C7 和 C8 神经根的松解、减压。④复位过程中注意台上、台下的密切配合，控制头架活动与台上的操作要一致，幅度切忌不可过大。⑤后路屈曲矫形过程中观察到硬膜有拉伸，即可停止屈曲操作。

三、临床病例

【病例 1】

患者，男性，34 岁。胸腰部疼痛，活动受限 13 年，合并脊柱畸形 3 年。2001 年被诊断为 AS。2011 年行双髋关节置换术。到目前为止，随着疾病进展，后凸畸形逐渐加重。诊断：AS；胸颌畸形。

术前图片如图 17-3 和图 17-4。

术中位置和手术过程如图 17-5~ 图 17-10。

术前和术后数据比较与随访见图 17-11~ 图 17-13。

遗憾的是，这个患者因为个人原因没有按计划在第一次术后 3 个月内接受腰椎截骨手术。钛棒在 6 个月随访时发现断裂（图 17-14）。所以接受了第二次手术（图 17-15）。

第一次和第二次术后 X 线片对比见图 17-16 和图 17-17。

患者第三次接受前路颈胸椎融合术（图 17-18），术后 X 线片、外观照以及随访见图 17-9、图 17-20~ 图 17-23。第一次术前到第三次术后外观改变见图 17-24 和图 17-25。

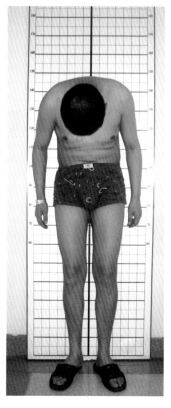
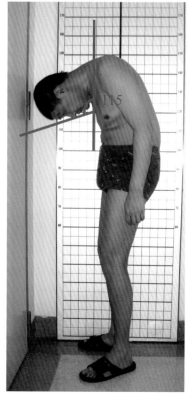

图 17-3　术前临床外观（原始身高 183 cm；现在身高 141 cm；坐高 64 cm；CBVA=115°）

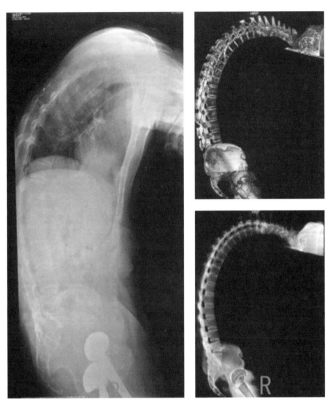

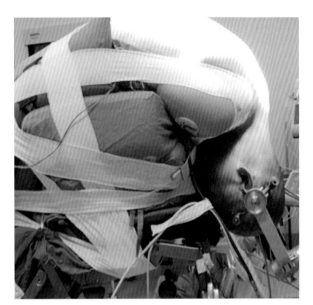

图 17-4　术前 X 线片和CT

Cobb 角（C2-C7）=40°，Cobb 角（T2-T5）=28°，Cobb 角（C2-T5）=85°，Cobb 角（T5-T12）=49.3°，Cobb 角（T10-L2）=28.1°，Cobb 角（L1-S1）=10.7°，SS=5°，PI=45°，PT=40°，tPT=9.7°

图 17-5　C7-T1 SPO 截骨术中体位

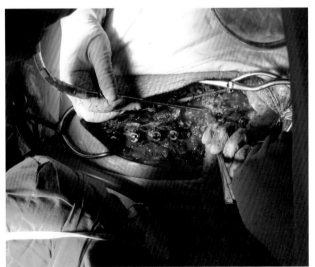

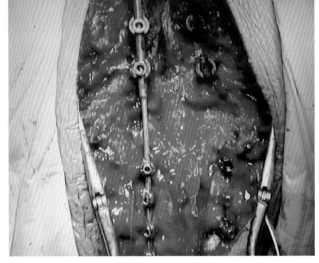

图 17-6　去除 C6 到 T1 椎板和棘突；C7 椎弓根截骨，截骨宽度为 5.5 cm；置入钛棒

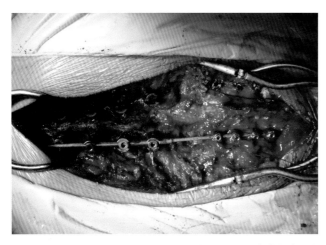
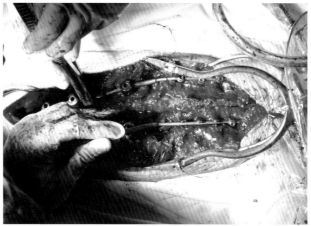

图 17-7　以 C7 椎弓根处为轴使患者头部瞬间后仰，将僵硬颈椎的前柱与中柱折断

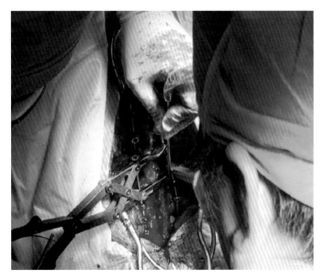
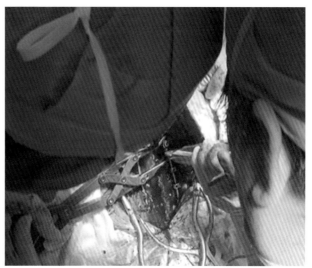

图 17-8　逐渐抬头

图 17-9　截骨面闭合

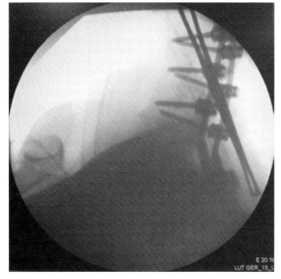
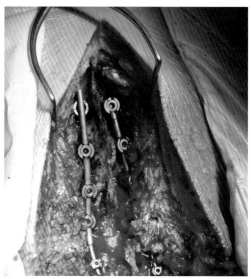

图 17-10　术中透视和图片
矫形约 60°（手术时间 5 小时，出血 800 mL）

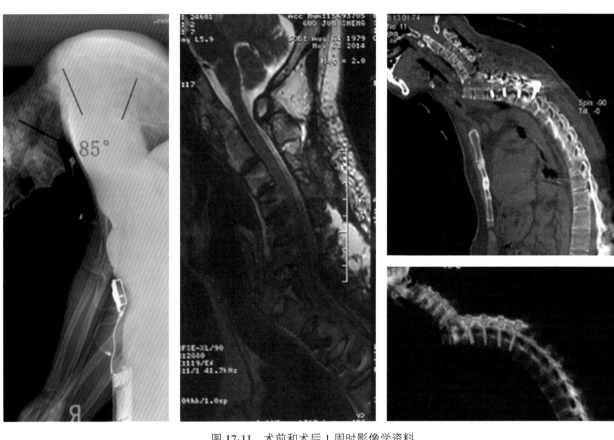

图 17-11　术前和术后 1 周时影像学资料
严重的矢状移位出现在截骨处（C6-C7）

术前　　　　　　　　　　　　　　　　　　　术前

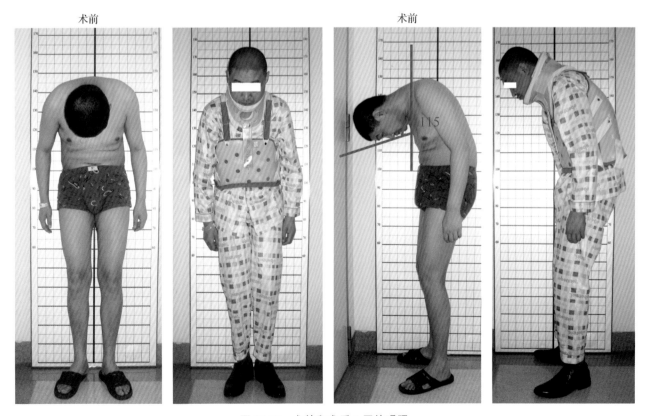

图 17-12　术前和术后 1 周外观照
术后 24 小时出现手内肌无力，C8 神经根短暂性功能障碍在治疗后逐渐恢复，手内肌在 3 个月后功能基本恢复

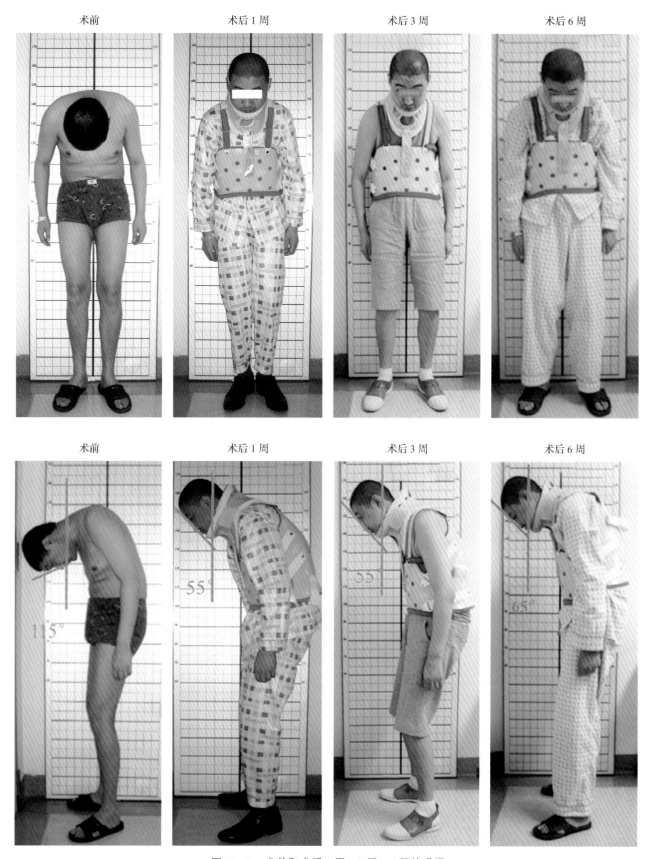

图 17-13　术前和术后 1 周、3 周、6 周外观照

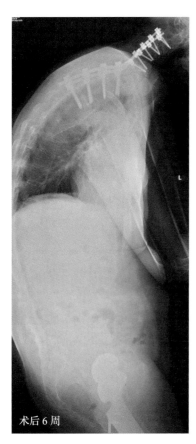

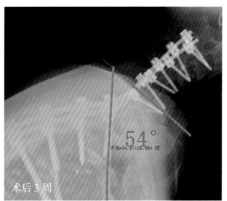

术后3周

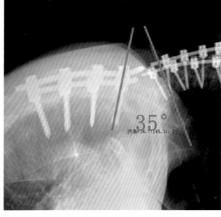

术后6周

图 17-14　术后 6 周随访时出现断棒；因为截骨处接触面积小以及矢状位不平衡，术后容易发生固定不稳

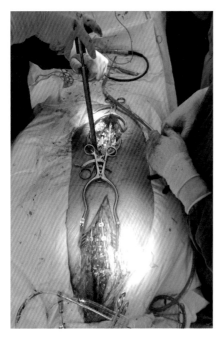

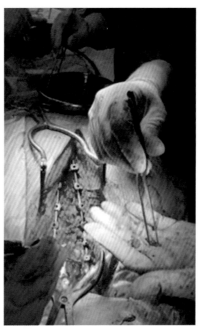

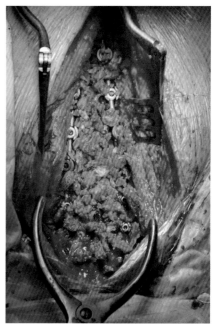

图 17-15　二次手术，同时开展颈胸椎翻修及胸腰椎截骨操作
在 L2 行 VCD 截骨，更换颈胸截骨处内固定棒，颈胸及胸腰截骨处行后路植骨融合

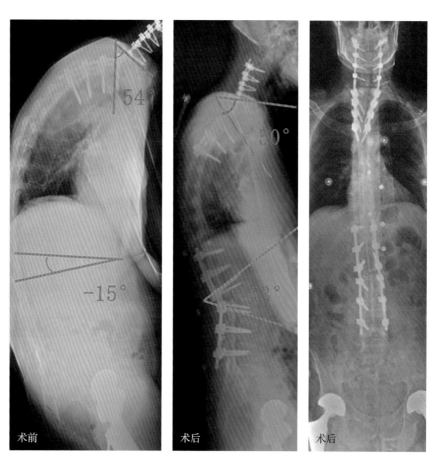

图 17-16　二次手术后
断棒前 Cobb 角（C6–T2）=54°；断棒后，Cobb 角（C6–T2）=35°；翻修后，Cobb 角（C6–T2）=50°；L2 VCD 截骨后，（-15°）+53°=68°

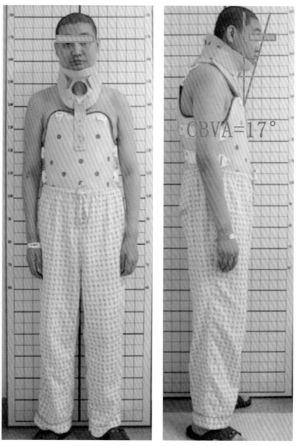

图 17-17　二次术后 CBVA=17°

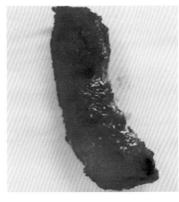

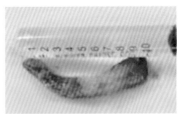

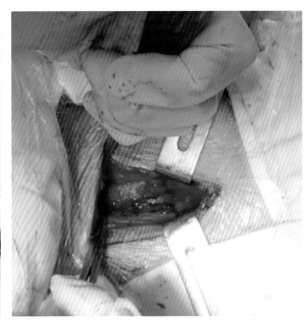

图 **17-18** 第三次手术：前路颈胸椎融合术

前路 C6-T1 椎体开槽，自体髂骨植骨融合

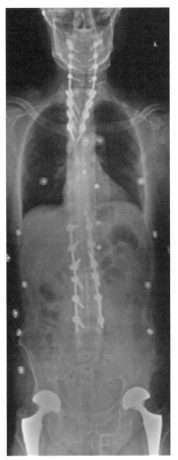

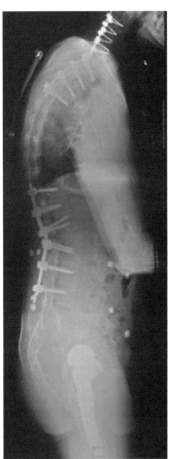

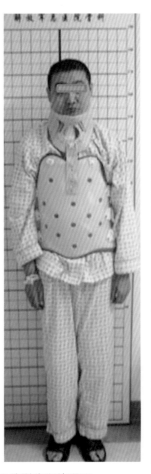

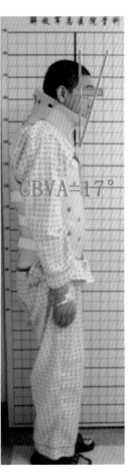

图 **17-19** 前路颈胸椎融合术后 X 线影像和外观照

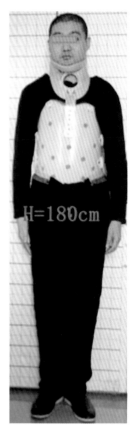
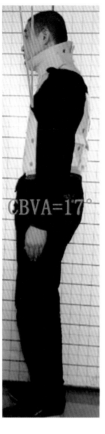
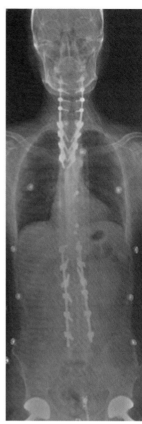
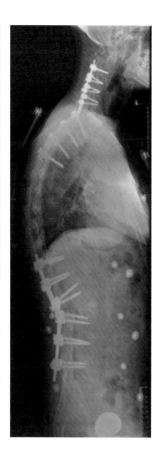

图 17-20　术后 3 个月随访外观照和 X 线影像

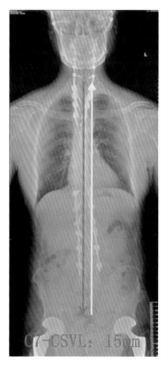
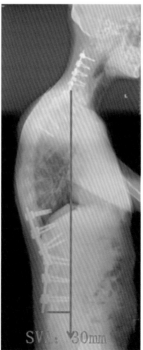
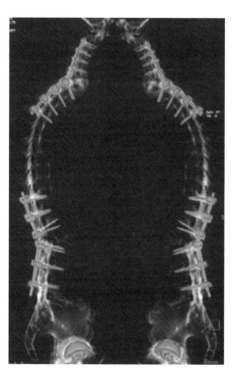

图 17-21　术后 6 个月随访时 X 线片和 CT

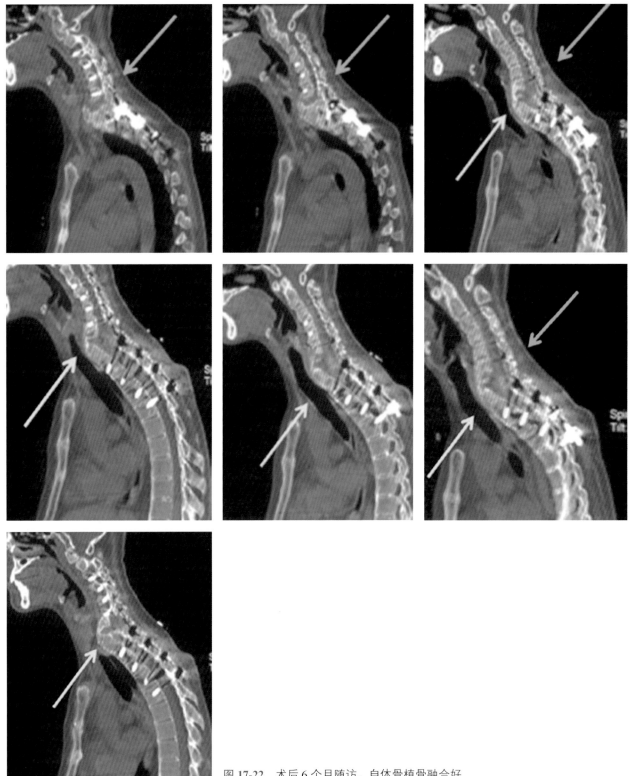

图 17-22　术后 6 个月随访，自体骨植骨融合好

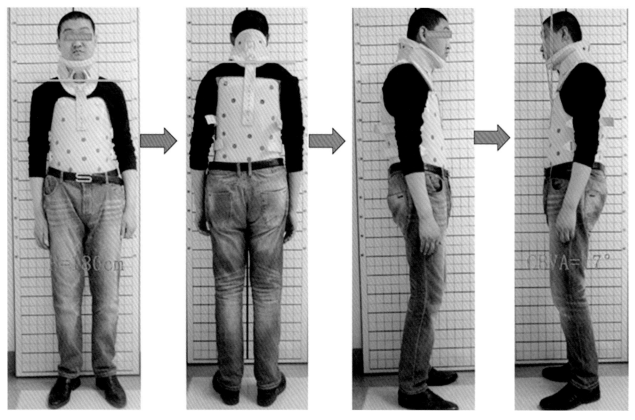

图 17-23　术后 6 个月随访时外观照

| 术前 | 术后 1 周 | 术后 6 周 | 术后 12 周 | 术后 24 周 |

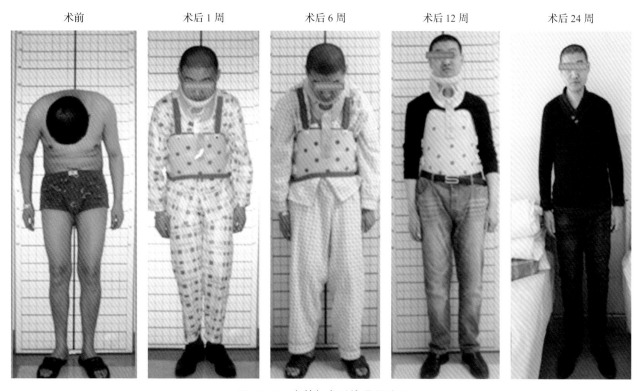

图 17-24　术前与术后外观照对比

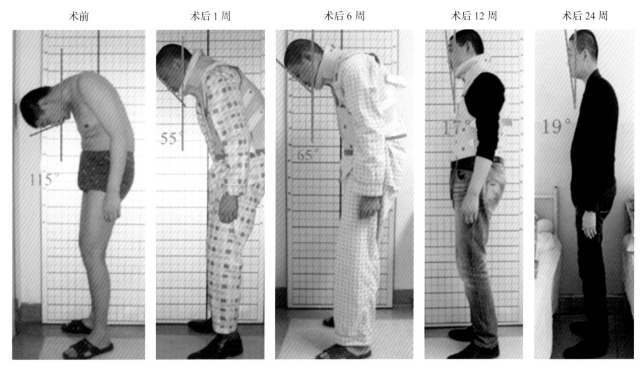

| 术前 | 术后 1 周 | 术后 6 周 | 术后 12 周 | 术后 24 周 |

图 17-25　术前与术后 CBVA 对比

【病例 2】

患者，男性，33 岁。患有 AS 20 年，脊柱后凸畸形 20 年。分别于 2007 年及 2014 年接受双髋关节置换术。目前为止，脊柱后凸畸形随着病情进展而加重，已经严重影响到日常生活和工作。诊断：AS。

术前照片见图 17-26～图 17-28。

术中体位及手术操作见图 17-29 和 17-30。

术前及术后数据的对比见图 17-31～图 17-33。

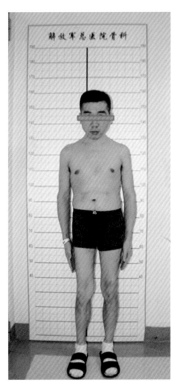
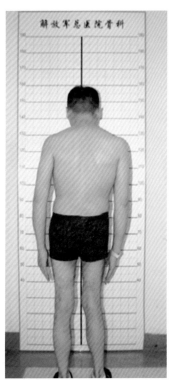
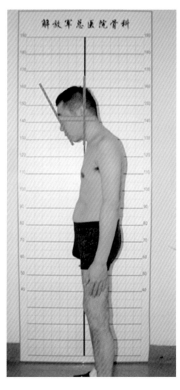

图 17-26　术前外观（CBVA=30°）

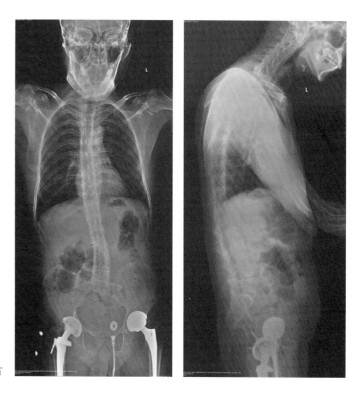

图 17-27　术前 X 线片

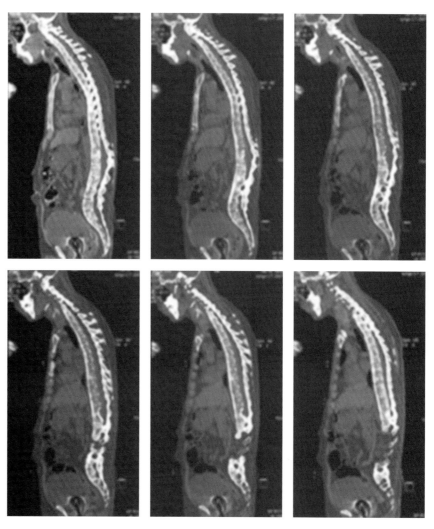

图 17-28　术前 CT 和 MRI

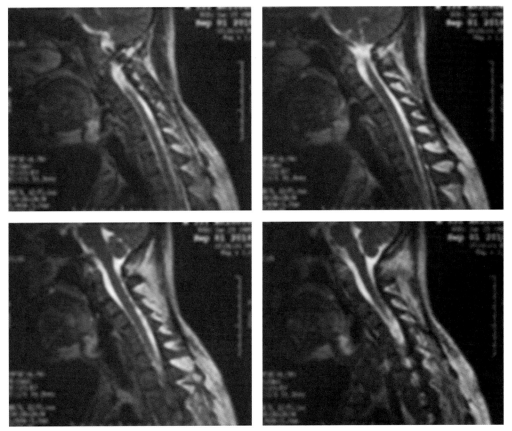

图 17-28（续）

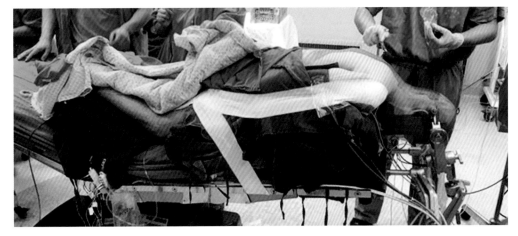

图 17-29　C7 椎弓根截骨术中体位

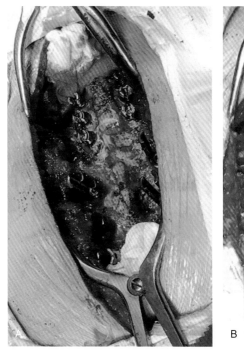
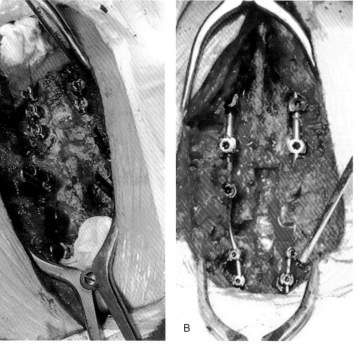

图 17-30　因为患者需要截骨的角度并不大，所以选择经 C7 椎弓根截骨
A. 长而宽的显露（C3~T4），C3~C5 侧块置入螺钉与 T2~T4 椎弓根置入螺钉；B. C7 全椎板切除，C6 椎板下部与 T1 椎板上部切除，截骨面闭合

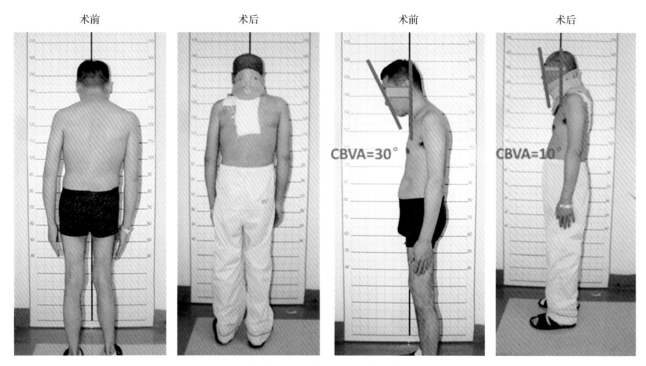

图 17-31　术前与术后外观，术后未出现明显并发症

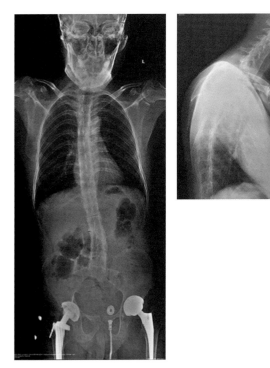
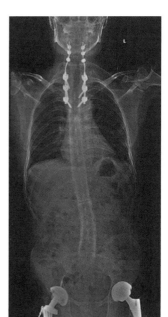
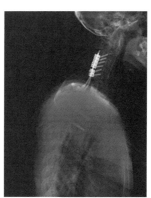

图 17-32　术前与术后 X 线片

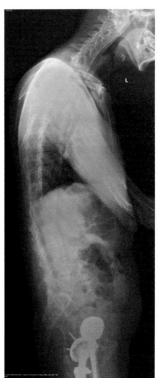
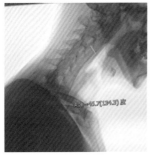
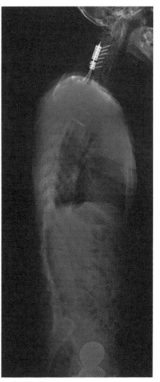
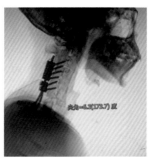

图 17-33　术前 Cobb 角（C3–T4）=45.7°，术后 Cobb 角（C3–T4）=6.3°

【病例 3】

患者，男性，36 岁。因"脊柱畸形并腰背部疼痛"于 2017 年 10 月入院。患者于 20 年前出现腰背部疼痛，脊柱轻度后凸，逐渐加重。诊断为：AS；脊柱后凸畸形；颈椎畸形。虽然颈椎不能活动，但他仍然能够平视前方，视野能满足日常生活的需要。但由于不能平卧和正常直立，希望通过手术改善畸形、提高生活质量的要求较为强烈。与患者及家属沟通后，拟一期行胸腰椎后凸畸形矫形，二期行颈椎过伸畸形矫形。首先于 2017 年 10 月 16 日在全麻下行脊柱后路截骨矫形、椎弓根钉棒系统内固定术。术前（图 17-34 和图 17-35）、术中（图 17-36）、术前术后对比（图 17-37 和图 17-38）见相关图片。

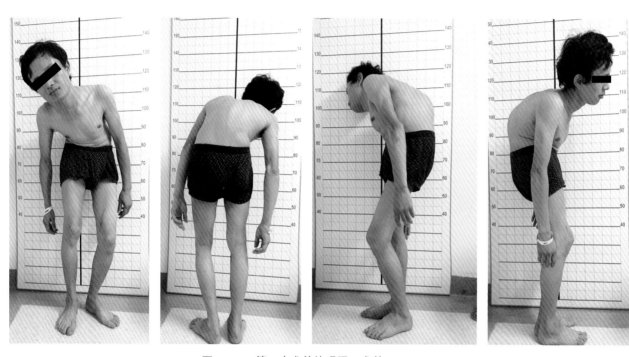

图 17-34　第一次术前外观照，术前 CBVA=21°

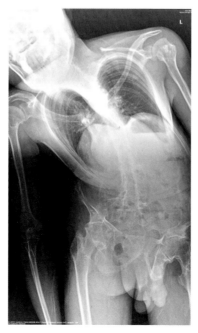
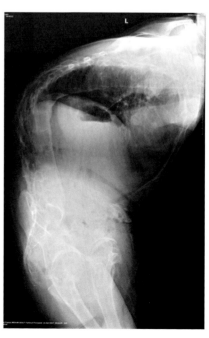

图 17-35　术前脊柱全长片

患者脊柱侧后凸畸形明显，胸椎后凸 93.8°，胸腰段后凸 30.8°，腰椎后凸 10.3°，矢状位偏移 259 mm，颈椎前凸 50.6°

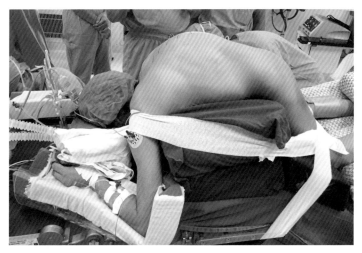

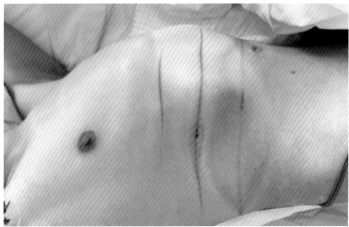

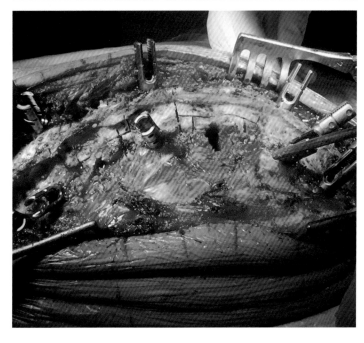

图 17-36 第一次术中体位及术中照片
T12 及 L2 双节段行 VCD 截骨

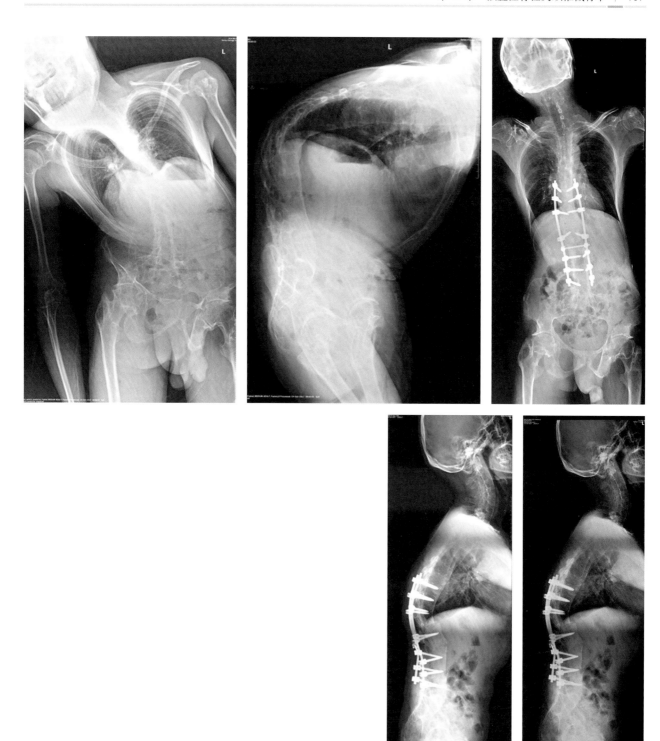

图 17-37　患者术前与第一次术后 X 线片比较

其中 T12 截骨约 50°，L2 截骨约 60°。一期胸腰段截骨术后胸椎后凸、胸腰段后凸、腰椎后凸、矢状位偏移（259 mm）分别减小至 65.0°、17.3°、−43.6°、131.2 mm

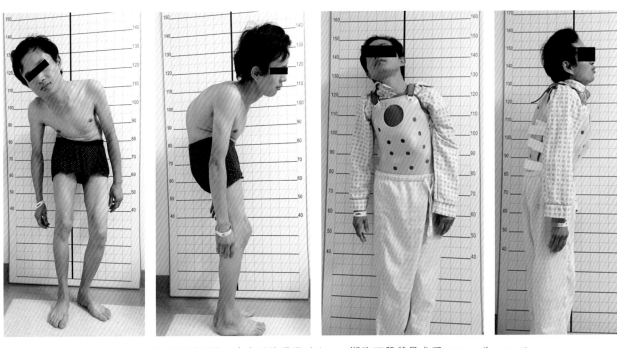

图 17-38　患者术前与第一次术后外观照对比。一期胸腰段截骨术后 CBVA 为 −21.7°

　　此时患者虽然恢复了矢状面平衡，但无法平视，影响生活质量。6 个月后，患者于 2018 年 4 月 25 日行颈椎前后路联合截骨、后路椎弓根钉棒系统内固定、前路钛板螺钉内固定手术，术后患者 CBVA 为 2.9°。二次术前（图 17-39 和图 17-40）、二次术中（图 17-41）见相应图。颈椎接骨部分示意见图 17-42。术前、术后对比见图 17-43 和图 17-44。

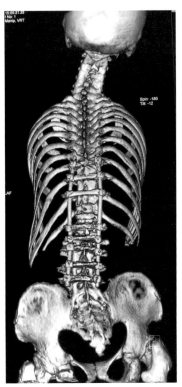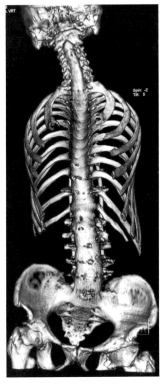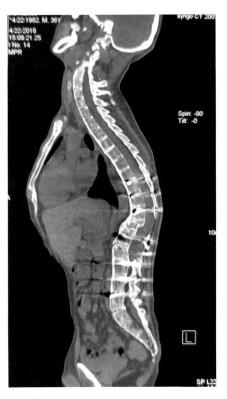

图 17-39　患者二次术前（第一次术后 6 个月）CT

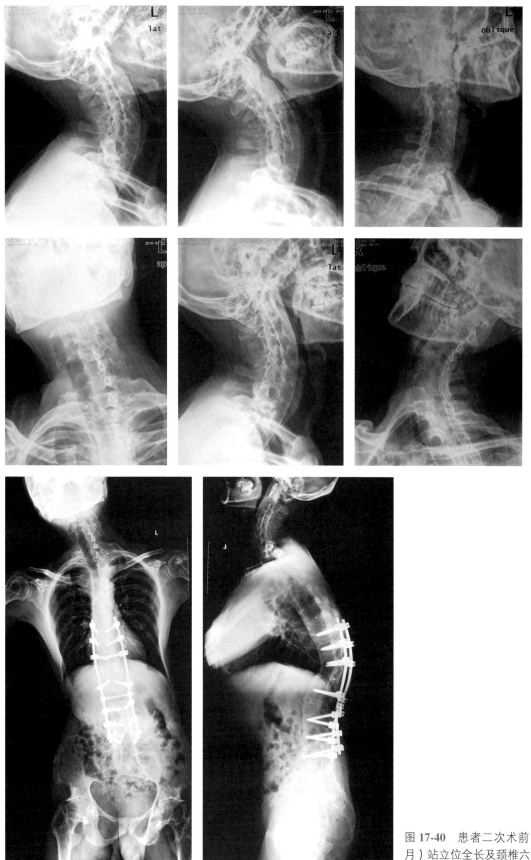

图 17-40　患者二次术前（第一次术后 6 个月）站立位全长及颈椎六位 X 线片，颈椎前凸为 50.6°

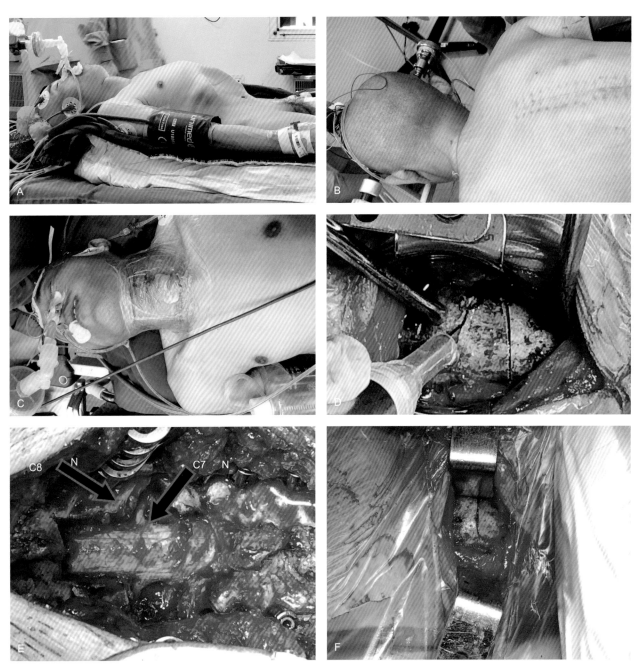

图 17-41　第一次手术后 6 个月，第二次手术颈椎矫形，手术顺序为前路截骨－后路减压固定－前路融合固定
A. 颈椎前路手术体位；B. 后路手术体位；C. 前路固定融合体位；D. C7 椎体前方行楔形截骨；E. C4、C5、C6 及 T2、T3、T4 两侧椎弓根置入椎弓根螺钉，去除 C6、C7，以及部分 T1 椎板、C7 两侧关节突和椎弓根，充分显露 C7、C8 神经根，在 C5、T2 行椎板潜行减压；F. 见 C7 椎体截骨面完全闭合，行钛板固定，于 C6、C7、T1、T2 椎体各置入螺钉 2 枚

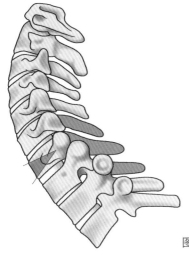

图 17-42　颈椎截骨部分示意图

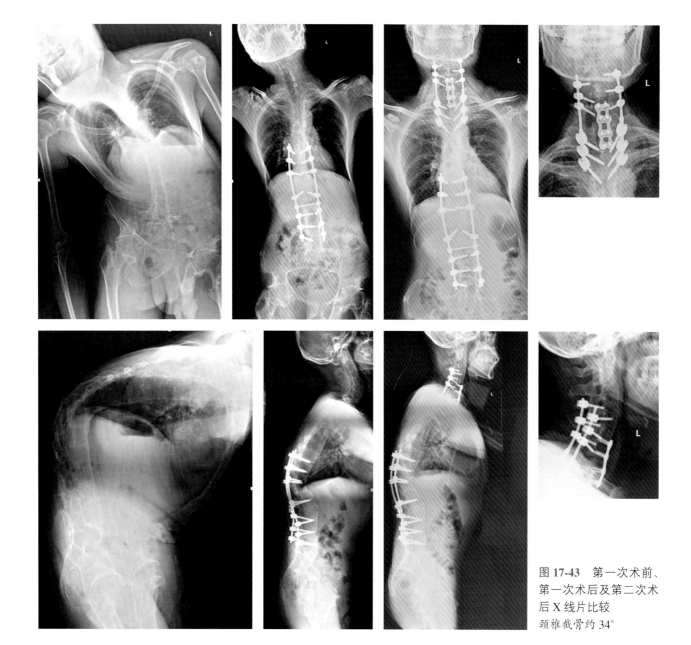

图 17-43　第一次术前、第一次术后及第二次术后 X 线片比较　颈椎截骨约 34°

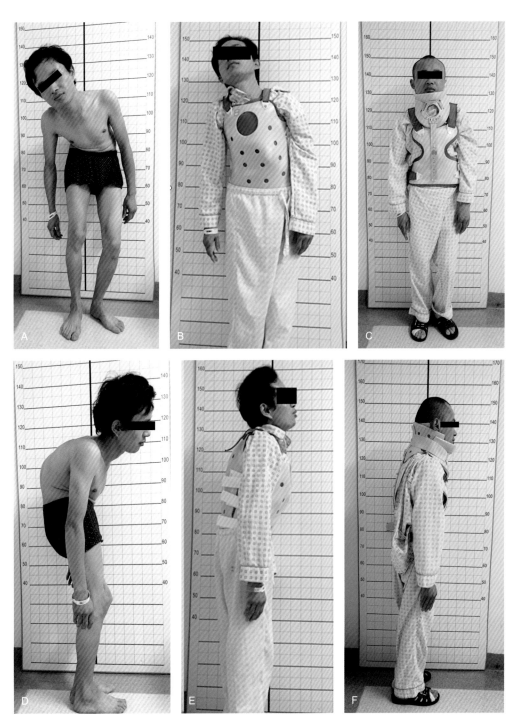

图 17-44　第一次术前、第一次术后及第二次术后外观照比较

第一次术前（A、D）、第一次术后（B、E）及第二次术后（C、F）CBVA 分别为 21°、−21.7°和 2.9°

四、颈椎截骨效果的分析

颈胸椎截骨可以很大程度上改善 AS 患者视野和外观，同时明显改善患者的健康状态及生活能力。通过测量患者下颌与铅垂线夹角 [颌眉角 (CBV)] 可以得到需要矫形的度数。据 McMaster 报道，颌眉角平均矫正的度数为 54°（30°~71°）。18 个月随访时矫正度数丢失平均为 6°（0°~20°）。Simmons 等报道 1967—1997 年（传统技术组）早期的 114 名患者的 CBV 从术前 56°（30°~146°）矫正为术后 4°（0°~60°）；但是在 1997—2003 年（现行技术组）的 17 名患者中，CBV 从术前 49°（30°~90°）矫正为术后 12°（3°~15°）。他们建议避免过度矫正，保留 10° 左右的颌眉角允许患者在直立时可以看到正前方及地面，他们可以坐到桌前读书，也可以在日常生活中开车。

大多数患者颈部疼痛在术后得到缓解，日常生活的能力得到大幅提升。Belanger 等报道了 26 例颈椎后凸畸形的 AS 患者。他们将术前颈痛分为轻度、中度及重度三级。21 名患者术后颈椎疼痛比术前至少降低 1 级，8 名患者颈椎疼痛消失。在 19 名术前有吞咽困难的患者中，18 名在术后明显改善。McMasterd 报道了在 15 名术前无法参加工作的 AS 颈椎后凸畸形患者中，有 4 名在术后正常参加工作。Tokala 等让 8 名患者填写术后满意度调查问卷，选项包括非常好、好、比较满意、没有改变以及不满意，其中 3 名患者选择"非常好"，5 名患者选择"好"。Simmons 等报道有 131 名患者在截骨治疗后感到满意。

AS 患者的颈椎过伸畸形十分少见，我们文中报道的病例，通过颈椎屈曲截骨恢复患者平视功能。我们认为前 - 后 - 前联合入路、经 C7 屈曲截骨能够顺利纠正 AS 患者的颈椎过伸畸形，术前的精准截骨设计、术中的精细操作对手术的成功是必不可少的因素。当然，颈椎过伸畸形病例较为少见，此术式的安全性、有效性仍有待于进一步临床验证。

五、手术并发症

在 AS 患者颈胸交界处截骨存在很大的风险和诸多并发症，术后并发症包括死亡、神经损伤、矢状移位以及假关节形成等。

在 5 篇临床研究所报道的 227 名患者中，有 6 名（2.6%）术后死亡，死因均为心肺系统并发症。Langeloo 报道了 16 名患者中有 1 名约 30 岁的年轻患者在术后 4 天出现心搏骤停，并在 6 周后死于缺氧性脑病。虽然这名患者没有明显的心血管基础疾病，但 AS 是一种慢性免疫系统性疾病，常常会影响到心脏传导系统，并引发传导阻滞、房颤以及其他心律失常。手术可能会促使潜在的心脏损伤发生并引起心搏骤停。

在至今的文献中，Simmons 所报道的关于颈胸段截骨矫形研究样本量最大。131 名患者中有 4 人在术后 3 个月内死亡，其中 2 人分别于术后第 2 天和第 21 天死于心脏病，1 人在术后第 13 天死于肺栓塞，1 人在术后第 77 天死于严重肺部感染。他们认为术后最常见的死因为心脏病及肺部疾病。这些病例报道早在 1997 年以前。而随着手术技术的成熟、麻醉水平、术后监护和护理水平的提升，近年来再也没有出现术后死亡病例的报道。

截骨总是围绕着神经组织操作，很容易损伤神经。截骨过程中脊柱暂时的失稳会增加出现神经损伤并发症的风险。神经并发症出现的原因有：① 截骨方式有误或者截骨中出现脊柱矢状移位，脊髓或神经根会因牵拉受损；② 椎间孔处截骨量不足，截骨面压迫 C8 神经根；③ 前纵韧带的断裂引起脊柱不稳甚至半脱位。有 23.4% 的患者接受颈、胸椎后凸截骨矫形后出现神经并发症，他们中大多数是轻微且一过性的 C8 神经根损伤症状。

Simmons 等称术后应用 Halo 头环牵引可以缓解 C8 神经根在椎间孔处的压力，大多数患者症状在术后几个月内会缓解。Belanger 报道了 3 例术后即刻出现上肢疼痛和感觉减退患者，症状在术后 6 个月内完全缓解。

在 5 篇临床研究所记录的 227 名患者中，只有 8 例（3.5%）出现永久性神经损伤，包括四肢瘫痪、偏瘫以及 C6 水平脊髓永久损伤。Simmons 等报道 3 名患者术后出现严重的神经并发症。1 人术后出现瘫痪，可以站立但不能行走，手术探查发现硬膜囊破裂；1 人在术中出现完全瘫痪，局麻手术探查发现硬膜囊折叠挤压脊髓，切开后减压，神经功能在术中恢复。McMaster 报道了 1 例术后 7 天无明显诱因出现四肢瘫痪的病例。术中未使用体内固定棒和体外 Halo 固定架松动导致截骨面错位引起高位脊髓损伤。Langeloo 记录了 1 例 82 岁的患者在术中 MEP 监测时发现有 C6 水平的脊髓损伤，立即行颈前路减压术，但并未使神经功能得到恢复。术后患者右侧 C6 神经根及左侧 C7 神经根所支配区域运动和感觉功能丧失。

假关节形成出现的概率为 0~13.3%，早期的原因多为未使用内固定，而外固定的不稳定又导致截骨处出现半脱位形成假关节，Simmons 等记录了 6 名假关节形成的患者，这些患者接受了二次融合手术。McMaster 介绍了 2 名在术后 7 天行 X 线片复查时发现截骨处移位的病例，在经过 1 周头环牵引治疗后复查，移位程度没有加重。他们又为这两名患者分别在术后第 4 周及第 6 周行颈前路融合术，其中一名患者获得了良好的骨性融合，但另一名患者因深部感染而融合失败。他们得出结论，截骨处有移位的患者中有 1/2 会发展成假关节，需要接受

前路融合术。前述的第 1 例患者术后 3~6 个月时发生了内固定断裂、假关节形成（图 16-14）。分析原因我们考虑如下：① sp 截骨角度过大，局部接触面积小，形成了 ST；②为增大截骨角度，T1 未置钉，局部活动度大；③由于胸腰段畸形原因，头颈部重心前移，截骨局部前方无支撑，局部反复应力微动；④患者一期手术后 3 个月，因各人原因问题，未及时来院行胸腰段截骨矫形，粗细棒（钛合金）难以长时间承受因重心仍前倾所导致的较大应力。后期进行了颈胸椎翻修，更换颈胸截骨处内固定棒，同时进行胸腰椎截骨（L2 椎体 VCD 截骨），颈胸及胸腰截骨处行后路植骨融合，1 周后行前路颈胸前路 C6-T1 椎体开槽自体髂骨植骨融合（图 16-18），术后 6 个月复查 CT 可发现截骨部位骨融合良好（图 16-22）。

Simmons 等报道的 131 名颈椎后凸畸形 AS 患者中，4 例患者因深静脉血栓出现肺栓塞，有 5 例患者术后出现肺炎，还有 15 例患者出现头环固定钉感染。McMaster 记录了 3 例术后出现一过性吞咽困难，在 10 天后症状消失，1 例术后咯血，经保守治疗好转。

Langeloo 等报道了 2 例深部感染及 1 例病毒性脑膜炎。深部感染的发生或许与患者应用激素和免疫抑制剂治疗 AS 以及本身存在的多系统并发症有关。

（崔 赓 张雪松 郑国权 任宁涛 李 源 陈 超）

参考文献

[1] Mehdian S M, Boreham B, Hammett T. Cervical osteotomy in ankylosing spondylitis[J]. Eur Spine J, 2012, 21(12): 2713-2717.

[2] Koller H, Meier O, Zenner J, et al. Non-instrumented correction of cervicothoracic kyphosis in ankylosing spondylitis: a critical analysis on the results of open-wedge osteotomy C7-T1 with gradual halo-thoracic-cast based correction[J]. Eur Spine J, 2013, 22: 819-832.

[3] Mehdian S, Arun R. A safe controlled instrumented reduction technique for cervical osteotomy in ankylosing spondylitis[J]. Spine (Phila Pa 1976), 2011, 36(9): 715-720.

[4] Mummaneni P V, Mummaneni V P, Haid R W Jr, et al. Cervical osteotomy for the correction of chin-on-chest deformity in ankylosing spondylitis. Technical note[J]. Neurosurg Focus, 2003, 14(1): e9.

[5] Chin K R, Ahn J. Controlled cervical extension osteotomy for ankylosing spondylitis utilizing the Jackson operating table: technical note[J]. Spine (Phila Pa 1976), 2007, 32(17): 1926-1929.

[6] El Maghraoui A, Bensabbah R, Bahiri R, et al. Cervical spine involvement in ankylosing spondylitis[J]. Clin Rheumatol, 2003, 22(2): 94-98.

[7] Tokala D P, Lam K S, Freeman B J, et al. C7 decancellisation closing wedge osteotomy for the correction of fixed cervico-thoracic kyphosis[J]. Eur Spine J, 2007, 16(9): 1471-1478.

[8] Langeloo D D, Journee H L, Pavlov P W, et al. Cervical

osteotomy in ankylosing spondylitis: evaluation of new developments[J]. Eur Spine J, 2006, 15(4): 493-500.

[9] McMaster M J. Osteotomy of the cervical spine in ankylosing spondylitis[J]. J Bone Joint Surg Br, 1997, 79(2): 197-203.

[10] Etame A B, Than K D, Wang A C, et al. Surgical management of symptomatic cervical or cervicothoracic kyphosis due to ankylosing spondylitis[J]. Spine (Phila Pa 1976), 2008, 33(16): E559-564.

[11] Simmons E D, DiStefano R J, Zheng Y, et al. Thirty-six years experience of cervical extension osteotomy in ankylosing spondylitis: techniques and outcomes[J]. Spine (Phila Pa 1976), 2006, 31(26): 3006-3012.

[12] Urist M R. Osteotomy of the cervical spine; report of a case of ankylosing rheumatoid spondylitis[J]. J Bone Joint Surg Am, 1958, 40-A(4): 833-843.

[13] Sengupta D K, Khazim R, Grevitt M P, et al. Flexion osteotomy of the cervical spine: a new technique for correction of iatrogenic extension deformity in ankylosing spondylitis[J]. Spine, 2001, 26(9): 1068-1072.

[14] Schneider P S, Bouchard J, Moghadam K, et al. Acute cervical fractures in ankylosing spondylitis: an opportunity to correct preexisting deformity[J]. Spine, 2010, 35(7): 248-252.

[15] Belanger T A, Milam R A, Roh J S, et al. Cervicothoracic extension osteotomy for chin-on-chest deformity in ankylosing spondylitis[J]. J Bone Joint Surg Am, 2005, 87(8): 1732-1738.

[16] Gill J B, Levin A, Burd T, et al. Corrective osteotomies in spine surgery[J]. J Bone Joint Surg Am, 2008, 90(11): 2509-2520.

[17] Scheer J K, Tang J A, Buckley J M, et al. Biomechanical analysis of osteotomy type and rod diameter for treatment of cervicothoracic kyphosis[J]. Spine, 2011;36(8): 519-523.

[18] Scheer J K, Tang J A, Deviren V, et al. Biomechanical analysis of cervicothoracic junction osteotomy in cadaveric model of ankylosing spondylitis: effect of rod material and diameter. In: ASME 2010 summer bioengineering conference[J]. American Society of Mechanical Engineers, 2010.

[19] Mehdian S M H, Freeman B J C, Licina P. Cervical osteotomy for ankylosing spondylitis: an innovative variation on an existing technique[J]. Eur Spine J, 1999, 8(6): 505-509.

[20] Rosenbaum J, Chandran V. Management of comorbidities in ankylosing spondylitis[J]. Am J Med Sci, 2012, 343(5): 364.

[21] Hoh D J, Khoueir P, Wang M Y. Management of cervical deformity in ankylosing spondylitis[J]. Neurosurg Focus, 2008, 24(1): E9.

第18章
强直性脊柱炎后凸畸形患者的
麻醉与围手术期处理

一、强直性脊柱炎后凸畸形患者
病理生理变化

强直性脊柱炎（ankylosing spondylitis，AS）是一种以关节韧带骨化为特征的慢性炎症疾病，属于自身免疫性疾病，病因及发病机制尚不明确。本章重点阐述与麻醉最为相关的一些问题。

（一）AS 基本病理生理改变

本病变主要侵犯中轴骨，常从骶髂关节开始逐渐向上蔓延至脊柱，临床表现为脊柱和外周关节炎的损害。但部分患者也可以以胸廓、肺、心脏、虹膜等多系统不同程度的损害为首发症状，出现非脊柱四肢症状时会导致该疾病误诊率明显升高。非特异性滑膜炎和附着点炎是 AS 的主要病理特征。随着疾病的进展，广泛的脊柱关节以及韧带的骨化最终可导致椎体各个节段的完全融合和僵直，患者也随之逐渐发展成严重的脊柱后凸畸形。其中胸腰段是最常受影响的部位，但颈椎和上胸段也不可避免受到累及，严重的会导致颈胸段后凸畸形，表现为视野显著受限，无法抬头平视，更严重者可有张口困难，并呈现"颌触胸"畸形，甚至出现吞咽困难和发作性窒息，造成显而易见的困难气道。此外，特别需要知晓的是，AS 患者受累的组织器官是全身性的，如眼睛、心脏、肺脏、肾脏、血管等多脏器系统，有的患者还伴有眼葡萄膜炎、指（趾）炎、银屑病、克罗恩病、溃疡性结肠炎等其他自身免疫性疾病。因此，在为 AS 患者实施麻醉的过程中，需要关注的不仅仅是其运动系统变化对麻醉带来的影响，其他多系统的病变可能更为棘手。

（二）AS 对呼吸系统的影响

患者若出现脊柱后凸，最容易出现的生理功能障碍便是造成患者肺功能受损。由于胸廓畸形，肺血管床的发育会受到影响，因此患者每个肺容量单位的血管数量少于正常人，从而导致肺血管阻力增加。此外畸形的脊柱和胸廓对呼吸系统顺应性以及呼吸肌的发育也会产生较大影响，患者常存在限制性通气功能障碍。患者在发病的早期具有非常强的代偿能力，一般不会短期内表现出明显的临床症状，但伴随着患者 AS 病情不断进展加重，会对患者的肺功能造成更加严重的损害。患者此时呼吸功能也会发生明显的转变，由当前的代偿状态转变为失代偿的状态，如果患者病情非常严重，往往会造成肺源性心脏病或者出现肺功能衰竭。

AS 脊柱后凸越严重，对肺功能的影响越大。一般认为，后凸的脊柱节段位置越高，后凸 Cobb 角越大，肺受限程度越严重。在脊柱后凸严重的患者中，常常会有限制性肺容量降低，患者肺总量、肺活量、功能残气量、深吸气量以及补呼气量均下降。而严重脊柱后凸患者的呼吸肌的正常运动也受到较大影响，导致胸壁顺应性下降。有研究发现，AS 脊柱后凸严重患者，可能存在低氧血症，而二氧化碳分压和 pH 通常正常。

（三）AS 对循环系统的影响

AS 患者可发生心脏传导系统异常、动脉内膜病变、二尖瓣和主动脉瓣病变等。AS 会造成心脏主动脉瓣关闭不全病变，其中重症 AS 患者有 3.6%~11% 发生主动脉瓣关闭不全病变。同时，自身免疫性疾病患者容易出现动脉炎、动脉弹性减退，并逐渐导致高血压，加重心脏负荷。而脊柱后凸畸形发生后，胸内心血管系统解剖结构也会随之改变，肺循环和体循环血流动力学状态也会随之出现病理生理学变化，这些病变最终都将严重影响心脏功能，长此以往导致 AS 脊柱后凸患者出现心力衰竭。

（四）AS 对肾脏的影响

在部分 AS 患者中，会出现肾功能损害。有 8% 的 AS 患者在尸体解剖时发现肾脏淀粉样变性，病情重者发展为慢性肾衰竭。在许多 AS 患者的病程中，由于长期大量服用各种药物，加上自身免疫性疾病本身的致病因素，均可能出现不同程度的肾脏损害。尤其是长期服用中药的患者，更应警惕其不明成分化学物质的肾损害作用。

（五）AS 对神经系统的影响

对神经系统的影响方面，较严重的脊柱后凸患者术前多存在神经功能受损。Belanger 等报道的 27 例 AS 颈胸段后凸畸形患者中，7 例有反射亢进和轻度的步态异常，3 例有严重的步态紊乱或者四肢轻瘫。如果需要手术矫形纠正 AS 畸形时，需对包绕神经组织的骨质进行截骨，也有潜在的神经损害的可能性，截骨过程中的暂时性不稳又增加了神经并发症的风险。

二、强直性脊柱炎后凸畸形患者的麻醉前评估要点

麻醉医生访视 AS 脊柱后凸畸形患者时，应当关注以下一些问题。

（一）疾病本身情况

患者 AS 发病年龄以及确诊时间，病变主要累及的部位，病程进展和严重程度，药物治疗控制情况，疾病是否累及心脏、肺、肾脏等重要脏器及其目前功能状况，是否合并有其他自身免疫性疾病及并发症。一般来说，发病时间越早，心、肺等重要脏器发育受影响程度可能越重；脊柱后凸畸形节段越高，对心肺和气道影响越大；疾病进展越快，相应受损脏器组织的调节适应过程越短，存在失代偿的可能性越大。此外，AS 为自身免疫性疾病，部分患者还可合并其他自身免疫性疾病，这类患者免疫系统常年处于功能失常状态，在各种外界因素刺激下容易出现感染、超敏反应等免疫系统问题，尤其是围手术期超敏反应，对麻醉医生来说是个巨大的威胁和挑战。

（二）脊柱畸形对心肺功能影响情况

由于 AS 发生后凸畸形会影响心肺功能，因此必须在术前完善胸部影像学检查，评估胸廓以及胸内组织结构畸变的情况；完善心电图以及心脏超声评估心脏结构、功能等；行肺功能检查评估肺受影响情况；血气分析也是必要的，帮助评估换气和氧合情况。AS 后凸畸形患者常见的血气异常类型是动脉氧分压降低，而二氧化碳分压可保持正常；腹部和大血管 B 超检查是否存在腹腔脏器和外周血管的变化情况。

（三）气道组织结构变异情况

通过完整的气道评估手段和评价指标来评估困难气道情况，检视颈部活动受限程度、颞下颌关节活动情况，以及张口度、颏甲距、Mallampattis 评分、下颌体长度等；仔细查看胸部影像学资料确定气道是否变形、移位等；询问病史了解患者是否有因气道结构异常导致的呼吸困难情况等。此类患者

颈椎、腰椎可以表现出各式各样的固定形式，从直立位刚性固定到完全接触下颌骨，有的患者即便是相对轻度的生理曲度异常也不能放松警惕，其活动度较差，也经常存在困难气道的可能，注意不要被表面的体态迷惑。

（四）脊柱畸形导致神经功能受损情况

询问患者是否存在四肢及躯体感觉、运动功能异常，是否存在相应脊神经支配节段的失能或受损等，需要时可进行感觉运动平面的测试，这都为评价手术效果、并发症以及区分术后异常是否与麻醉相关提供部分参考。

（五）其他合并症的情况

必须询问患者是否还合并有其他系统疾病，如高血压、糖尿病、冠心病、肺部疾患、肝肾系统疾病、血液系统疾病等。同时，需区分这些合并症状究竟是原发疾病所致的损害还是独立发生的其他疾患，这对于正确评估患者围手术期麻醉相关的治疗和风险以及并发症很重要。

（六）平时服药情况

为了控制疾病症状和进展，AS 患者可能平时服用较多药物，尤其是免疫抑制剂和糖皮质激素类药物，了解患者服用这些药物的剂量、疗效及副作用，以决定麻醉手术之前药物调整策略以及是否需要如胃黏膜保护等辅助治疗措施，减少麻醉手术并发症。AS 患者常用药物有非甾体类抗炎药、柳氮磺吡啶、甲氨蝶呤、来氟米特、糖皮质激素、沙利度胺、中医中药，以及近年来出现的选择性地以参与免疫反应或炎症过程的分子或受体为靶目标的单克隆抗体，或天然抑制分子的重组产物——抗肿瘤坏死因子（TNF)-α 类生物制剂等。了解这些药物对患者全身各系统的影响以及与麻醉药物之间的相互作用也十分必要。

三、困难气道的处理

AS 脊柱后凸畸形，尤其是颈胸段畸形，都无

一例外地存在困难气道的解剖学基础。这类患者颈部各个方向的运动不同程度地受限，同时疾病常常累及颞下颌关节，使得患者张口困难。颌胸畸形从解剖结构来看更加大了困难气道的处理难度，无论气管插管或是气管切开均非常困难。气道处理面临的困难和风险，限制了不少医院开展这类手术治疗工作。

鉴于上述原因，结合解放军总医院麻醉手术中心多年的经验，此类患者在进行麻醉时选择"健忘镇痛慢诱导"的方法，保留患者自主呼吸，再进行气管插管较为安全。通常这类患者需要考虑选择经鼻或经口纤维支气管镜引导下气管插管最为有利，此外还均需准备好各种紧急通气与气管造口的设备，以防建立人工气道失败。在患者病情条件和所行手术允许的情况下，也可以尝试利用"视可尼"喉镜（可视可塑光纤喉镜）、可视喉镜、插管型喉罩等进行气管插管，但是依文献报道来看，清醒纤维支气管镜气管插管仍然是最为安全的选择。

下面以我院一例颈胸段脊柱重度后凸患者的麻醉诱导为例，简要介绍解放军总医院麻醉手术中心在处理此类患者困难气道方面的经验。

【病例】 患者男性，34 岁，诊断 AS 多年。颈椎和上胸段受累，颈胸段后凸畸形，视野显著受限，平视功能丧失，张口困难，无法平卧，呈现典型的"颏触胸"畸形。术前 Cobb 角（C2-C7）73.5°，Cobb 角（T2-T5）28.5°，Cobb 角（T5-T12）49.3°，Cobb 角（T11-L2）28.1°，Cobb 角（T1-L2）90°，Cobb 角（L1-S2）10.7°（图 18-1）。患者拟于全麻下行脊柱畸形后路截骨矫形、钉棒系统内固定、植骨融合术。

（1）本例患者选择静脉吸入复合麻醉。术前半小时予以肌内注射阿托品 0.5 mg，入手术室后再次完成简要的麻醉前评估，并以 18 G 留置针建立外周静脉通道。由于患者无法平卧，故先于转运床上摆放较为舒适体位，给予吸氧，接心电图、无创血压、脉搏氧饱和度监测。

（2）再次检查插管物品后，准备行经鼻纤维支气管镜引导下健忘镇痛慢诱导插管。予以咪达

唑仑 1.5 mg，氟哌利多 1 mg，哌替啶 50 mg 壶入静脉滴注（也可选用咪达唑仑 1~2 mg，芬太尼 0.05~0.2 mg/ 舒芬太尼 5~20 μg 方案。目前临床在用的右美托咪定也是较为理想的选择之一，具体药物组合可以根据麻醉医生各自的习惯进行选择。其原则就是镇静、遗忘、减轻操作应激，并保留自主呼吸），严密观察生命体征，同时用 1% 丁卡因、10% 麻黄碱滴鼻浸润黏膜，棉签探查双侧鼻道，

1% 丁卡因麻醉舌根及咽后壁。

（3）待患者呈嗜睡状态后，环甲膜穿刺推注丁卡因 40 mg（3 mL）行气管表面麻醉，嘱患者咳嗽，促进药液弥散分布，等待 3 分钟以上，使药物充分起效。随后以纤支镜经鼻引导，寻及声门并进一步探及气管隆凸后，导入加强钢丝气管导管，患者配合良好，插管顺利。

（4）进一步确认导管位置后，静脉给予 60 mg

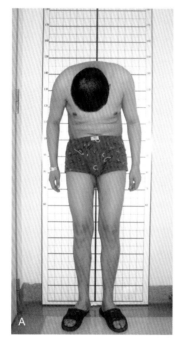
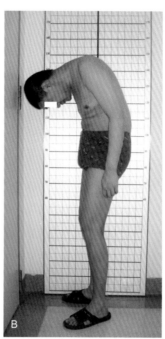
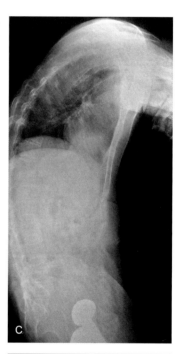
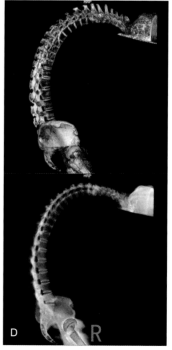

图 18-1　患者术前体态及影像学检查资料
患者术前正面（A）及侧面（B）照显示其颈胸段脊柱后凸畸形严重，呈"颌触胸畸形"，无法抬头及平视，日常生活严重受限。侧位 X 线摄影（C）及脊柱立体成像（D）显示颈胸段后凸明显，后凸曲度及半径严重异常

丙泊酚、50 mg 罗库溴铵、20 μg 舒芬太尼，机械通气并以七氟烷、异丙酚、瑞芬太尼静吸复合维持麻醉。生命体征平稳后，在超声引导下，行右锁骨下静脉穿刺置管术及桡动脉穿刺置管术，完成麻醉诱导。

该病例的气道处理过程已详细阐述，实际临床实践过程中，可根据各单位和麻醉医生的个人习惯和经验、条件进行调整，总的原则是保留自主呼吸，并最大限度地减轻应激刺激。

四、术中生命体征监测

除了常规必须要监测的血压、心电图、SpO_2、$P_{ET}CO_2$ 等之外，此例患者需要进行有创血流动力学监测 ABP，并采用 PPV 动态观察患者容量治疗情况，及时调整容量治疗策略；手术时间长，创面大，体温检测必不可少；由于术中需要神经功能监测，麻醉深度及药物使用需要随时调整，因此需要 BIS 监测患者意识状况，避免发生术中知晓。此外，术中神经电生理监测越来越普遍地用于 AS 患者矫形手术，其必要性也越来越为外科和麻醉医师所认识。这里主要探讨术中神经电生理监测及麻醉相关要点。

脊柱矫形手术涉及脊髓和脊神经的有创操作较多，容易发生医源性的神经功能损伤，为了避免或减少这种损伤，通常需要进行神经功能监测。以往此类手术常采用全麻术中唤醒的方法来检验矫形后的神经功能，但是增加了患者痛苦和麻醉风险。随着神经电生理技术的进步，目前临床采用神经电生理的方法进行监测，常用的有体感诱发电位（SSEP）和运动诱发电位（MEP），此外还有脑干听觉诱发电位（ABRs）、肌电图（EMG）等其他方法。Toleikis 等报道，1 000 例神经监测下椎弓钉植入手术仅 1 例出现神经功能损伤，而在不监测的情况下手术并发症为 2%~10%，因此术中神经功能监测非常有必要，尤其是对于脊柱外科矫形范围和角度较大的手术。现在许多研究已经证实 MEP 监测能特异性地反映皮质脊髓束的功能，特别是联合 SSEP 进行监测，能大大提高手术监测的敏感性和特异性。

体感诱发电位（SSEP）是指使用微电流刺激周围混合神经的感觉支，使得外周神经产生传入冲动，并在近端周围神经、脊髓表面或头皮皮质感觉区等区域记录生物电活动。术中 SSEP 监测主要观测指标为潜伏期和波幅，在不考虑麻醉和生理学因素的情况下，波幅下降超过 50% 和（或）潜伏期延长超过 10% 是警戒标准。SSEP 监测与麻醉密切相关，如麻醉深度、平均动脉压、温度等。常用吸入麻醉药呈剂量依赖性地降低 SSEP 波幅并延长其潜伏期，静脉麻醉药对 SSEP 的影响较吸入麻醉药轻。除依托咪酯和氯胺酮外，低剂量的静脉麻醉药对皮质 SSEP 影响小，但大剂量重复使用时可轻度降低波幅，延长潜伏期，因此丙泊酚适合于 SSEP 的术中监测。依托咪酯会明显增加皮质 SSEP 波幅并轻度延长其潜伏期；而氯胺酮增强皮质 SSEP 波幅，对皮质和皮质下点位的潜伏期没有影响；右旋美托咪定是 α2 受体兴奋性麻醉药物，对术中 SSEP 监测的影响轻微。一般情况下，全身应用阿片类药物会轻度降低皮质 SSEP 波幅，延长其潜伏期，但是对皮质下和外周电位的影响轻微。阿片类药物的持续输注是术中 SSEP 监测时麻醉的重要组成部分。由于瑞芬太尼的药效学特点，常用于 SSEP 监测时麻醉。苯二氮䓬类药物轻微抑制皮质 SSEP，可用于施行此项监测的患者。

运动诱发电位（MEP）是指电刺激皮质运动区或脊髓产生兴奋，下行传导使脊髓前角细胞或周围神经运动纤维去极化，在相应肌肉或神经表面记录到的生物电活动。应用 MEP 监测的禁忌证包括癫痫、皮质损伤、颅骨缺损、高颅压、颅内植入装置（电极、血管夹和分流管）、心脏起搏器或其他植入泵。麻醉医师需要注意的是，术中 MEP 监测具有一定的风险性，其可能的并发症有烧伤、电伤、咬伤、癫痫发作、心血管系统波动、术中躁动、硬膜外电极并发症等，这些都为术中麻醉管理带来了很大的挑战。由于术中 MEP 监测会引起患者体动，因此诱发 MEP 前需要与外科医师进行紧密沟通。同 SSEP 类似，临床常用的部分麻醉药对其有显著的抑制作用。吸入麻醉药会对 MEP 的波幅产生较为显著影响。静脉麻醉药中丙泊酚呈剂量依赖性干扰 MEP 监测，应用监测时应注意限制丙泊酚的血浆浓度；依托咪酯产生影响作用较小；阿片类药物中，芬太尼、舒芬太尼对 MEP 均有抑制作用，使 MEP 波幅下降，潜伏期延长，但是低剂量或持续输注阿片类药物对运动诱发电位的影响很小，维持外科麻醉的血药浓度就可以进行有效的 MEP 监测，当血药浓度为外科麻醉的血药浓度的 2 倍时，诱发电位反应将消失；肌松药会导致监测波幅大幅降低，在进行运动诱发电位监测时应尽量避免使用肌松药。

总的来说，采用以上两种神经电生理监测的患者，推荐的麻醉方式为丙泊酚和瑞芬太尼的全凭静脉麻醉进行维持。

五、术中液体治疗管理策略

容量治疗是这类手术麻醉中需要谨慎考虑处理的问题之一。由于手术时间长、创面大、出血多、头低位严重，因此如何权衡输入液体及血制品的多少、晶胶比的把握，都直接关乎患者术中的平稳和术后恢复质量。术中以乳酸钠林格液补充每日正常生理需要量及术前禁食所致的液体缺失量；麻醉手术期间的液体再分布，以及麻醉导致的血管扩张适当应用乳酸钠林格液和胶体液补充，晶胶比例可按照 1:3 使用，同时麻醉中采取小剂量应用去氧肾上腺素对抗麻醉导致的血管扩张，可以减少液体总量，当麻醉结束后减轻循环系统液体负荷和组织间隙过多的液体存留。术中失血量在血红蛋白监测下进行补充，具体为开始出血增多时及时先以胶体溶液补充缺失血容量，为保证脊髓的灌注和氧供，维持血红蛋白在 90 g/L 以上、Hct 30% 左右以达到最佳的氧供需。凝血因子、血小板的丢失处理方面，由于机体内仅需 30% 的正常凝血因子或 5%~20% 的不稳定凝血因子即可维持正常的凝血功能，再辅以促凝血药物，可以满足凝血的要求。通过此容量治疗方案实施，希望患者术中术后循环较为平稳，尿量适当，没有明显的水肿，基本达到预期目的。

六、麻醉术中的器官保护

（一）血液保护

大范围的脊柱矫形手术，通常伴随大量失血。其中主要影响因素包括手术时间、融合椎体数量、麻醉药物、平均动脉压、血小板状态、稀释性凝血功能障碍和原发性纤维蛋白溶解。目前主要减少失血和控制异体输血的措施包括通过适当体位来降低腹内压、良好的外科止血、控制性低血压、自体血回输、等容血液稀释、应用促凝血药物、术前自体血液预存等。同时术中应用氨甲环酸、尖吻蝮蛇血凝酶等可以减少纤维蛋白溶解，减少术中出血。通过这些措施期望能够有效减少血制品以及异体血制品的用量。

（二）脊髓保护

脊柱畸形矫正术中，脊髓血流量对低灌注压非常敏感，因此，麻醉医师必须保持好充分的氧供和脊髓的灌注，及时纠正低血容量和贫血。过度通气可能会减少脊髓的灌注，控制性降压也是容易影响脊髓灌注的因素之一。由于术中施行神经电生理监测，当监测结果出现异常时，应及时注意调整麻醉管理策略，并及时与外科医师沟通，尽快解除影响脊髓灌注的各类因素。此外，术中在脊髓操作较多、损伤刺激较大的环节，配合外科医师使用糖皮质激素（如目前常用的方案为甲泼尼龙 1 000 mg 静脉滴注），可以有效预防和治疗神经系统炎症与水肿。

七、术中麻醉注意事项及对可能出现事件的预防处理

（一）体位摆放问题

由于患者脊柱后凸畸形，部分严重的患者甚至无法正常平卧，借助可调节特殊体位的转运床和手术床及多个软垫，才能将患者妥善固定，并保持较为舒适的体位进行麻醉诱导。诱导插管成功之后，在良好的保护下，将患者翻转转移至手术床上，保

持患者个人体位及脊柱曲度，并保护头部、颈部器官和血管不受压，尤其要注意眼睛的保护，防止术后视力缺损甚至失明。缺血性视神经病变是俯卧位的潜在严重并发症，与手术时间（>5小时）、失血量（>2 L）、低血压以及液体复苏有关，严重的面部肿胀也可以改变眼球内的静脉血流动力学，导致视神经缺血和术后视力缺陷。

（二）避免空气栓塞

由于手术体位特殊，尤其在截骨矫形过程中创伤较大，出血较多，硬膜外静脉丛、椎旁静脉大量开放，部分骨去皮质后静脉窦也大量开放，可能出现静脉气栓。术中出现 $P_{ET}CO_2$ 突然降低、心率增快明显、SpO_2 降低等是空气栓塞的征象，因此需密切观察这些体征。如出现气栓，立即术野灌注盐水，纯氧通气，加快输液，提高中心静脉压，必要时可以经中心静脉导管抽气。

（三）减轻长时间头低位所致脑水肿

由于患者术中通常会处于头低位，且麻醉手术时间较长，因此极易出现脑部血液回流不畅，容易造成一定程度的脑组织水肿、颜面水肿以及球结膜水肿等，因此术中应注意把握好容量治疗的剂量和比例，并可适当应用血管活性药物来适度对抗因麻醉药物所致血管扩张。

八、麻醉术后的监护支持

此类手术创伤大，术后会持续创面渗血，出现贫血甚至休克，加上手术刺激，可能导致急性心功能衰竭；手术后需要长期卧床，易致肺不张、肺部感染、呼吸功能衰竭等呼吸系统并发症；术中对脊髓及神经刺激较多，术后存在神经功能障碍导致运动、感觉缺失的可能，严重的甚至发生瘫痪或需要再次手术解除血肿等对神经的压迫刺激；脊柱矫形后可能发生肠系膜上动脉综合征，引起胃、十二指肠等肠道功能紊乱；术后长期卧床导致深静脉血栓并继发肺栓塞、脑梗死、心肌梗死以及其他重要脏器缺血梗死等。

术后应积极调整患者内环境，严密监测液体出入量，及时补充血红蛋白及血浆，控制心率和血压，防止心功能衰竭；呼吸方面，应鼓励患者进行呼吸功能锻炼，加强翻身拍背，鼓励和促进患者排痰，防止肺部感染，必要时可应用抗生素预防性治疗。神经功能支持方面，继续糖皮质激素冲击治疗，并适当脱水以减轻神经炎症及水肿，并积极帮助患者进行神经肌肉功能锻炼。

术后镇痛治疗是术后恢复良好的重要因素，良好的术后镇痛能够有效减轻患者焦虑状态，并稳定心血管系统及呼吸系统，减轻手术引起的全身炎症反应综合征，利于患者及早进行各项康复锻炼。目前常采取术后 PCIA 以及病房按需追加非甾体类镇痛药的多模式镇痛方案。PCIA 方案以阿片类药物如芬太尼或舒芬太尼为主，按需追加氟比洛芬酯和地佐辛等。

另外尽早开始标准抗凝治疗，预防深静脉血栓形成，减少术后脏器栓塞梗死情况的发生。

（娄景盛　袁维秀）

参考文献

[1] Etame A B, Than K D, Wang A C, et al. Surgical management of symptomatic cervical or cervicothoracic kyphosis due to ankylosing spondylitis[J]. Spine (Phila Pa 1976), 2008, 33(16): E559-E564.

[2] 冯帆, 钱邦平, 邱勇. 强直性脊柱炎颈胸段后凸畸形截骨矫形手术进展 [J]. 中国脊柱脊髓杂志, 2013, 23(2): 178-180.

[3] 王景丰. 探讨强直性脊柱炎早期临床特点、早期诊断、治疗及预后 [D]. 天津医科大学, 2012.

[4] McMaster M J. Osteotomy of the cervical spine in ankylosing spondylitis[J]. J Bone Joint Surg Br, 1997, 79(2): 197-203.

[5] Belanger T A, Milam R T, Roh J S, et al. Cervicothoracic extension osteotomy for chin-on-chest deformity in ankylosing spondylitis[J]. J Bone Joint Surg Am, 2005, 87(8): 1732-1738.

[6] K H, C L, J L, et al. Surgical treatment of cervical kyphosis[J]. Eur Spine J, 2011, 20(4): 523-536.

[7] Braun J, Sieper J. Ankylosing spondylitis[J]. Lancet, 2007, 369(9570): 1379-1390.

[8] 管玥, 闫安辉, 王滨, 等. 强直性脊柱炎的临床病理研究进展 [J]. 医学综述, 2008(05): 776-778.

[9] 黄烽, 杨春花. 强直性脊柱炎临床及免疫发病机制的研究进展 [J]. 中国免疫学杂志, 2001(06): 281-285.

[10] 董媛媛, 蒋忠, 钱邦平, 等. 强直性脊柱炎胸腰椎后凸畸形患者困难气道的影像学预测因素分析 [J]. 临床麻醉学杂志, 2014(03): 242-244.

[11] Al-Kattan K, Simonds A, Chung K F, et al. Kyphoscoliosis and bronchial torsion[J]. Chest, 1997, 111(4): 1134-1137.

[12] Woodward L J, Kam P C. Ankylosing spondylitis: recent developments and anaesthetic implications[J]. Anaesthesia, 2009, 64(5): 540-548.

[13] McMaster M J, Glasby M A, Singh H, et al. Lung function in congenital kyphosis and kyphoscoliosis[J]. J Spinal Disord Tech, 2007, 20(3): 203-208.

[14] Buyse B, Meersseman W, Demedts M. Treatment of chronic respiratory failure in kyphoscoliosis: oxygen or ventilation[J]? Eur Respir J, 2003, 22(3): 525-528.

[15] Levine C. Wilton, 王俊科, 于布为, 等. 麻省总医院临床麻醉手册 [M]. 北京 : 科学出版社, 2012.

[16] 乔慧, 常鹏飞. 开展术中神经电生理监测的重要性 [J]. 中华神经外科杂志, 2010, 26(12): 1057-1058.

[17] 窦万臣. 术中神经电生理监测 [M]. 2 版. 北京 : 人民卫生出版社, 2009.

[18] 陈志军, 邱勇. 术中脊髓神经电生理监测在脊柱外科中的应用 [J]. 中国矫形外科杂志, 2007, 15(15): 1155-1157.

[19] Strahm C, Min K, Boos N, et al. Reliability of perioperative SSEP recordings in spine surgery[J]. Spinal Cord, 2003, 41(9): 483-489.

[20] 刘海洋, 韩如泉. 2009. 神经外科术中诱发电位监测与麻醉 [C]. 上海 : 2009 年中华医学会全国麻醉学术年会.

[21] Macdonald D B. Intraoperative motor evoked potential monitoring: overview and update[J]. J Clin Monit Comput, 2006, 20(5): 347-377.

[22] Burch S. Surgical complications of spinal deformity surgery[J]. Neurosurg Clin N Am, 2007, 18(2): 385-392.

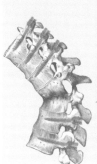

第19章
脊柱截骨手术的手术体位护理

脊柱后凸畸形是强直性脊柱炎（ankylosing spondylitis，AS）晚期引起的继发性姿势改变。脊柱的矢状面畸形严重影响了 AS 患者的生活质量，畸形严重者，无法正常呼吸和进食，影响患者生命安全。良好的术中体位摆放对 AS 后凸畸形的手术矫正意义重大。术中体位护理是确保患者术中安全、减少手术并发症以及提高手术矫正效果的关键。

AS 是一种以中轴骨慢性炎症反应为主要特征的非特异性全身疾病，主要累及骶髂关节、外周关节、脊柱关节突关节和椎旁软组织等。在我国，AS 的患病率为 0.3%，男女比例约为 3:1，发病年龄主要集中在 20~40 岁之间，平均发病年龄为 25 岁，8 岁以前和 40 岁以后发病较为罕见。主要临床表现为下腰部晨僵或疼痛，脊柱病变呈进行性加重，晚期可发生脊柱强直、畸形和功能障碍，严重影响患者的生活质量。脊柱后凸畸形和髋关节屈曲挛缩是强直性脊柱炎病变后期引起的主要继发性姿势改变，AS 进展缓慢，随着病程的延长，中轴骨骼和外周关节的受累逐步加重。重度强直性脊柱炎患者的躯干外观可呈现为 C 形甚至 L 形，造成患者在直立状态下躯体的矢状位和冠状位严重失衡，髋关节屈曲挛缩，全身血液循环不良，夜间平卧不能，可表现为无法平视和久坐，组织灌注不足，睡眠不佳，严重者可影响患者的呼吸功能和吞咽功能。

脊柱截骨术是晚期 AS 的主要治疗方法，可矫正脊柱和关节的严重畸形和功能障碍所导致的躯体力线失衡，从而提高患者生活质量。俯卧位是脊柱外科手术中最常用的体位，具有视野暴露充分，切口不偏离中线，便于医生操作等优点，且手术切口在层流范围内，能够降低手术感染的风险。

在该体位状态下，由于切口显露的需要和患者后凸顶点位置的差异，保持患者手术中整体的稳定和平衡是医护必须面对和解决的问题，否则极易造成患者颈部受力、面部受压、下颌脱位、肢体功能损害、呼吸循环功能障碍、神经损伤、皮肤受损等严重并发症。普通的俯卧位支撑点不足以满足该类手术的要求，因此在手术体位摆放时，需要充分考虑手术体位是否有利于术者操作，能否确保麻醉插管的安全并始终保持患者术中呼吸通畅，以及能否维持患者血液动力学稳定和足够的组织灌注压。体位摆放时应避免外周神经牵拉、皮肤损伤、肌肉和骨骼过度牵拉，以及用力不当造成原本因疾病受累而活动受限的关节脱位或无法判断的关节囊撕裂损伤。

一、术前访视

了解患者术前检查结果、疾病病程、术前体态、脊柱病变节段（脊柱各个节段的形态特点以及是否合并有髋关节畸形）、脊柱后凸角度、颈椎和四肢的活动度、张口活动度，以及是否合并有慢性病（如糖尿病、心血管疾病等）、日常生活中躯干和四肢自主活动的范围、颈部活动的最大角度。了解患者的一般资料，如患者身高、体重、血压等，做好术前评估，对患者进行常规心理疏导，缓解患者焦虑情绪，通过讲解让患者对手术体位摆放的过程和意义有一定的了解，并取得患者的积极配合。通过和手术医生进行沟通，从对患者的生理状态、营养状况、胸腹部皮肤紧缩和褶皱状态、截骨手术方式、截骨节段和截骨角度、预计手术时间进行基本的了解，做好手术配合预案。可以在取得患者的配合下，了解其清醒状态下的俯卧状态，初步判断病变节段的病理性功能位，为手术当天麻醉插管和手术体位摆放寻求一个初步的体位摆放安全标准（图 19-1）。

二、术前准备

（1）术日晨，手术室护士选取相对宽大，有侧床档的手术平车，接患者入室，此时可令患者采用舒适的主动体位（侧卧位或坐位），使用小被或者软枕支撑患者悬空或不能受力的部位，必要时携带约束带，固定在手术平车床档上，确保在转运途中患者的安全，患者入室温度应保持在 24~26 ℃。

（2）静脉通道的建立：在左前臂中段，避开关节，在患者血管条件允许的情况下，尽量选择较为粗大的血管管腔，建立静脉通道，牢靠固定，确保患者在俯卧位状态下，液体管道不折弯，静脉通道顺畅。在静脉留置针的选择上，应选用尾翼相对好固定的针型。输液器应加延长管，并用两个三通连接器进行连接。巡回护士配合麻醉医生行颈内静脉置管，对于颈项强直不易行颈内静脉置管的患者，可选择锁骨下静脉置管。置管后应将管道用缝针固定在周围的皮肤上，并用棉质纱布块保护好，防止俯卧时创口周围受压，以及避免在术中复位矫正过程中误将管腔带出。当无法行深静脉置管时，建议在双侧上肢建立双静脉通道，并建立动脉有创血压监测。

（3）麻醉体位：由于脊柱后凸畸形和关节僵硬，患者无法平躺。因此，插管时，应将患者的面部摆放于接近正常平卧的位置，巡回护士在医生的协助下，将患者下肢抬高并垫大海绵枕，将手术平

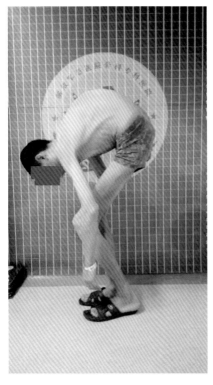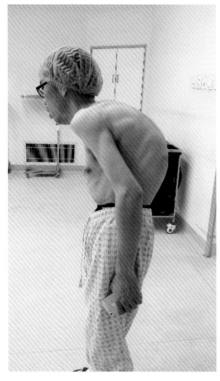

图 19-1 术前访视
了解患者病变节段、后凸角度、颈椎和四肢的活动度，以及是否合并有髋关节屈曲挛缩畸形等

车调整到头低脚高位，将患者头颈部用小软垫支撑，避免插管时头部受力。在保持患者脊柱病变节段处于功能位的同时改变其平躺时的受力点，给予支撑，保持患者身体重力平衡，使患者上半身呈自然卧位。由于脊柱后凸畸形致使患者在配合麻醉插管时颈部仰伸位困难，且在体位摆放时，下颌内收容易使患者下颌抵在体位垫边缘，为降低气管插管的挤压和脱管风险，建议行鼻腔插管，有条件时可以在纤维支气管镜辅助下插管。插管后，将患者恢复到正常仰卧的功能位置，医生和巡回护士要保护好患者安全，将手术平车的背板抬高，给予患者躯干足够的支撑（图19-2）。

（4）插管后翻身前的准备及护理：①患者眼睑闭合并使用保护贴膜保护眼睛，将棉球放入外耳道中，以防止在对患者的皮肤进行消毒后活性碘滴入耳朵；②将长约40 cm的弹性绷带蘸水挤干后，填塞进患者口中，将患者的舌头集中固定在口腔的咽部前方，防止在俯卧位麻醉状态下，舌肌松弛、体位改变使患者下颌抵住体位垫，从而导致舌头咬伤，弹性绷带要在口腔外留有5~10 cm；③翻身前可带颈托以保护患者术中颈椎安全；④较瘦的轻体重患者，要在双侧髂嵴，双侧肋骨受力突出的部位保护性涂抹甘油或者赛肤润，不建议在患者面部涂抹甘油类的润滑剂。在保证麻醉插管安全的同时，确保患者术中头部固定牢靠，避免偏离支撑的位置；⑤选择有平移功能且满足术中定位和透视需求的手术床，同时尽量选择头板、上背板、背板、臀板、下肢板均可以进行电动或者手动折弯的手术床；⑥将手术床头板向下折弯30°，背板和臀板根据患者后凸角度调节至倒"V"字形。胸腹部位置准备两个海绵软枕垫高，保持头颈部的病理性功能位置，并以高海绵软枕支撑。海绵软枕的中空设计

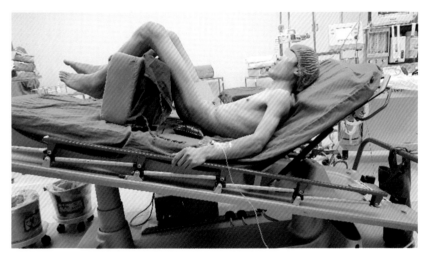

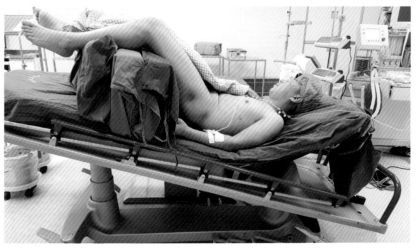

图 19-2 麻醉体位
患者处于自然仰卧位，头低脚高，在下肢，臀部和头部放置软垫，以使脊柱病变节段处于功能位

可以使患者眼周、眼球和鼻腔插管悬空，以避免以上部位的受压。放置海绵软枕后，气管插管应加装延长管；⑦下肢床板抬高，整体手术车呈折刀位；⑧准备好优力舒绷带，一卷裁成三段，其中两段固定患者肩部到大腿上 1/3 处；⑨协助技师将肌电感应探针插入肌肉感应区并将其用胶布牢靠固定，进行测试后，断开导线与肌电感应接收装置的连接，防止翻身时导线脱出（备注：畸形伴有脊柱骨折的患者，禁用神经刺激仪）（图 19-3、图 19-4）。

三、术中体位护理

（1）术前手术体位摆放：体位翻转时，应保持脊柱处于轴位状态，防止脊柱扭曲造成韧带撕裂、椎体骨折和神经损伤，确保在麻醉状态下患者的各关节处于功能位。需要将胸腹部用海绵软枕垫实，使

患者和海绵软枕充分接触，确保手术体位稳定可靠以及截骨复位时的安全性，必要时根据手术需要增添体位垫。根据患者后凸角度及病变脊柱节段顶点与平车之间的高度，将海绵软枕分别垫在手术床腰桥两侧形成夹角，垫物顶点支撑病变节段，应确保垫物不滑动、不变位，因此尽量选用摩擦力相对较大的海绵枕。患者在气管插管麻醉后，麻醉医生在协助俯卧位体位摆放时应始终站在患者头侧，断开麻醉呼吸管路，并负责患者的呼吸机管道和人工气道的安全。在翻身时，麻醉医师应保护好患者的头部，使患者头部与躯干保持同步翻转，避免颈部扭伤；在翻身过程中，应有一名医护人员负责发出同步翻身指令，确保翻身同步。手术床两侧各站两人，床尾站一人，将患者首先侧卧，安置在手术推车最靠近手术床的位置，注意锁死手术推车，防止患者坠床。患者侧医护人员扶持患者胸背部、腰骶部及

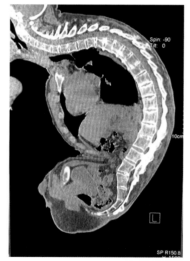

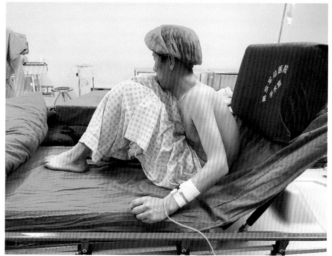

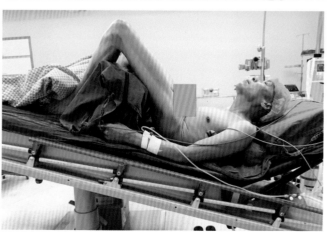

图 19-3　插管后翻身前准备
了解胸腹部皮肤紧缩和褶皱状态，
在左前臂中段建立静脉通道，避
开关节，保持患者身体重力平衡，
使患者上半身呈自然卧位

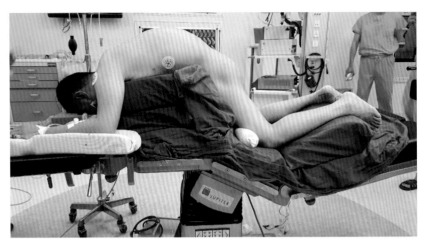

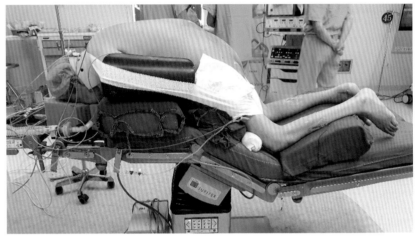

图 19-4 戴颈托、垫海绵枕
戴颈托以保护患者术中颈椎安全。根据患者后凸角度及病变脊柱节段顶点与平车之间的高度将海绵软枕分别垫在手术床腰桥两侧形成夹角，垫物顶点支撑病变节段

双下肢，维持脊柱功能位，将患者完全托起翻转，手术护士迅速调整海绵垫位置，将患者抬起、悬空、平移，对侧人员将手臂伸至手术床对侧边缘，在悬空平移的同时接住患者，确保患者安全，移至手术床的位置时，轴位翻转，协同合作，床尾人员负责下肢的翻转。将患者截骨顶点放置于手术床腰桥顶点部位。翻身时患者的双上肢需紧贴身体，防止翻身时肩关节和肘关节扭曲损伤。翻身时保护各液体管路、电极线顺畅。双侧人员将患者固定后，由巡回护士配合麻醉医生，捋顺液体管道，妥善安置患者头部。同时，根据重力的平衡点，微调手术床的头尾倾角度和床尾的高度。配合麻醉医生明确血压是否受到影响，避免因下肢下垂而影响静脉回流，导致循环障碍、血压下降。调整好体位后，重点观察患者头部和颈部的受力情况以及患者下肢皮肤颜色，从而判断下肢静脉是否受压而影响血液回流。

（2）身体各部位的体位摆放：①颈部：术中体位摆放要以保持患者病变节段病理功能位为原则，防止头颈部折弯，并避免身体发生杠杆作用时，颈部作为受力点而发生颈椎骨折造成脊髓损伤。颈椎强直患者由于头部不能转动，因此巡回护士应使用方形海绵枕置于患者头面部予以支撑，避免头部受重力下垂而影响患者颈部安全，海绵枕中央 T 形中空位置，可将眼睛、眼周和麻醉插管悬空。医生消毒铺单后，巡回护士应确认患者颈部和头面部受力是否安全。手术中需要移动手术床角度或者变换体位时，要随时巡视检查患者眼睛是否受压，避免眼睛损伤及气管插管扭曲打折。②上肢：双上肢屈曲放置于手术床头板两侧支臂架上，海绵垫垫至腋下。不能过度外展（大于90°）或前伸，防止损伤臂丛及腋下神经。对于上肢活动受限的患者，和医生共同确认安置的位置，尽量做到术中透视时不影响定位效果（胸腹部海绵垫上小下大，可将上肢顺在身体两侧，安置于双层海绵垫的阶梯处，妥善约束固定）。③ 胸腹部尽量在不影响呼吸的情况下，均匀受力，同时关注麻醉数据，特别是气道压是否处于安全范围内。同时要检查男性患者外阴部，防止阴茎扭曲、压伤、水肿；女性患者检查胸部乳房，防止由于压迫造成术后疼痛。导尿管顺于双腿间，于膝关节上腿垫顺出，挂在便于观察的位置。④ 下肢：根据患者髋关节的活动度，妥善在大腿位置添加合适高度的海绵垫，保持患者自然状态下的屈膝状态，使其处于安全的功能位，避免过伸或过屈造成的神经损伤。保持膝关节悬空，使用软海绵垫将大腿及胫前和小腿垫好，足背用一小软枕垫高，足尖自然下垂，离开床面。避免足背过伸引起足背神经拉伤（图 19-5、图 19-6）。

初次摆好体位后，将患者固定，选取优力舒绷带两条，由一人负责固定患者肩部，避免固定双侧上肢时牵拉过度以及改变头颈部的位置。其余两人分别将

患者由肩部经过海绵垫，固定在手术床边。大腿处一条优力舒绷带固定，固定在手术床的头侧位置。小腿用约束带固定好，双侧足跟分开，盖暖被（图 19-7）。

上肢活动度允许时，将患者上肢固定于支臂板上，保持双肩内收且前臂低于头部的自然位置。俯卧位时，患者海绵垫对胸廓的压迫会对呼吸系统产生重大影响，甚至可能引发严重的呼吸功能障碍，如难治性低氧血症和二氧化碳潴留等。同时，俯卧位会增加腹部压力，增加硬膜外静脉充血，因此腹压的变化可能会影响气道压力并导致术中失血量增加。在此 C 形俯卧位中，患者的主要应力点是肋骨、髂前上棘、双侧膝盖和胫骨前缘等。由于身体的整体重量集中在这些部位，而且这些部位常常是隆起的骨突且少有脂肪和肌肉的附着，因此这些区域应严格保护，以免因长时间压迫而造成压疮。所有手术均采用体感诱发电位和运动诱发电位进行神经生

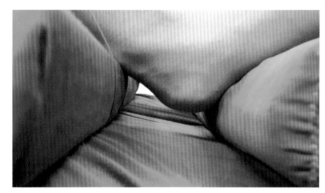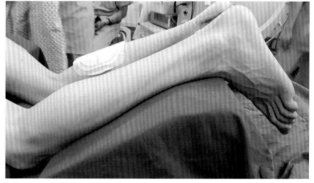

图 19-5　保持患者膝关节自然屈膝，膝关节悬空。使用软海绵垫将大腿及胫前和小腿垫好，足尖自然下垂

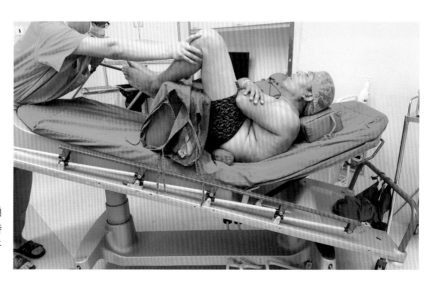

图 19-6　检查患者髋关节的活动度，确定添加大腿位置合海绵垫的高度，保持患者自然状态下的屈膝状态，使其处于安全的功能位

理学监测，以检测是否存在脊髓损伤。为避免发生脊髓损伤，应使头部、颈部和脊柱保持在功能位置，并在改变身体位置时保持同步旋转（图19-8、图19-9）。

患者俯卧，头部放在头枕上。头部略微向前倾斜，颈部伸直以避免过度伸展或过度弯曲，以免引起呼吸道阻塞。如果将头部向侧面扭转90°，对侧椎动脉将会完全闭塞，容易发生脑缺血。根据颈椎弯曲程度，将头枕和俯卧支架的高度调整为适当的高度。选择前额、脸颊和下颌骨作为头部和面部的支撑点。同时，当患者的下颌得到支撑时，应保护

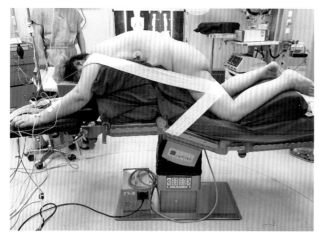
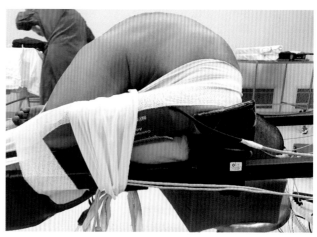

图 19-7　双上肢屈曲放置于手术床头板两侧支臂架上，海绵垫垫至腋下。对于上肢活动受限的患者，将上肢顺在身体两侧，妥善固定。用优力舒绷带将患者肩部固定，避免固定双侧上肢时牵拉过度以及改变头颈部的位置

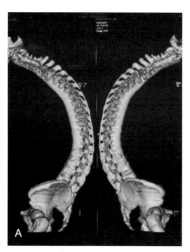
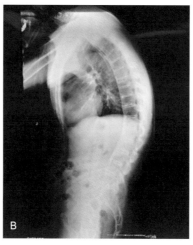

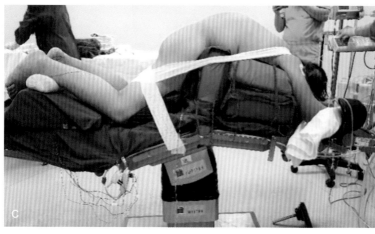

图 19-8　男性患者，35 岁，轻度 AS 后凸畸形
A. 术前全脊柱三维 CT 重建；B. 术前全脊柱侧位片；C. 在全身麻醉下，根据患者后凸角度，将患者俯卧在手术台上。优力舒绷带牢靠固定，受力集中部位增添垫物予以保护

患者的嘴唇（图 19-9、图 19-10）。当患者处于俯卧位时，长时间的眼球压迫和头部的静脉充血可能导致视觉器官的血液供应不足，尽管视力障碍是术后罕见的并发症，但俯卧位仍会引起结膜充血和水肿，甚至失明。需要每隔半小时对患者的眼睛进行检查，以查看它们是否处于压力下，以避免眼睛受压。此外，对于严重的颈胸椎后凸畸形，必要时可采用头架固定头部以维持稳定性（图 19-11）。

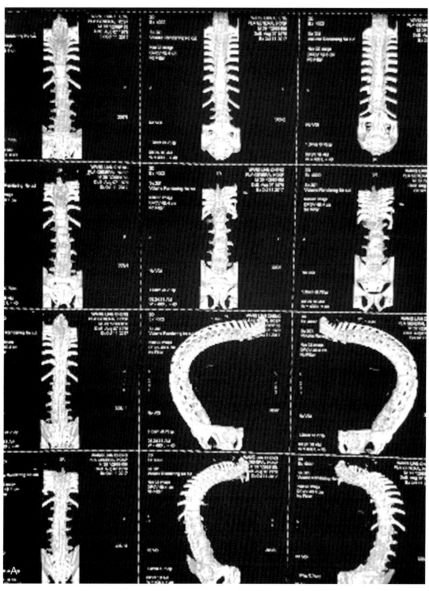

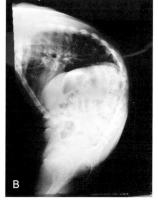

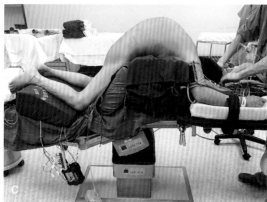

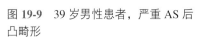

图 19-9　39 岁男性患者，严重 AS 后凸畸形

A. 术前全脊柱三维 CT；B. 术前脊柱全长侧位片；C. 根据显著的胸腰段后凸角度，将患者俯卧在手术台上，将双臂放在撑手架上，下面放软海绵垫支撑

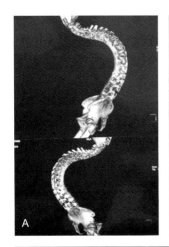
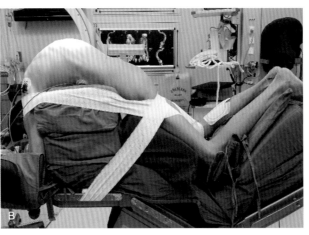
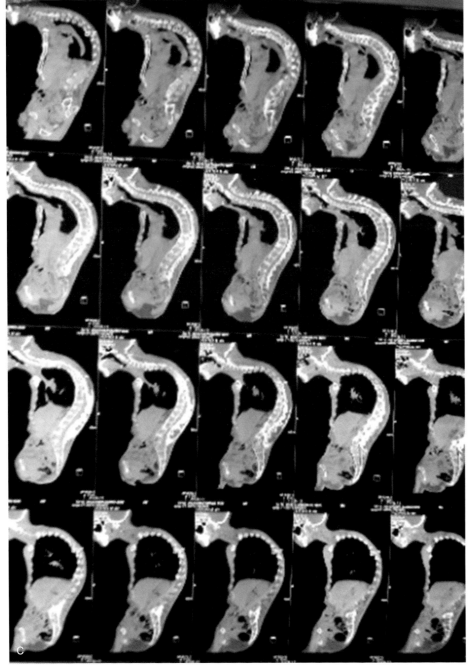

图 19-10 40 岁男性患者，颈椎和胸椎后凸畸形
A. 术前全脊柱三维 CT 重建；B. 用海绵垫垫在身体受力的部位并用优力舒绷带固定，将患者俯卧在手术台上，维持患者脊柱颈段和胸段的病理功能位；C. 术前矢状面 CT 平扫

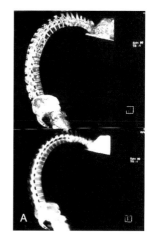

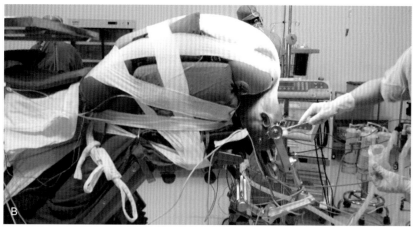

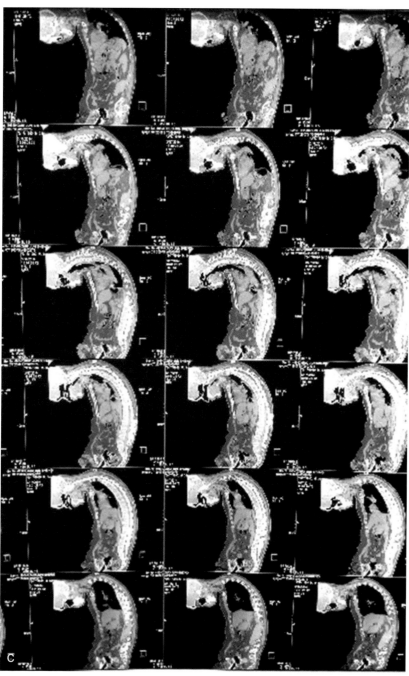

图 **19-11**　34 岁男性患者，颈椎后凸畸形
A. 术前全脊柱三维 CT 重建；B. 由于严重的颈椎和胸腰椎后凸畸形，用头架将患者头部固定；C. 术前全脊柱矢状位 CT 平扫

（3）截骨前后矫形体位护理：在置入椎弓根螺钉的过程中要观察患者的体位，在开始截骨时应密切关注患者的血压，及时调整血液回收装置的肝素液滴注速度。矫形时需一名医生在头侧抬高患者双肩，麻醉师保护患者头颈部，并确保麻醉管路通畅。其中一名手术医生用双手固定患者骨盆，另外两名手术医生分别用持棒器固定双侧截骨节段处的内固定棒，防止复位过猛、椎体脱位和脊髓损伤。由巡回护士将手术床腰桥缓缓复位，缩短截骨面上下缘的距离，手术医生进行加压、预紧、锁定椎弓根螺帽和内固定棒，进行初步矫形。手术医生根据矫形的满意程度决定是否对截骨节段进行再次加压，巡回护士将手术床完全复位，甚至反折，直至矫形满意。整个复位过程要缓慢进行，应随时和主刀医生沟通，防止暴力复位造成血管、神经损伤。复位满意后由于脊柱后凸角度的改变，需重新调整体位及各个受力点，调整双上肢位置，降低支臂板，使患者上肢远端关节低于近端关节，避免外展

过度以及后伸过度。观察头颈部受力情况，重新调整手术床头板位置。协助医生使用肌电监测仪器对患者肌电进行监测，明确病变节段脊髓神经有无损伤。手术结束后搬动患者须多人同时轴位翻身，防止躯干扭曲致植入物滑脱。将各种穿刺导管、引流管妥善固定。手术后患者采取平卧位，搬动和运送患者时要注意颈椎保持水平位，垫以高矮适度的枕头维持患者颈椎处于功能位。脊柱后凸畸形改变的同时胸腹部皮肤张力随之改变，如有张力性破损，要及时协助医生为患者处理破损皮肤，防止术后感染（图 19-12）。

髋关节置换前，胸腰椎和髋部严重僵硬畸形的患者应采用侧卧位（图 19-13）。个别情况下，特别是对于胸腰椎后凸畸形和髋关节过伸挛缩的患者，可采用跪姿的体位摆放方式。此时，应使用软垫支撑患者的胸部和腹部避免患者的颈部和胸部受压，上肢应放在两侧的撑手架上，使用髋部支撑框架支撑患者的臀部，露出腰骶部区域（图 19-14）。

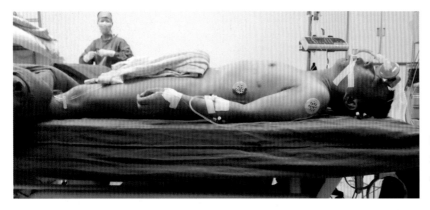

图 19-12　38 岁男性患者，强直性脊柱炎胸腰椎后凸畸形截骨矫形术后
腹部褶皱皮肤张力发生改变，涂抹甘油予以保护

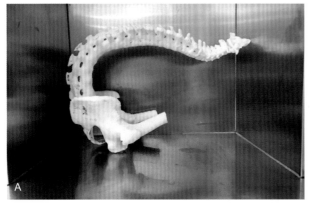

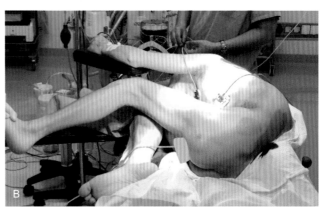

图 19-13　36 岁男性患者，胸腰段后凸和髋关节挛缩畸形
A. 脊柱和髋关节 3D 打印模型；B. 患者侧卧位于手术台上

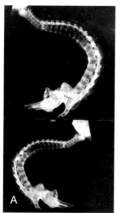
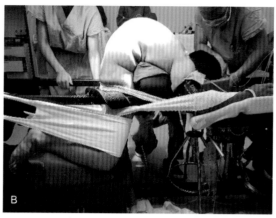
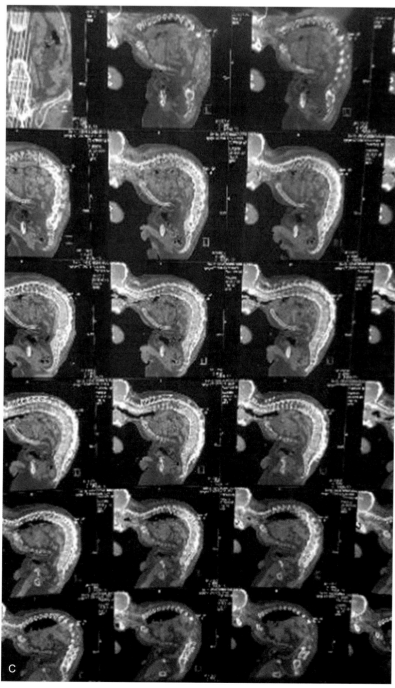

图 19-14　32 岁男性患者，严重 AS 后凸畸形
A. 术前全脊柱三维 CT 重建；B. 根据患者的胸腰椎弯曲角度和髋关节活动度，将患者取跪姿置于手术台上；C. 术前全脊柱矢状位 CT 平扫

四、结论

AS 患者病程较长，且长时间的脊柱后凸畸形会导致患者腹部皮肤短缩，质地脆弱，手术时的压迫会造成皮肤受压、发红、水肿，甚至使皮肤坏死的风险增加，畸形患者由于腹部受压、下肢下垂、过度伸展和颈部过度弯曲会影响循环和呼吸。合理的手术体位是手术成功的基本保障，它不仅能使术者视野清晰，还可以缩短手术时间，减少医源性损伤。脊柱后路手术术中体位摆放和护理可最大限度地保证患者的安全，充分暴露手术视野，方便术者操作，减少俯卧位引起的并发症及术中对呼吸、循环的影响。

（王春国　张有皓）

参考文献

[1] Kubiak E N, Moskovich R, Errico T J, et al. Orthopaedic management of ankylosing spondylitis[J]. J Am Acad Orthop Surg, 2005, 13(4): 267-278.

[2] Hu W, Yu J, Liu H, et al. Y shape osteotomy in ankylosing spondylitis, a prospective case series with minimum 2 year follow-up[J]. PLoS One, 2016, 11(12): e0167792.

[3] 张有皓, 姜雪, 赵晶. 后凸畸形合并颈项强直截骨术中体位护理技术 [J]. 护理研究, 2011, 25(05): 428-429.

[4] Koh J C, Lee J S, Han D W, et al. Increase in airway pressure resulting from prone position patient placing may predict intraoperative surgical blood loss[J]. Spine (Phila Pa 1976), 2013, 38(11): E678-682.

[5] Kamel I, Zhao H, Koch S A, et al. The use of somatosensory evoked potentials to determine the relationship between intraoperative arterial blood pressure and intraoperative upper extremity position-related neurapraxia in the prone surrender position during spine surgery: A retrospective analysis[J]. Anesth Analg, 2016, 122(5): 1423-1433.

[6] Jahangiri F R, Holmberg A, Vega-Bermudez F, et al. Preventing position-related brachial plexus injury with intraoperative somatosensory evoked potentials and transcranial electrical motor evoked potentials during anterior cervical spine surgery[J]. Am J Electroneurodiagnostic Technol, 2011, 51(3): 198-205.

[7] Lang S S, Eskioglu E, A MR. Intraoperative angiography for neurovascular disease in the prone or three-quarter prone position[J]. Surg Neurol, 2006, 65(3): 283-9; discussion 289.

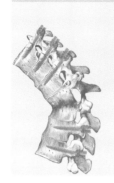

第 20 章
手术并发症的处理与预防

脊柱截骨矫形术治疗强直性脊柱炎（ankylosing spondylitis，AS）后凸畸形，手术创伤大、时间长、难度大、风险高。据报道，并发症的发生率高达 40%。控制和预防并发症也是手术成功的关键。并发症分为术中并发症和术后并发症，前者包括椎弓根螺钉误植、失血过多、硬脊膜撕裂/脑脊液漏、神经血管损伤、失明和矢状位移位（sagittal translation，ST）；后者包括内固定失败、感染、假关节、矫正丢失、近端交界性后凸/近端交界性失败（PJK/PJF），以及胸腹腔容积改变引起的并发症。随着脊柱截骨概念的进步以及技术的不断提高，手术矫治 AS 脊柱后凸的效果得到了很大的改善。术后假关节和矫正丢失的发生率逐渐下降。相反，关于神经损伤和大量失血的报道较前增多。预见并发症并了解如何预防可以使手术医师更有信心，从而为患者带来更好的治疗效果。

一、神经系统并发症

（一）发生机制

神经系统并发症的发生率据报道为 4%~15%。主要原因是椎体移位、硬脊膜过度短缩和椎管内损伤（图 20-1），术中操作不当也会导致神经损伤。此外，椎板切除及潜行减压不充分也会增加神经功

能障碍的风险。神经根和脊髓的损伤表现为下肢疼痛、麻木或肌力下降。

（二）预防措施

避免在脊髓区水平进行截骨。应完整切除神经根周围的骨质，以避免在复位过程中压迫硬脑膜和神经根。截骨矫形术中进行复位和截骨区域闭合时，应在直视下进行，避免使用暴力，以防止神经损伤。笔者认为术中的神经功能监测是非常重要的。当 SEP 或 MEP 提示神经功能缺损时，应立即停止截骨间隙的闭合，并进行彻底减压。

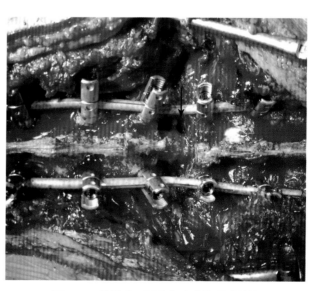

图 20-1 椎板减压不充分造成的硬膜皱缩

二、硬脊膜撕裂/脑脊液漏

（一）发生机制

脑脊液漏（cerebral spinal fluid leakage，CSFL）是脊柱手术常见的并发症之一，发生率为 10%~30%。由于 AS 患者的硬膜周围常常有慢性炎症，因此十分薄弱，尤其是靠中间部分的硬膜。此外，有些患者可能有黄韧带或硬膜的骨化。因此，术中易出现硬膜撕裂，且主要发生在椎板切除的过程中。

（二）预防措施

应谨慎进行减压，避免硬脊膜大面积缺损，以及神经组织的意外损伤。硬膜撕裂发生时，应用 5-0/6-0 不可吸收线进行缝合。可使用生物膜或邻近切除得到的肌肉组织填盖封闭以辅助修补。术后应延长切口引流时间。大部分患者在术后不会有持续的脑脊液漏，也未发生手术切口延迟愈合的情况。

三、矢状面移位

（一）发生机制

矢状面移位（sagittal translation，ST）是指出现在截骨水平上，靠头端的椎体后下缘与靠尾端的椎体后上缘之间，经过测量大于 2 mm 的位移。大多数学者认为 ST 是 AS 截骨矫形术的一种并发症，也有学者认为 ST 是一种在闭合性截骨中起着关键作用的机制。然而据报道，ST 明显增加了神经损伤的发生率，发生率约为 25%。

AS 患者行截骨后，其原本的脊柱后凸改变为前凸，而前凸顶点正位于截骨椎处，脊髓（或马尾神经）和硬膜囊发生二次弯曲以适应椎管形状。此外，截骨操作还会缩短中柱和后柱，所以导致脊髓（或马尾神经）和硬脊膜囊在椎管内缩短并向椎体后壁靠近。因此，神经更易受到 ST 的影响。

ST 可能有 3 个原因（图 20-2）：①除截骨水平外，近、远节段的椎弓根螺钉深度不一致；②固定

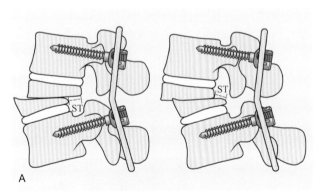
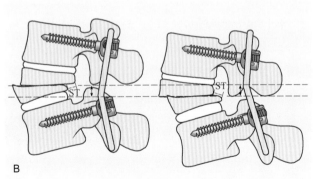
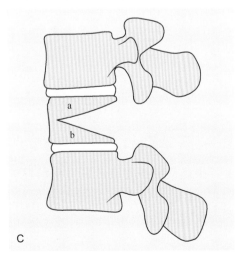

图 20-2　发生 ST 的 3 个可能原因
A.除截骨水平外，近端和远端椎弓根螺钉深度不一致；B.骨棒铰链与截骨铰链不匹配；C.截骨矢状三角形上下两侧长度不等，a ≠ b

棒与截骨的铰链轴不一致；③截骨间隙三角的上下两侧长度不等。

和闭合。无论是术中还是术后，其出血量通常比一般患者更多。

（二）预防措施

应扩大椎板减压范围，避免压迫脊髓（或马尾神经）和神经根。置入椎弓根螺钉时深度适当并合理置棒，对避免 ST 的发生也很重要。此外，在对 ST 患者的长期随访中，我们观察到中、后柱自发的骨性椎管重建，这种现象也见于椎体爆裂性骨折。在此过程中，ST 的移位程度有所恢复（图 20-3）。

四、血管并发症和大量失血

（一）发生机制

主要的血管并发症包括椎前血管损伤、椎管内静脉丛破裂出血、深静脉血栓形成等。大血管损伤主要是由于截骨椎前缘较为锐利，可能在术中刺破附近细长且致密的血管。但目前开放楔形截骨技术（OWO）在矫正严重后凸畸形中应用较少，因此椎体前方动脉损伤的报道也较少。

AS 患者的截骨矫形术，围术期出血达 1 200~2 400 mL。由于长期的脊柱与关节的畸形强直，且缺乏锻炼，AS 患者的血管壁缺乏弹性，不易收缩

（二）预防措施

建议使用 PSO、VCD 及闭合楔形截骨技术（CWO），以有效降低截骨椎体前方血管损伤的风险。前骨皮质应尽量磨得更薄，以避免折断的皮质损伤椎体前方的动脉。

提高手术效率、尽快关闭截骨面是减少椎管内静脉丛出血的最有效方法。一般措施包括俯卧位时使腹部悬空及控制性降压，均可减少术中出血。

术中失血主要发生在截骨过程中。因此，手术医师需要熟练地掌握操作细节，以缩短截骨后、闭合前这段时间。此外，使用明胶海绵或 Surgiflo 可以有效止血，以助于减少失血。预防性使用大剂量氨甲环酸是减少失血的一种安全有效的方法。大剂量的抑肽酶在减少失血量方面比氨甲环酸有更好的效果。

五、腹部并发症

（一）发生机制

由于矫正，腹部状态突然改变，可能导致腹部

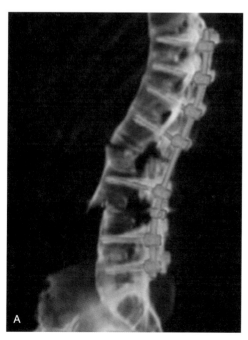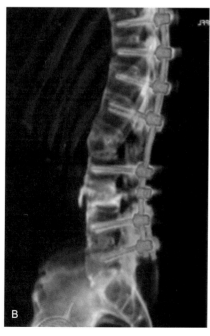

图 20-3　ST 预防措施
A. 术后 ST 节段的 CT 矢状面图像，明确显示 L3 截骨水平处出现 ST 及较大的骨性台阶；B. 随访 18 个月，再次对 ST 段行 CT 矢状面，获得了理想的融合，椎管曲线恢复

并发症。脊柱截骨矫形术后腹部并发症较少见，但有围手术期死亡等一些严重并发症的潜在危险。主要并发症为腹胀、肠系膜上动脉综合征（SMAS）、麻痹性肠梗阻、应激性溃疡、皮肤张力性水疱等，尤其常见于长期脊柱后凸和有椎旁软组织萎缩的患者（图20-4）。

（二）预防措施

这类并发症由术后腹部容积的改变引起，因此在手术中很难预防。侧卧位有利于减少肠系膜上动脉对十二指肠的压迫。通过禁食、胃肠减压、应用胃黏膜保护剂等方法，可有效缓解症状。对于张力性水疱和皮损的治疗，建议使用硫酸镁溶液湿敷。

六、内固定相关并发症

（一）发生机制

椎弓根钉棒系统适用于重度脊柱畸形的矫治，其临床效果较好，螺钉松动、脱落、断裂、矫正丢失以及假关节等并发症发生率逐渐减少。当患者有较强的骨融合能力，且内固定稳定时，延迟融合及不融合的情况很少出现。

而AS患者多伴有骨质疏松，在复位过程中可

能导致椎弓根螺钉豁开骨质或直接拔出。矫正不足是另一个风险因素，对于这类患者，其重心仍然位于脊柱整体的前方，已固定的部分承受更大的应力，因此内固定失败、延迟融合及假关节形成的风险有所增加（图20-5）。

（二）预防措施

延长内固定节段长度、放置横联有助于改善螺钉应力集中的情况。也可以选择更大直径或更长的椎弓根螺钉来增加把持力。也有报道指出，经骨水泥增强的椎弓根螺钉可以增加拔出强度。应用多轴可膨胀椎弓根螺钉也可获得更好的骨－螺钉界面，增加固定强度。此外，建议在术后短期内使用支具。

七、近端交界性后凸

（一）发生机制

近端交界性后凸（proximal junctional kyphosis，PJK）是青少年特发性脊柱侧凸（AIS）和成人脊柱畸形（ASD）长节段固定融合术后的一种重要并发症。近端交界区角度的增加可导致腰背疼痛、螺钉拔出、压缩骨折和矢状面失衡。近年来，有研究指

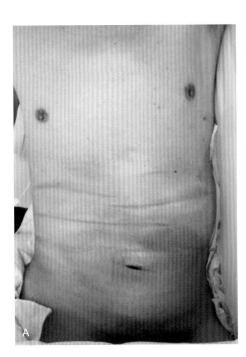
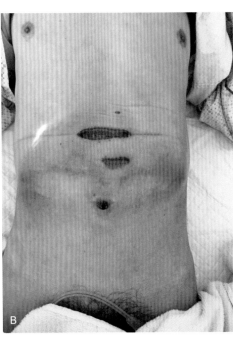

图 20-4　腹部并发症
A. 术后腹胀；B. 腹部皮肤张力过高引起的皮肤损伤

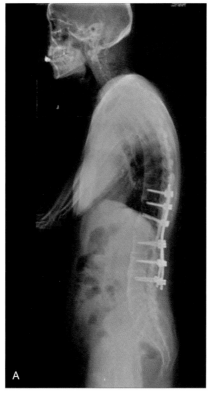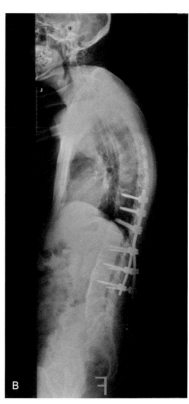

图 20-5　内固定相关并发症
A. 40 岁男性 AS 胸腰椎后凸畸形患者行脊柱截骨矫形术；B. 术后 5 个月，发现在 L2 和 L3 水平的椎弓根螺钉拔出

出，AS 患者也有 6%~15% 的 PJK 发生率（图 20-6）。PJK 的发生率受到 3 个方面因素的影响：①术前矢状面失衡的严重程度；②近端交界区局部后凸程度；③畸形矫正率。AS 患者脊柱僵硬，矢状面上近端交界角较大，导致该区域应力集中，从而导致 PJK 加剧，甚至发生近端交界性失败（PJF）。

最近的研究表明，存在 PJK 的 AS 患者与没有 PJK 的相比，其术后的疼痛情况并没有显著差异，甚至在随访中没有患者发生 PJF。但是仍然需要注意，关注其是否在更长时间的随访中持续进展而导致不良的临床结局。

（二）预防措施

手术计划的优化对重建矢状面平衡和预防 PJK 至关重要。在一些严重病例中，减少截骨角度不仅可以恢复患者的正常水平视野，而且可以降低 PJK 发生风险。对于已经出现 PJK 的患者，向上延长融合范围可以降低再次发生 PJK 的风险。也应在术后对炎症标志物进行监测，以防止疾病的持续进展。

八、矫正丢失

（一）发生机制

通过脊柱截骨，AS 患者可获得满意的矫形效果，术后各项影像学指标均有明显改善。然而，也有报道指出在随访期间出现了矫正丢失，表现为整体后凸增加及腰椎前凸减少（图 20-7）。由于手术节段的脊柱牢固融合，此处不太可能出现失矫正。矫正丢失主要由非融合节段造成，有两种可能的机制：①近端未融合节段的后凸角增加，以及远端节段的椎间盘楔变，分别造成了近端和远端的结构变形；②手术节段附近的未融合节段仍有活动性，可能导致近端或远端未固定节段发生变形，从而导致矫正丢失。

（二）预防措施

在术后管理方面，应注重 ESR 和 CRP 的监测，以评估炎症的活动性。韧带尚未完全骨化、骨桥未完全形成的患者应在随访期间应用抗炎药物治疗，以防止矫正丢失，同时可预防髋关节受累。

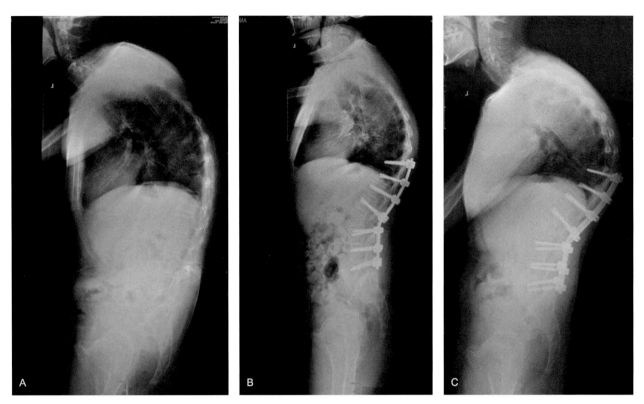

图 20-6 34 岁男性，AS 患者，采用后路截骨矫形内固定治疗（T10-L5）

A. 术前 PJA=22°，TK=79°，SVA=140 mm；B. 术后 3 个月，PJA=24°，TK=72°，SVA=84 mm；C. 术后 2 年，PJA=35°，TK=83°，SVA=67 mm

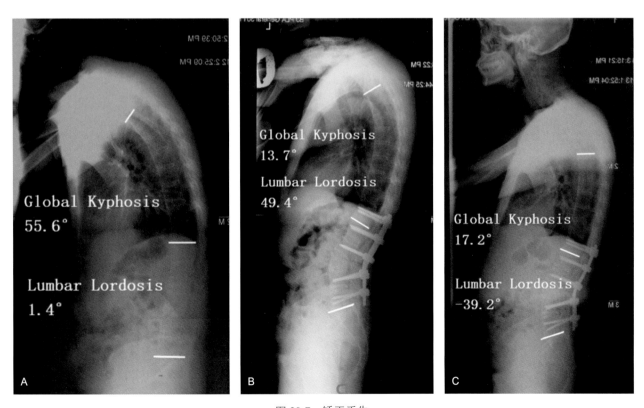

图 20-7 矫正丢失

A. 46 岁男性，胸腰椎后凸畸形患者；B. 在 L3 行 PSO 截骨；C. 术后 6 个月发现整体后凸增加，合并腰椎前凸丢失，出现了轻微的矫正丢失

九、术后感染

（一）发生机制

AS 也具有自身免疫性疾病的特点，这类患者行骨科手术时，并发症发生率更高、年龄也更大，因此术后感染的发生率也相对较高（24.6%）。有出现手术切口浅表 / 深部感染、肺部感染、尿路感染及脑膜炎的报道。也有报道指出切口深部感染与患者后期的体重及直立运动的情况有关。另外，继发性脑脊液漏也会引起蛛网膜下隙感染及脑膜炎。

随着术中麻醉监测、伤口冲洗技术的改进，以及自体输血、内固定技术的发展，患者能够在术后早期下地行走，因此术后感染率下降至 2.6%。

（二）预防措施

无菌技术是必需的。彻底冲洗伤口、减少异体输血，可降低感染风险。术后早期的功能锻炼也有助于避免感染。通过清创、软组织修复及抗感染治疗，几乎所有感染病例均可获得痊愈。

（王天昊　赵永飞　朱守荣）

参考文献

[1] Liu C, Song K, Zhang Y, et al. Changes of the abdomen in patients with ankylosing spondylitis kyphosis[J]. Spine (Phila Pa 1976), 2015, 40(1): E43-48.

[2] Fu J, Song K, Zhang YG, et al. Changes in cardiac function after pedicle subtraction osteotomy in patients with a kyphosis due to ankylosing spondylitis[J]. Bone Joint J, 2015, 97-B(10): 1405-1410.

[3] Zhao Y, Wang Y, Wang Z, et al. Effect and strategy of one-stage interrupted two-level transpedicular wedge osteotomy for correcting severe kyphotic deformities in ankylosing spondylitis[J]. Clin Spine Surg, 2017, 30(4): E454-E459.

[4] Zhang X, Zhang Z, Wang J, et al. Vertebral column decancellation: a new spinal osteotomy technique for correcting rigid thoracolumbar kyphosis in patients with ankylosing spondylitis[J]. Bone Joint J, 2016, 98-B(5): 672-678.

[5] Zheng G Q, Song K, Zhang Y G, et al. Two-level spinal osteotomy for severe thoracolumbar kyphosis in ankylosing spondylitis. Experience with 48 patients[J]. Spine (Phila Pa 1976), 2014, 39(13): 1055-1058.

[6] Wang T, Zhao Y, Liang Y, et al. Risk factor analysis of proximal junctional kyphosis after posterior osteotomy in patients with ankylosing spondylitis[J]. J Neurosurg Spine, 2018, 29(1): 75-80.

[7] 成俊遥，宋凯，王征，等 . 强直性脊柱炎胸腰段脊柱后凸截骨术矢状面移位患者椎管自发重塑形现象 [J]. 中国脊柱脊髓杂志 , 2017, 27(02): 123-129.

[8] Wang Y, Xue C, Song K, et al. Comparison of loss of correction between PSO and VCD technique in treating thoracolumbar kyphosis secondary to ankylosing spondylitis, a minimum 2 years follow-up[J]. J Orthop Surg Res, 2019, 14(1): 137.

[9] Qiao M, Qian B P, Mao SH, et al. The patterns of loss of correction after posterior wedge osteotomy in ankylosing spondylitis-related thoracolumbar kyphosis: a minimum of five-year follow-up[J]. BMC Musculoskelet Disord, 2017, 18(1): 465.

[10] Wang Y, Zhang Y, Mao K, et al. Transpedicular bivertebrae wedge osteotomy and discectomy in lumbar spine for severe ankylosing spondylitis[J]. J Spinal Disord Tech, 2010, 23(3): 186-191.

第 21 章
强直性脊柱炎的围手术期护理

强直性脊柱炎（ankylosing spondylitis，AS）是一种多因素共同参与的慢性炎症性疾病，其确切的发病机制仍不明确，目前尚无法根治，临床上可表现为脊柱后凸畸形，患者常存在弯腰困难、无法平视等情况，严重影响生活，需行外科手术治疗。患者在术前存在仰卧困难，术中体位要求高，术后卧床时间较长，护理难度较大。本章对 AS 的围手术期护理进行总结，主要对术前护理及术后护理进行介绍，关于患者术中体位的护理，详见第 19 章。

一、术前护理

（一）入院评估

1. 一般情况评估

（1）采用 NRS 2002 营养风险筛查

1）总分 < 营养评估 3 分，患者无营养风险，1周后和手术后再次筛查。

2）总分 ≥ 营养评估 3 分，患者有营养风险，需营养支持治疗，通知医生，请营养科会诊。

（2）采用 ADL 日常生活能力量表

1）入院后采用 ADL 评分量表对患者进行评估。

2）通过 ADL 评分，针对不同患者实施有针对性锻炼、生活能力帮助和指导，可缓解患者心理压力，提高生活质量。

（3）疼痛评分（VAS）

1）采用 VAS 法评估患者的脊柱疼痛，根据疼痛程度，疼痛分数是在 0~10 之间选取数字表示。0代表无痛，10 代表剧痛。

2）新入院患者进行疼痛评估；评分 >2 分者需每班评估一次；有疼痛时随时评估；转科或手术后需重新进行评估。

3）根据患者疼痛的部位，调整舒适体位，以减轻患者的痛苦。

4）遵医嘱给予患者适当的静脉或口服止痛药物治疗，以有效缓解患者疼痛。

5）环境护理：保证病房环境的整洁、安静，在病房放置绿植或者鲜花，使空气保持适宜的温度和湿度。

2. 专科评估

（1）Bath AS 疾病活动性指数（BASDAI）：描述患者近 1 周的疲劳、脊柱和外周关节的疼痛、身体任何部位的不适、晨僵的程度和持续时间，它是由 6 个问题构成的。BASDAI 的计算公式：

$$BASDAI = 0.2 \times [1+2+3+4+0.5 \times (5+6)]$$

BASDAI 活性量表中每个问题的评分分别对应公式中的 1、2、3、4、5、6。前 5 个问题用 10 cm VAS 法完成。在 0、30、60、90 和 120 分钟以上的晨僵分数分别在 0、2.5、5、7.5 和 10 分。

（2）身体评估

1）颈椎、髋、膝关节活动度评估：①颈椎评估，先阅读病历，了解有无颈椎骨折或脱位、半脱位、颈椎后凸畸形，无特殊情况时，在医护人员指导下让患者做低头及后仰、左右转头动作，评估颈椎受累程度，便于麻醉气管插管及手术中体位摆放，防止翻身时应力性骨折。②髋、膝关节评估，指导患者做下蹲动作、立姿屈膝屈髋，观察患者关节功能，便于术中术后床单位的准备。

2) 神经功能评估：①术前对患者进行严格查体，详细记录双下肢运动感觉情况及括约肌功能。②必要时行脊柱脊髓 MRI 检查，了解是否存在脊髓空洞及神经纤维瘤等。

（二）呼吸训练

AS 患者由于肋椎关节骨化致胸壁扩张运动减小、后凸畸形产生肺换气功能受限，严重影响肺功能。因此术前应根据血气分析及肺功能检查的结果，针对性地采取有效措施，避免并发症的发生。具体措施如下。

1. 深呼吸运动　患者平卧，嘱患者做最大努力吸气，护士将双手置于患者胸部高 1 cm 处，扩胸以胸部触及双手掌心，呼气时用双手向前挤压前胸部和腹部，抬高膈肌，帮助呼出残气，每天 3 次，每次 50 下。

2. 有效咳嗽　先深吸一口气，在吸气终末屏气片刻，然后爆发性咳嗽，将气道内分泌物咳出。

3. 呼吸功能训练器　使用三球仪呼吸功能训练器，将咬嘴放在口中，以深长均匀的吸气使 1 个浮球升起直至顶端，继续深吸气，尽力使 3 个浮球同时升起到达顶部，保持吸气状态 3 秒后松开咬嘴，缓慢呼气，待 3 分浮球回落至底部后重复上述动作，反复练习，并记录每次训练能达到的最大吸气流速，每次 15~20 分钟，3 次 / 天。

（三）体位护理

（1）指导患者进行俯卧位训练，以适应术中卧位的需要，教会患者床上轴向翻身及侧身卧床的方法，以适应术后体位要求和预防压疮。

（2）患者脊柱后凸，无法平躺，根据患者的体

态，调整床单位的位置，后背部抬高，髋部垫软垫，防止局部皮肤受压，使患者处于舒适体位。

（四）皮肤护理

1. 防止皮肤受损

（1）检查皮肤

1）腹部皮肤皱褶处有无腌红。

2）后背部棘突、双髋部、骶尾部骨突处有无压红。

（2）护理措施

1）受压部位给予透明敷料保护，卧床患者骨突处垫以软枕，避免再次受压（图 21-1）。

2）腌红部位经常擦洗，保持通风干燥。

3）从入院开始，为防止术后牵拉、张力增大，导致腹部皮肤破损，指导患者用润肤乳膏外抹、按摩腹部皮肤，每天 3 次，每次 50 下（图 21-2）。

2. 备皮　术前一天备皮，洗澡，体毛较长的，可以用脱毛剂等化学方法备皮。

（五）常规护理

1. 肠道准备

（1）按骨科全麻术前准备。

（2）防止术后腹胀：AS 患者术后肠胃功能受影响较大，对于术前存在便秘患者，应在术前 2 天进

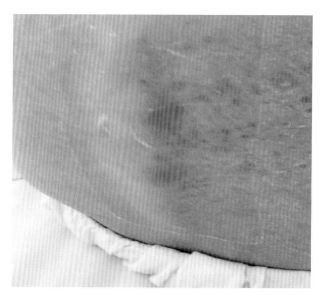

图 21-1　透明敷料保护受压部位

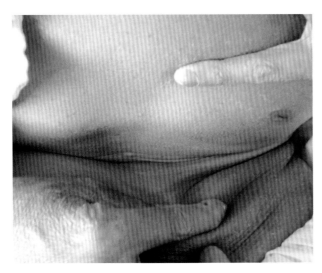

图 21-2　指导患者用润肤乳膏外抹、按摩腹部皮肤

行肠道准备，采用甘油酸或开塞露促进排便。

（3）按照 ERAS 进行患者管理，指导患者术前 6 小时禁用固体食物，术前 2 小时禁用液体流食，满足患者营养需求的同时，防止出现术中呕吐导致窒息。

（4）必要时术晨留置胃管。

2. **唤醒试验训练**

（1）向患者宣教唤醒试验训练的重要性。

（2）指导患者方法，俯卧位，闭目听口令活动双足及足趾，2~3 次 / 天，10 遍 / 次。

3. **辅具佩戴指导**　术前教会患者如何穿脱腰围或支具，以及宣教注意事项，增加患者对佩戴腰围支具的依从性。

4. **心理护理**　AS 患者由于长期患病，无法平卧、平视，严重影响生活质量，部分患者可能存在精神障碍表现，抑郁较为常见。患者对于疾病缺乏了解、对于手术期望值高、对于手术缺乏认识、对于病房内集体居住环境的陌生及不适应等，容易造成患者术前出现焦虑，应及时了解患者心理情况，及时做好医患沟通，做好心理疏导。可将手术相关信息，结合既往手术病例制作科普知识图册告知患者，以减轻患者心理负担，增加患者对医护人员的信任感。部分患者在手术前较为紧张，出现睡眠障碍，可在术前给予患者口服镇静药，保障患者具有高质量的睡眠。

二、术后护理

（一）生命体征检测

患者术后返回病房，给予中流量吸氧、持续心电监护，严密监测血压、脉搏、呼吸、血氧饱和度，并做好详细记录，有异常情况及时报告医生。保持患者术后 4 小时清醒，避免出现呼吸抑制。

（二）伤口护理

1. **预防伤口感染**

（1）严密观察伤口有无渗血、渗液情况，敷料湿透及时更换。

（2）术后要注意观察体温是否在 38.5 ℃以上，切口有无红肿。

（3）护理操作时应遵循无菌操作原则；遵医嘱按时应用抗生素。

（4）加强营养，增强机体抵抗力。

2. **引流管的护理**

（1）严密观察引流液的性质、颜色和量，注意保持引流管在位、固定、通畅，观察有无折叠、扭曲、阻塞、脱落等。在翻身过程中，注意引流管位置，避免出现引流管脱落。

（2）手术创面大，部分患者可能出现术中脑脊液漏或术后迟发性脑脊液漏，若引流液澄清且患者诉头痛、头晕，应考虑脑脊液漏可能，及时通知医生进行处理。

（三）疼痛的护理

（1）疼痛评分准确、及时；疼痛记录全面、准确、连续、动态；评估疼痛干预措施有效性。

（2）掌握患者的疼痛部位、性质、持续时间，采取针对性的护理。

（3）进行护理操作时，动作轻柔，协助患者翻身，将患者调整到最舒适的体位。

（四）皮肤的护理

（1）AS 患者后凸截骨矫形后，腹部由卷曲状态伸展，局部皮肤张力较高，部分患者可能出现张力性水疱。患者多表现为腹部皮肤疼痛、肿胀。

（2）对于张力较小患者，多于术后 2~3 天疼痛明显减轻。

（3）对于张力较大患者，腹部皮肤可能会出现张力性水疱。水疱 <2 cm，可用透明贴膜保护，可自行吸收；水疱 >2 cm，可用注射器将周边刺破抽出积液，纱布加压包扎后贴膜保护。另外注意消毒，避免出现局部感染（图 21-3）。

（五）体位管理

（1）术后绝对卧床休息，保持脊柱的稳定性非常重要。

（2）由于脊柱的后凸畸形致使患者不能平卧，仰卧时必须根据患者的生理曲度摇高床头保持患者半坐卧位，同时膝关节摇高 15°~30°，以防身体下滑，保持舒适的体位（图 21-4）。

（3）翻身时扶持肩胛部及髋部轴向翻身，保持脊柱为一直线。

（4）侧卧位时将下腿伸直、上腿屈曲，两腿之间垫以软枕，外踝外用小海绵圈衬垫。

（六）预防术后并发症的护理

1. 脊髓神经损伤的观察

（1）手术牵拉、畸形矫正过度可能会挫伤脊髓或破坏脊髓血供，或硬膜外血肿直接压迫均会造成脊髓损伤。

（2）观察患者双下肢感觉运动情况，重视患者主诉，如有肢体发沉、肢端疼痛、麻木或肢端无法移动等，应立即报告医师，及时处理，预防不可逆的神经损伤。

2. 肠系膜上动脉压迫综合征 由于脊柱矫形使脊柱的弯曲发生变化，脊柱前的软组织由原来的松弛状态变得紧张，使 Treitz 韧带上提，造成十二指肠受压梗阻，患者出现恶心、呕吐、腹胀等肠系膜上动脉压迫综合征表现。应及时对症处理，如禁食、禁水、胃肠减压、肠外营养补充等。

3. 预防坠积性肺炎

（1）肺不张及肺部感染的危险与术后切口疼痛、不能有效咳嗽及呼吸道分泌物增多有关。

（2）向患者解释疼痛的原因和有效咳嗽的必要性。

（3）鼓励和指导患者按照术前学会的方法做有效咳嗽，特别应注意呼吸音，如患者呼吸费力、痰鸣音重，应使用雾化吸入，促进痰液排出。

4. 预防下肢深静脉血栓

（1）饮食护理：指导患者多饮水，饮水量每日

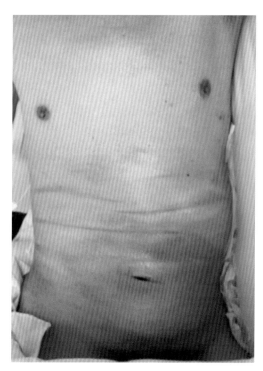

图 21-3 后凸截骨矫形后，腹部由卷曲状态伸展，局部皮肤张力较高

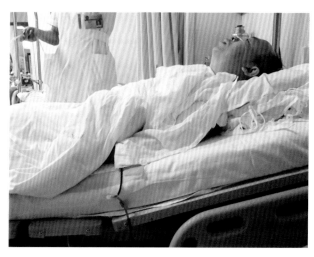

图 21-4 设计舒适的体位

至少 2 000 mL 以上，告知患者围手术期应注重热量、蛋白质、维生素等营养物质的摄入，多吃粗粮、新鲜的水果、蔬菜，降低血液的黏稠度。养成良好、规律的排便习惯。

（2）物理预防：术后返回病房后即指导患者穿戴护理型膝长抗血栓压力带。

（3）药物预防：遵医嘱皮下注射或者口服抗凝药物，用药期间观察患者有无出血倾向，如皮下出血、牙龈出血。

（4）早期下肢功能锻炼：术后 1~3 天指导患者进行踝泵运动，改善下肢血液循环，预防下肢深静脉血栓的发生。术后 3~7 天指导患者直腿抬高练习，术后 7~10 天指导患者交替踢腿法。

（七）饮食护理

（1）严密观察腹部体征变化，认真倾听患者主诉，待肛门排气后方可进食。

（2）由流质、半流质再过渡到普通饮食，食物要高营养、高纤维、易消化，注意少量多餐。

（3）在围手术期，患者应使用胃黏膜保护剂，加强全身支持治疗，维持水电解质平衡。

（4）AS 为消耗性疾病，部分患者体质较弱，应在术后注意补充营养，并注意补充钙质，促进身体恢复，并提高免疫力。

（八）功能锻炼

1. **家属配合训练** 向患者和家属讲解功能锻炼的重要性，术后早期、及时的功能锻炼有助于患者恢复，减少住院时间。

2. **卧床期间功能锻炼**

（1）膝、踝关节训练：膝、踝关节进行主动、被动屈伸活动，并在屈曲、伸直位时，每一位置维持 10 秒，重复 10 次 / 组，每日逐渐增加锻炼量。

（2）主动及被动直腿抬高运动：平卧位，保持踝关节跖屈位，股四头肌保持张力，保持膝关节伸直，抬起下肢离开床面，以抬高 40°~45° 最为理想，保持 10 秒，重复 10 次 / 组，逐渐增加锻炼量。

3. **下床后功能锻炼**

患者佩戴支具下床活动后，矢状面失平衡情况得到矫正。患者需逐渐适应新的矢状面平衡情况，并逐渐增加活动量。AS 患者由术前的完全俯视纠正为术后的平视或部分俯视（理想为患者保持颌眉角 −15°~0°），部分患者可能出现轻微仰视。在平路行走时，多不存在障碍，但在下楼梯等时，患者可能无法查看脚下情况，存在一定危险，患者本身也存在恐惧心理，需要患者在下楼时扶稳把手，并逐渐锻炼适应。

（九）出院指导

术后 2 周拆线，根据身体恢复情况，逐步开始功能锻炼。术后 3、6、12 个月常规复查摄片，观察内固定在位情况、截骨位置骨愈合情况、矫正维持情况。加强自我保护意识，在骨质融合前，一般为 6 个月内下床活动必须佩戴支具，同时避免外伤、负重，禁止脊柱弯曲扭转，减少脊柱活动，保持正确坐姿。

（苏晓静 吴 兵 王景明）

参考文献

[1] 张爱明，李青，蔡林，等 . 强直性脊柱炎临床病理分期与疼痛缓解程度的临床应用研究 [J]. 生物骨科材料与临床研究，2016, 13(3): 59-61.

[2] 司亚娟霞，徐丹 . 量化评估策略联合个体化运动对强直性脊柱炎患者负性情绪及 ADL 评分的影响 [J]. 河南医学研究，2017, 23(26): 4356-4357.

[3] Karahan A, Tok F, Yildirim P, et al.The effectiveness of exergames in patients with ankylosing spondylitis: a randomized controlled trial[J]. Advances in Clinical and Experimental Medicine, 2016, 25(5): 931-936.

[4] Essers I, Boonen A, Busch M, et al. Fluctuations in patient reported disease activity, pain and global being in patients with ankylosing spondylitis[J]. Rheumatology, 2016, 55(11): 2014-2022.

[5] 李晓林，宋玉红 . 强直性脊柱炎胸腰椎骨折合并后凸畸形患者行截骨矫形内固定术的护理 [J]. 现代临床护理，2013,

12(2): 60-62.

[6] 蔡宁，代晨旭，于海洋，等 . 快速康复外科理念在脊柱后凸畸形矫形术麻醉管理中的应用 [J]. 中国医药导报，2019，16(22): 99-102.

[7] 苏晓静，薛传娟，屈波 . 严重脊柱侧后凸畸形患者行后路全脊柱切除术的护理 [J]. 解放军护理杂志，2015, 32(5): 40-60.

[8] 秦桂福，杨德才，郑新春 . 强直性脊柱炎患者心理状态分析 [J]. 湖北中医学院学报，2008, 10(10): 29-30.

[9] 董建敏，于英楠，韩瑜 . 三柱截骨矫形术治疗强直性脊柱炎侧后凸畸形的围手术期护理 [J]. 世界最新医学信息文摘，2018, 18(24): 235-236.

[10] 翁琴婷，金立丹，孙一勤 . 强直性脊柱侧炎后凸畸形矫形术围手术期护理 [J]. 现代中西医结合杂志，2008, 17(24): 3857-3858.

[11] 白永胜 . 外科矫形手术治疗 114 例强直性脊柱侧炎后凸畸形矫形患者的效果分析 [J]. 实用临床医药杂志，2018, 22(11): 3857-3858.